本草纲目

【白话精解】

王竹星 主编

天津出版传媒集团

天津科学技术出版社

本书具有让你"时间花得少，阅读效果好"的方法

▶ 建议配合二维码一起使用本书 ◀

我们为本书特配了智能阅读助手，他可以为你提供本书配套的读者权益，帮助你提高阅读效率，提升阅读体验。

针对本书，你可能会获得以下读者权益：

线上读书群

为你推荐本书专属读书交流群，入群可以与同读本书的读者，交流本书阅读过程中遇到的问题，分享阅读经验。

另外，还为你精心配置了一些辅助你更好地阅读本书的读书工具与服务，比如，阅读打卡、读书卡片等。

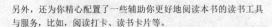

阅读助手，助你高效阅读本书，让读书事半功倍！

微信扫码
添加智能阅读助手

图书在版编目（CIP）数据

本草纲目白话精解/王竹星主编.── 天津：天津科学技术出版社，2009.1(2020.6月重印)

ISBN 978-7-5308-4777-0

Ⅰ.本… Ⅱ.王… Ⅲ.本草纲目─译文 Ⅳ.R281.3

中国版本图书馆CIP数据核字(2008)第138839号

本草纲目白话精解

BENCAO GANGMU BAIHUA JINGJIE

责任编辑：孟祥刚　张建锋

责任印制：王　莹

出　　版：天津出版传媒集团

天津科学技术出版社

地　　址：天津市西康路35号

邮　　编：300051

电　　话：(022)23332402

网　　址：www.tjkjcbs.com.cn

发　　行：新华书店经销

印　　刷：三河市宏顺兴印刷有限公司

开本 710×1000　1/16　印张 20　字数 396 000

2020年6月第1版第4次印刷

定价：69.80元

前　言

　　《本草纲目》是明代医学家李时珍三十余年的心血结晶,是中医史上的一部经典著作,是几乎所有古代医家共同推崇的重要典籍。自问世以来,一直独占中国古代药学鳌头,成为中国古代药学史上篇幅最大、内容最丰富的巨作。

　　《本草纲目》的成就,首先在药物的分类上采取了析族分类,振纲分目的科学分类。其中药物分为矿物药、植物药、动物药。矿物药分为水、火、土、金石四部;植物药按其性能、形态、生长环境分为草、果、菜、谷、木五部,草部又分水草、芳草、石草、蔓草、隰草、苔草、山草、毒草;动物药,按从低级向高级进化的顺序又分虫、鳞、介、禽、兽、人六部。此外,还有味部。这种分法,从无机到有机,从简单到复杂,从低级到高级,在当时已经是很先进的了。

　　因《本草纲目》卷章太宏富,分类体例太复杂,查阅使用甚为不便,尤其在日常生活中查看运用。为此,我们编写了本书。全书以实用为原则,浓缩原著精华,基本保持原书的叙述结构,并将生涩难懂的古文译成白话文,力求使读者既能管窥原著风貌,又能方便使用。

　　本书共18卷,内容涉及李时珍原著《本草纲目》的方方面面,突出了李时珍的药学成就,实用性较强,对广大的中药学爱好者大有益处。须特别指出的是,书中方药如欲使用,必须以医师处方为据。由于编者水平有限,书中如有纰漏恳请广大读者批评指正。

王竹星

目　录

本草纲目白话精解

本草纲目白话精解

本草纲目白话精解

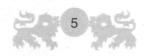

本草纲目白话详解

本草纲目白话精解

本草纲目白话精解

本草纲目白话精解

第一卷 序 例

本草纲目序例所涉及的内容很多,在这里我们重点编辑了气味阴阳、五味宜忌、标本阴阳、升降浮沉、相反诸药、服药食忌六大板块,扼要地介绍了本草的序例。

气味阴阳

《阴阳应象大论》说:对于宇宙来说,阳气积聚在上为天,阴气积聚在下为地。对于万物来说,静止不动的属于阴,躁动不息的属于阳。对于自然界来说,阳主蕴育,阴主成长;阳主肃杀,阴主收藏。对于人来说,阳主化生功能,阴主形体构成。用阴阳说明人与饮食五味的关系是:人体功能属于阳,饮食五味属于阴。饮食五味进入形体,经过脏腑吸收转化为营养物质以滋养身体,营养物质使人不断发育生长,并维持生命。营养物质还可转化为各种功能,但饮食不节反而会损伤身体;机能活动太过,亦可使精气耗伤。精气可以产生功能,但功能也可以因饮食不节,五味偏嗜而受损伤。味属于阴,主降,所以从前后二阴而出;气属于阳,主升,所以由眼、耳、鼻、口七窍而出。清阳之气循行于肌肤、皮表、纹理之间,浊阴之物内注五脏。清阳之气充实四肢肌肉,浊阴之物内走六腑。

五味中,味厚腻的属于阴,味淡薄的为阴中之阳;气味浓郁的属于阳,气味淡薄的属阳中之阴。味厚腻就会下泄,味淡薄则能通利小便;气淡薄的有发泄宣散作用,气浓郁的有助阳发热之功。

五味中,辛、甘味能发散,属于阳,淡味利渗,也属于阳;酸苦咸三味能宣泄,属于阴。

五味中,有的主收涩,有的主发散,有的主润湿,有的主软坚,有的主散结,所以,应根据其具体功能而选择使用,来调和机体与功能,使其平衡。

张元素指出:人体中清气中之清的循行于肌表皮肤纹理之间,清气中之浊的充实人体四肢肌肉。人体中浊气中之浊的归于六腑,浊气中之清的内注五脏。附子气厚,为阳中之阳。大黄味厚,为阴中之阴。茯苓气薄,为阳中之阴,所以能通利小便,入手太阳经,不离阳经之体。麻黄味薄,为阴中之阳,所以能发汗,入手太阴经,不离阴经之体。凡同气的药物必然有多种相同的味,同味药物必然有多种相同的气。气味各有厚薄,所以功用也不尽相同。

李杲说:味薄的能通利,酸、苦、咸、平有这种功能;味厚的能下泄,咸、苦、酸、寒具备这种功能。气厚的能发热,味辛、甘,性温、热的有这种功能;气薄的能渗泄,味甘、淡,性平、凉的具备这种功能。渗就是指出小汗,泄就是指通利小便。

寇宗奭说：天地界限已经分明，化生万物的是五气。五气位定，五味则生。所以说化生万物的是气，滋养身体的是味。寒邪使物坚硬，所以要用具有软坚功能的药物治疗；热邪使物软化，所以要用具有使物坚硬功能的药物治疗；风邪性散，所以要用具有收敛功能的药物治疗；燥邪使物干收，所以要用具有宣散功能的药物治疗；气逆上冲所生疾病，要用具有缓和功能的药物治疗。气坚实则体质健壮，苦能使之软，所以苦味可以养气。经脉软则柔和，咸能使之软，所以咸味可以养脉。骨坚缩则能强健，酸能使之收缩，所以酸味可以养骨。筋舒展则不拘急收缩，辛能使之舒展，所以辛味可以养肉。坚硬的病证用药后可以使之软，收束的病证用药后可以使之散。欲使缓和则用甘味，不想使其缓和就不用，用之不可太过，太过也要发病。古代养生和治疗疾病的人，必须首先精通五味理论，否则即使治好疾病也是很偶然的。

李杲说：药物有温、凉、寒、热之气，辛、甘、淡、酸、苦、咸之味，升、降、浮、沉之性及厚、薄、阴、阳之不同。一种药物之内，气味兼有，理性具存。有些药物是气相同而味不同，有些药物是味相同而气不同。在自然界，气温热的属于阳，气凉寒的属于阴。自然界有阴、阳、风、寒、暑、湿、燥、火，它们都遵循三阴、三阳的变化规律。

味由地所生，辛、甘、淡味为地之阳，酸、苦、咸味为地之阴。地有阴、阳、金、木、水、火、土，万物的生长、变化、收藏皆由地来承担。气味薄的，轻清上升而形成天象，因为本来属于天空的喜好向上。气味厚的，重浊下沉而形成地貌，因为本来属于大地的喜好向下。

王好古说：本草的味有五种，气有四种。但一味之中可能有四种气，如辛味则有石膏性寒、桂附性热、半夏性温、薄荷性凉之不同。气属于天，温热二气为天之阳，寒凉二气为天之阴。阳主升，阴主降。味属于地，辛、甘、淡味为地之阳，酸、苦、咸味为地之阴。阳主浮，阴主沉。用药者，有用气，有用味的，有气、味一同使用的，有先用气后用味的，有先用味后用气的。有的药物是一种味，有的药物有三种味。有的药物是一种气，有的药物是两种气。有的药物是因生熟不同而气味有异，有的药物是因根苗不同而气味有异。有的药物温多而成热，有的药物凉多而成寒，有的药物寒热各半而成温。有的药物热多寒少，寒不能发挥作用。有的药物寒多热少，热不能发挥作用。所以用药不能从一个方面考虑而选用它。有的寒热各半，白天服用则从热性而升，夜晚服用则从寒性而降。有的晴天服用从热性，阴雨天服用则从寒性。变化不仅仅是这些，而是由多方面原因引起的。何况四时六位不同，五运六气各异，难道能随便使用药物吗？

《六节脏象论》说：自然界为人类提供有臊、焦、香、腥、腐五气及酸、苦、甘、辛、咸五味。五气由鼻吸入体内，贮藏于心肺二脏，心主荣润面部色泽，肺主发出声音，因而能使面部的五色明润光泽，声音洪亮。五味从口腔进入体内。贮藏于肠胃之腑，经消化，吸收其精微物质，以维持五脏生理功能。脏腑功能正常，消化五谷，就产生津液，滋润五脏，补益精髓，因而人的神气也随之健旺。又说：形体瘦弱的用气厚的药食温养，精血亏损的用味厚的药食补益。

王冰说:臊气入肝,焦气入心,香气入脾,腥气入肺,腐气入肾。心荣面色,肺发声音,所以气贮藏心肺二脏,能使面部色泽荣润光泽,肺发出的声音清脆洪亮。气是水之母,所以味贮藏于肠胃之腑而奉养五脏之气。

孙思邈说:精血靠气化生而充盈。因此,气化生精血用来荣润色泽。形体是靠五味滋养的,所以,五味充养形体用来生产力气。精血顺应五气的变化而有活力,形体靠五味滋养而长成。如果所食气相反则损伤精血,所食味不调则损伤形体。所以聪明的人首先讲究饮食禁忌用来保存生命,而后制造药物用来防止疾病发生,气味温补用来保存精血形体。

五味宜忌

岐伯说:木气生酸味,火气生苦味,土气生甘味,金气生辛味,水气生咸味。辛味主散,酸味主收,甘味缓和,苦味坚硬。咸味软化。药物的偏胜(毒)可以祛邪,五谷的充盈可以养成正气,五果可以助养正气,五畜可以补益正气,五菜可以充实正气。气、味相合而服用,就能补精益气。五味对子身体的五脏各个器官各有其有利的作用,一年四季中,五叶各有不同的变化,五脏因病用药,五味随病证相配合,才与身体相适宜。又说:五脏所蓄藏的精气,发生于五味,也损伤于五味。只有谨和五味,得其平正,则肾主之骨盈正气,肝主之筋平以柔,肺主之气、心主之血贯而流,脾主之腠理得以密。有形之胃、无形之气达到精粹,就会长有自然赋予的寿命了。又说:圣人擅于在春夏之际涵养体内的阳气,在秋冬之际涵养体内的阴气,以顺从四季阴阳变化的规律,常使体内保持在阳平阴秘的状态,阴阳互为根本,这样阴阳二气就可常存。

春季食凉,夏季食寒,用以抑止阳亢:秋季食温冬季食热,以养其真阴。

五欲　肝欲酸,心欲苦,脾欲甘,肺欲辛,肾欲咸,这是五味合五脏之气,也是五脏对五味的各有所欲。

五宜　青色宜酸,肝病宜食麻、犬、李、韭。赤色宜苦,心病宜食麦、羊、杏、薤。黄色宜甘,脾病宜食粳、牛、枣、葵。白色宜辛,肺病宜食黄黍、鸡、桃、葱。黑色宜咸,肾病宜食大豆黄卷、豕、栗、藿。这是与五脏之病相适宜的五味及五味之色。

五禁　肝病禁辛,宜食甘,如粳、牛、枣、葵。心病禁咸,宜食酸,如麻、犬、李、韭。脾病禁酸,宜食咸;如大豆、豕、栗、藿。肺病禁苦,宜食苦,如麦、羊、杏、薤。肾病禁甘,宜食辛,如黄黍、鸡、桃、葱。是五脏对五味的禁忌。

孙思邈说:春季所食宜少酸增甘以养脾,夏季所食宜少苦增辛以养肺,秋季所食宜少辛增酸以养肝,冬季所食宜少咸增苦以养心。四季均应少甘增咸以养肾。

李时珍说:五欲的道理,是指五味入胃之后,各味各归本脏,因本脏之味不足引起的病,应用本脏相对应的味来通治。五禁的道理,是指五脏相对应的五味不足所引发的病,畏惧其摄入太多而引起偏胜,因此适宜食入那些本来不足之味。

五走　酸走筋,筋病不要多食酸味的食物,多食令人小便不畅。酸气涩收,膀胱得酸而缩卷,所以使水道不通。苦走骨,骨病不能多食苦味,多食令人呕吐。苦入下脘,三焦皆闭,所以会发生呕吐。甘走肉,肉病不能多食甘味,多食令人心中烦闷。甘气柔润,胃柔则缓,缓则虫动,所以会使人心中烦闷。辛走气,气病不能多食辛味,多食令人辣心。辛走上焦,与气俱行,久留心下,所以令人辣心。咸走血,血病不能多食咸味,多食令人渴。血与咸相得则凝,凝则胃汁注入,所以咽喉焦而舌底干。《九针论》认为咸走骨,骨病不能多食咸。苦走血,血病不能多食苦。以上所说的是五味所提供的营养在人体内的走向。

五伤　酸伤筋,辛胜酸。苦伤气,咸胜苦。甘伤肉,酸胜甘。辛伤皮毛,苦胜辛。咸伤血,甘胜咸。

五过　味过于酸,肝气过溢,木盛土亏,脾气乃绝,以致皮肉坚厚皱缩,口唇干薄而掀起。味过于苦,脾气不能润泽,胃气便胀满留滞,以致皮肤枯槁而无光泽,毛发脱落而如刻意拔光一样。味过于甘,令心气喘满,脸色黑,肾气不平,胃痛而头发脱落。味过于辛,筋脉坏散则精神耗伤,导致筋急而手足枯槁。味过于咸,全身大骨之气劳伤,肌肉瘦削萎缩,心气抑郁不舒,脉象凝涩而变色。

李时珍说:五走五伤的道理,是指本脏所应对的五味过盈导致自伤,即五脏的阴精伤在五味。五过的道理,是指本脏所应对的五味伐其所胜,也就是脏气偏胜的意思。

标本阴阳

李杲说:治疗疾病首先应当通晓标本。拿身体来说,体外为标,体内为本;阳为标,阴为本。所以六腑属阳为标,五脏属阴为本;脏腑在内为本,十二经络在外为标。而脏腑、阴阳、气血、经络又各有标本。拿病来说,先受为本,后传为标。所以百病必须先治其本,后治其标。否则邪气滋生更甚,其病将更加难以消除。纵然先生轻病,后生重病,亦应先治轻病,后治重病,这样邪气就被制伏。病有腹满及大小便不利的,则不问先后标本,必定要先治腹满及通利大小便,因为那是急证。所以说缓则治其本,急则治其标。又有从前来者为实邪,从后来者为虚邪。实证则应泻其子,虚证则应补其母。假如肝受心火为前来实邪,治疗应刺肝经上的荥穴以泻心火,这就是先治其本;刺心经荥穴以泻心火,这就是后治其标。用药则入肝经之药为引,用泻心之药为君。医经上说标病本病并见,应先治其本,后治其标,就是这个意思。又如肝受肾水为虚邪,治疗应刺肾经上的井穴以补肝木,为先治其标,然后刺肝经上的合穴以补肝木,为先治其标,然后刺肝经上的合穴以泻肾水,为后治其本。用药则入肾药为引,补肝药为君。这就是医经上所说的标病与本病并见,应先治其标,后治其本的意思。

升 降 浮 沉

李杲说:药物有升、降、浮、沉、化几种性质,生长收藏而成,用来配合四季。春季主升,夏季主浮,秋季主收,冬季主藏,土居中主化。所以,味薄的因升而生,气薄的因降而收,气厚的因浮而长,味厚的因沉而藏,气味平的因变化而成。如果说进补品用辛、甘、温、热以及气味薄的,就能助春夏之升浮,同时那也就是泻秋冬收藏之药。在人身上,肝、心就是。如果说进补品用酸、苦、咸、寒以及气味厚的,就能助秋冬之降沉,同时那也就是泻春夏生长的药物。在人身上,肺肾就是。淡味药,渗就是升,泄就是降,可为诸药的佐使。用药的人,若照此法去做,则使病愈,若反其道而行,就是找死。即使不死,也危险了。

王好古说:病证上升的使其下降,必须懂得抑;沉降的使其上浮,必须懂得载。辛主散,在发挥作用时也横行;甘主发,在发挥作用时也上行;苦主泄,在发挥作用时也下行;酸主收敛,其性缩;咸味药主软坚,其性舒。药物的味不同,功能亦各异,大致如此。鼓掌成声,火使水沸,两种东西相合,好像一物在另一物之间一样。五味相互制约,四气相互调和,其变化甚多,千万不可轻易处方开药。《神农本草经》不谈淡味、凉气,是缺文造成的。

味薄者主升:甘平、辛平、辛微温、微苦平的药物就是。

气薄者主降:甘寒、甘凉、甘淡寒凉、酸温、酸平、咸平的药物就是。

气厚者主浮:甘热、辛热的药物就是。

味厚者主沉:苦寒、咸寒的药物就是。

气味平者,兼有四气、四味:甘平、甘温、甘凉、甘辛平、甘微苦平的药物就是。

李时珍说:药物含酸咸二味的没有升的作用,含甘辛二味的没有降的作用,寒性药物无浮的作用,热性药物无沉的作用,其性如此。治疗上升的病证,用气味咸寒的药物引之,就能使其沉而直达下焦;治疗沉降的病证,用酒引之,就能使其上浮至巅顶。若不是能洞察大自然的奥秘而有造化的人,是不能掌握这种技能的。一种药物之中,有根主升而梢主降,有生主散而熟主降的。药物升降性能是其固有的属性,但用之是否恰当还在于人。

相 反 诸 药

【甘草】反大戟、芫花、甘遂、海藻。 【柿】反蟹。 【蜜】反生葱。
【乌头】反贝母、栝楼、半夏、白蔹、白及。 【大戟】反芫花、海藻。

【藜芦】反人参、沙参、丹参、玄参、苦参、细辛、芍药、狸肉。

【河豚】反荆芥、防风、菊花、桔梗、甘草、乌头、附子。

服 药 食 忌

【当归】忌湿面。

【细辛、藜芦】忌狸肉、生菜。

【薄荷】忌鳖肉。

【甘草】忌猪肉、菘菜、海菜。

【牛膝】忌牛肉。

【黄连、胡黄连】忌猪肉、冷水。

【鳖甲】忌苋菜。

【威灵仙、土茯苓】忌面汤、茶。

【商陆】忌犬肉。

【丹砂、空青、轻粉】忌一切血。

【麦门冬】忌鲫鱼。

【附子、乌头、天雄】忌豉汁、稷米。

【牡丹】忌蒜、胡荽。

【丹参、茯苓、茯神】忌醋及一切酸。

【桔梗、乌梅】忌猪肉。

【半夏、菖蒲】忌羊肉、羊血、饴糖。

【厚朴、蓖麻】忌炒豆。

【紫苏、天门冬、丹砂、龙骨】忌鲤鱼。

【仙茅】忌牛肉、牛乳。

【阳起石、云母、钟乳、硇砂】忌羊血。

【常山】忌生葱、生菜。

【荆芥】忌驴肉。反河豚，一切无鳞鱼、蟹。

【吴茱萸】忌猪心、猪肉。

【地黄、何首乌】忌一切血、葱、蒜、萝卜。

【补骨脂】忌猪血、芸薹。

【巴豆】忌野猪肉、菰笋、芦笋、酱、豉，冷水。

【苍耳】忌猪肉、马肉、米泔。

【苍术、白术】忌雀肉、青鱼、菘菜、桃、李。

凡服药,不可多食生蒜、胡荽、生葱、诸果、诸滑滞之物。

第二卷　主　治

百病主治药

头　痛

有外感、气虚、血虚、风热、湿热、寒湿、痰厥、肾厥、真痛、偏痛等证。右痛属风虚，左痛属痰热。

【引经】太阳经：麻黄、藁本、羌活、蔓荆子。阳明经：白芷、葛根、升麻、石膏。少阳经：柴胡、芎藭。太阴经：苍术、半夏。厥阴经：吴茱萸、芎藭。

【祛湿热痰湿】方一：薄荷，散风热，清头目，用蜜做丸服。方二：菊花，治头目风热肿痛，同石膏、芎藭研末服。方三：水苏，治风热头痛，同皂荚、芫花做丸服。方四：茺蔚子，治血逆、火热引起的头痛。方五：榉皮，治传染病引起的头痛，热结在肠。

【祛风寒湿厥】方一：天雄，祛头面风，止头痛。方二：草乌头，治经年不愈的偏正头痛，同苍术、葱汁做丸服。方三：通草，烧灰酒服，治洗头风。方四：苍耳、大豆黄卷，治经年不愈的头痛。方五：百合，治多年不愈头痛、目眩。

【吐痰】见"诸风及痰饮"题下。

【外治】方一：谷精草，研末鼻嗅，或调糊贴脑，或烧烟熏鼻。方二：雄黄，同细辛研末服。方三：蓖麻仁，同枣肉用纸卷插入鼻内。方四：诃子，同芒硝、醋抹痛处。方五：绿豆，作枕去头风，决明、菊花皆良。

痛　风

属风、寒、湿、热挟痰及血虚、污血。

【风寒风湿】方一：麻黄，发汗，治风寒、风湿、风热痹痛；方二：桔梗，寒热风痹，气滞作痛，在上者宜加之；方三：海桐皮，治血脉顽痹，腰膝注痛，同诸药酒浸服；方四：蝎梢，平息肝风；方五：蚯蚓，祛脚风。

【祛风痰湿热】方一：红蓝花，活血行滞止痛，瘦人宜用；方二：桃仁，治风邪侵袭，血液凝滞，四肢拘挛痹痛；方三：茯苓，渗利湿热；方四：羚羊角，能平肝熄风，舒筋活络，止热毒风邪经起的关节制掣痛有效；方五：苏方木，活血止痛。

【补虚】方一：锁阳，润燥养筋；方二：罂粟壳，收敛固气，能入肾，治骨痛尤宜；方三：乳

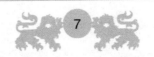

香,能补肾活血,止诸经疼痛;方四:松脂,治历节风骨酸痛,炼净,和酥油煎服;方五:没药,逐经络滞血,止痛。治历节疼痛不止,同虎胫骨研末,酒服。

【外治】方一:芥子,治风毒引起的游走性疼痛,研末同醋涂患处;方二:蓖麻油,加入膏药中,能拔体内风邪外出;方三:羊脂,加入膏药中,引药气入体内,拔邪外出;方四:野驼脂,涂后按摩患处,祛风邪;方五:驴骨,煎水,浴骨节,治疼痛如脱的历节风。

消　渴

上消少食,中消多食,吓消小便如膏油。

【生津润燥】方一:黄栝楼,酒洗熬膏,白矾做丸服;方二:王瓜子,食后嚼二、三两;方三:萝卜,止渴润燥,杵汁饮;或为末,日服;方四:乌梅,止渴生津,微研,水煎,入豉再煎服;方五:柿,止烦渴。

【降火清金】方一:麦门冬,清心肺之热,同黄连服;方二:凌霄花,水煎;方三:款冬花,治消渴喘息;方四:乌豆,放入牛胆中一百天,吞之;方五:冬瓜,利小便,止渴消,杵汁饮,干瓢煎汁饮亦可。苗、叶、子俱佳;方五:牛胆,除心腹热渴。

【补虚滋阳】方一:菟丝子,煎服;方二:糯谷,炒取花,同桑白皮煎饮,治三消;方三:白扁豆,同栝楼根汁和做丸服;方四:白鸽,切片,同土苏煎汁,咽之;方五:羊肺、羊肉,同瓠子、姜汁、白面煮食。

喘　逆

古名咳逆上气。有风寒、火郁、痰气、水湿、气虚、阴虚、脚气、齁(音hē 喝)、齁(hòu 音候)。

【风寒】方一:麻黄,治风寒咳逆上气;方二:款冬花,除烦消痰,治咳逆上气,喘息呼吸;方三:南藤,治咳逆上气,煮汁服;方四:松子仁,治小儿寒嗽壅喘,同麻黄、百部、杏仁做丸服;方五:鲤鱼,发汗定喘,烧末服,咳嗽,入粥中食。

【痰气】方一:桔梗,治痰喘,研为末,童便煎服;方二:缩砂仁,治上气咳逆,同生姜擂,酒服;方三:芥子,消痰下气,定喘咳;方四:生姜,突然气逆上壅喘咳不止,嚼之即效;方五:茴香,治肾气上冲胁痛,喘息不得平卧,擂汁和酒服。

【火郁】方一:知母,治久咳气急,同杏仁煎服。次用杏仁、萝卜籽做丸服;方二:茅根,治肺热喘急,煎水服,名如神汤;方三:生山药,治痰喘气急,捣烂,入蔗汁热服;方四:砂糖,治逆气喘嗽,同姜汁煎服;方五:桃皮治肺热喘急欲死,时有发热,同芫花煎汤搽胸口,数分钟即止。

【虚促】方一:马兜铃,清肺补肺。治肺热喘促,连连不止,用酥炒,同甘草末煎服;方二:黄芪、紫菀、女菀、款冬花、韭汁,治喘息欲绝,饮一升;方三:大枣,治上气咳嗽,用酥煎含咽;方四:沉香,治上热下寒喘急,服四磨汤;方五:蒲颓叶,治肺虚喘甚者,焙研,米饮服,三十年者亦愈。

噎 膈

噎病在咽嗌部,其病因多成于气,有的夹痰,有的夹积;膈病在膈膜,其病因多责之于血,有的夹痰癖,有的夹痰血,有的夹虫。

【利化气痰】方一:山豆根,研为细末,橘皮汤下。方二:栝楼,治胸痹出现咽部阻塞,同薤白、白酒煮服。方三:槟榔,治五膈、五噎,同杏仁一起用童尿煎服。方四:青橘皮、厚朴、茯苓,沉香,治疗因气滞引起的膈病,同木香、乌药、枳壳一起研为细末,盐汤服。方五:檀香、苏合香、丁香、枳壳、枳实。

【开结消积】方一:紫金牛,治噎膈。方二:乌芋,主治五噎膈。方三:五灵脂,治噎膈痰涎夹血证。方四:狼喉结,治噎病,晒干研细末,用五分入饭一起食。方五:黄狗胆,和五灵脂末,做丸服。方六:羚羊角,治噎膈不通,研为细末,每次饮服二钱,每日三次。

呃 逆

呃音噎,不平也。其证有寒有热,有虚有实。其气自脐下冲上,作呃呃声,是冲脉发生的病。现在亦称为咳逆,但与古时所说的咳嗽气逆之咳逆不同。朱肱把哕当作呃逆,王履把咳嗽当作咳逆,皆非也。

【虚寒】方一:紫苏,治呃逆短气,同人参煎服;方二:缩砂仁,同姜皮一起研细末,酒冲服;方三:姜汁,久患呃逆,一发作连续四五十声,用姜汁和蜜煎服,同时擦背,三次立效;方四:橘皮,治呃逆,二两去白,煎服,或加丁香;方五:荔枝,治呃逆,用七个烧末,温开水服,立止。

【湿热】方一:大黄,治伤寒实热证,出现呃逆、便秘,煎服,通利大便;或蜜兑导之;方二:干柿,治产后呃逆、心烦,水煮呷饮;方三:柿蒂,煮服,治呃逆、干呕;方四:青橘皮,治伤寒病中出现呃逆,研细末服;方五:滑石,治病后呃逆,用参、术煎服益元散。

咳 嗽

有风寒、痰湿、火热、燥郁等证。

【风寒】方一:麻黄,发散风寒,解肺经火郁;方二:款冬花,为温肺治嗽要药;方三:生姜,治寒湿咳,烧含之;久嗽,用白饧或蜜者食;小儿寒嗽,煎汤洗浴;方四:蜂房,治小儿咳嗽,烧灰服;方五:鸡蛋白皮,治久咳,同麻黄末服。

【痰湿】方一:莱菔,治肺结核病消瘦,煮食之;方二:丝瓜,化痰止咳,烧研,枣肉做丸服;方三:桑白皮,去肺中水气。咳血,同糯米末服;方四:雌黄,治久咳,煅后做丸服;方五:蚌粉,治咳嗽痰多、面肿,炒红,大蒜捣汁入油服。

【痰火】方一:甘草,泻肺火,止咳嗽。治小儿热咳,猪胆汁浸蜜炙做丸服;方二:天花粉,治虚热咳嗽,同人参末服;方三:大枣、石蜜、刺蜜、桑叶,治热咳;方四:金屑,治风热咳嗽;方五:玄精、石、硼砂,消痰止咳。

【虚劳】方一:地黄,治咳嗽吐血,研末酒服;方二:柴胡,除虚痨发热,止胸胁疼痛,消痰止咳;方三:慈乌,治肺痨咳嗽,酒煮食;方四:乌鸦,治肺痨咳嗽,煅末酒服;方五:黄明胶,治久咳,同人参末、豉汤日服。

【外治】方一:木鳖子,治肺虚久咳,同款冬花烧烟,用筒吸之;方二:榆皮,治久咳欲死,用约一尺长出入喉中,吐脓血愈;方三:熏黄,治三十年咳嗽,喉中呀呷有声,同木通、莨菪子烧烟,用筒熏之。方四:钟乳粉,治一切肺痨咳嗽,同雄黄、款冬花、佛耳草烧烟,吸之;方五:故茅屋上尘,治多年咳嗽不止,同石黄诸药烧烟吸。

诸　气

大怒气上逆,大喜气缓散,大悲气消散,大恐气下陷,大惊气散乱,过度劳累气消耗,过于思虑气郁结,过热气外泄,过寒气内收。

【气郁】方一:赤小豆,与性收缩药配伍则缩气,与性发散药配伍则散气;方二:葱白,除肝中邪气,通上下阳气;方三:黄瓜菜,通结气;方四:杏仁,下结气,同桂枝、橘皮、诃黎勒做丸服;方五:橄榄、毗黎勒,开胃,下气;方六:薄荷,消怒气。

【痰凝气滞】方一:半夏,消心腹胸胁痰热气结;方二:黑大豆,调中下气;方三:生姜,消心胸冷热气。突然感觉胸腹气逆上冲,嚼数片即止;方四:橘皮,消痰壅气胀,水煎服;除下焦冷气,蜜丸服;方五:杨梅,治气愤引起的昏聩,消气血阴滞产生的淤浊。

诸　风

有中脏、中腑、中经、中气、痰厥、痛风、破伤风、麻痹。

【吹鼻】选皂荚末、细辛末、半夏末、梁上尘,用葱茎将药吹入鼻孔内。

【熏鼻】选用巴豆烟、蓖麻烟、黄芪煎煮的热气熏鼻。

【擦牙】选用白梅肉、南星末、蜈蚣末、苏合香丸、白矾、盐、龙脑冰片擦牙。

【吐痰】方一:皂荚末酒调内服;方二:食盐煎汤内服;方三:莱菔子擂汁;方四:胆矾末醋调内服;方五:大虾煮热,食虾饮汁,用指或羽毛入咽喉部探吐。

【贴喝】方一:炒石灰,醋调贴,切片贴;方二:鸡冠血、蜗牛,捣外贴;方三:鲇鱼尾,切片贴;方四:皂荚末,醋调贴;方五:巴豆,捣如泥贴于手掌心。

【发散】方一:麻黄,发散四时不正邪气、风寒、风热、风湿。主治身热、麻木不仁;熬膏服之,治疗风病,病人汗出而解;方二:葛根,发散肌表风寒、风热,止渴;方三:升麻,发散阳明风邪;方四:葱白,发散风寒,风热,风湿。治周身疼痛;方五:生姜,发散风寒、风湿;方六:薄荷,散四时不正邪气、风热、风寒、利关节、发毒汗。是治疗小儿惊风流涎的要药。

本草纲目白话详解

【风寒风湿】方一：白术，祛风湿，消痰涎，补益胃气。治疗舌体转动不灵。方二：柏叶酒、松节酒、秦皮，治疗风寒湿痹。方三：皂荚，能通利关节，搜肝风，泻肝气。方四：驴毛，治疗骨中一切风邪，炒黄浸酒服，取汗。方五：雄黄，除百节中的风邪，搜肝气。

【风热、湿热】方一：甘草，泻火，通利九窍百脉。方二：大黄，荡涤大肠湿热，下一切风热。方三：梨汁，除风热不语，梨叶也可煎服。方四：竹叶，祛痰热。治疗中风神昏不语。方五：石膏，治疗风热引起的烦躁证。

【祛痰理气】方一：前胡，化痰清热，下气散风。方二：苏叶，散风寒，行气利肺。方三：兰叶，俗名风药。煎水洗，治风痛。方四：威灵仙，祛诸风，宣通五脏，去冷滞痰水，利腰膝。方五：陈橘皮，理滞气，除湿痰。

【活血行滞】方一：地黄，逐血痹，填骨髓。方二：地榆，汁酿酒，治风痹，补脑。方三：姜黄，止暴风痛，除风热，理中气。方四：麻仁，下气，逐一切风邪，利血脉，治中风汗出。方五：桃仁，治疗血滞风痹，大便秘结；治偏瘫，浸酒做丸剂服。

【扶正祛风】方一：人参，培补元气，安定情绪，制止烦躁，化生津液，消除痰涎。方二：长松，治一节虚风，酒煮服。方三：栗，治肾虚腰脚无力，日食十颗。方四：松子，祛诸风及骨节间风。方五：乌鸡，治疗中风舌强，烦热麻痹，酒煮食。

痰　饮

痰有六种：湿痰、热痰、风痰、寒痰、食痰、气痰。饮有五种：支饮、留饮、伏饮、溢饮、悬饮。皆生于湿。

【风寒湿郁】方一：苍术，消痰水，解湿郁。治疗痰夹淤血积聚成囊肿。方二：沉香，消冷痰、虚热，同附子煎服。方三：杉材，治肺壅痰滞。方四：白杨皮，酒浸化痰癖。方五：矾石，除痰涎，治饮癖。

【湿热火郁】方一：竹茹、竹叶，治痰热呕逆。方二：茯苓，除膈中痰水，淡渗湿热。方三：水银，治小儿惊热风痰。方四：牛黄，化热痰。方五：阿胶，润肺化痰，利小便。

【气滞食积】方一：鸡苏，消饮食，除酸水。方二：仙人杖菜，去冷痰癖。方三：银朱，治痰气结胸，同矾石做丸服，有声自散。方四：马刀、牡蛎、魁蛤，除痰积。方五：五灵脂，治痰血凝病证，同半夏、姜汁做丸服。

伤寒热病

寒是标，热是本。春为湿，夏为热，秋为瘅，冬为寒，自然界四季流行的疫疠。

【发表】方一：细辛，发散少阴经邪气。方二：苍术，发散太阴经邪气。方三：香附，治疗春夏季节因暴寒引起的流行病。方四：天仙藤，治疗伤寒病，同麻黄服。方五：牛蒡根，治疗温疫毒气引起的流行性传染病，捣汁服，取汗。

【攻里】方一：栝楼仁，治热实邪气结于胸中。方二：甘遂，治寒实邪气结于胸中。方三：千里光,治疗烈性传染病,煮汁服,取吐。方四:桃仁,下淤血。方五:水蛭、虻虫,均下瘀血。

【和解】方一:五味子,治咳嗽;方二:杏仁,调畅肺气;方三:桃仁,活血化瘀;方四:猪胆,治少阳证发热,口渴;通利大便,治便秘;方五:牛黄,治疗流行性传染病。

【温经】方一:草乌头,治阴毒病,插入肛门中。方二:黑大豆,治阴毒病,炒焦酒调热服,取汗;方三:干姜,治阴毒病,同附子用,补中有发;方四:乌药子,治疗阴毒病,炒黑,水煎服,取汗;方五:麝香,治阴毒病。

【食复劳复】方一:胡粉,治食复、劳复,水服少许;方二:凝水石,治伤寒复;方三:孵出鸡的蛋壳,治劳复,炒焦研末,汤服一盒,取汗。

心下痞满

疼痛的为结胸痹,不痛的为痞满。其发病有因误用攻下而结的,应从虚及阳气下陷治疗;有不因攻下而痞结的,应从脾虚及痰饮、食郁、湿热治疗。

【湿热气郁】方一:黄连,治湿热痞满;方二:柴胡,治伤寒心下痰热结实、胸中邪气、心下痞、胸胁痛;方三:泽泻,能渗利湿热。治痞满,同白术、生姜煎服;方四:茱萸,治湿热痞满,同黄连煎服;方五:茯苓,治胸胁气逆胀满,同人参煎服。

【痰食】方一:三棱,消胸满,破积滞;方二:牵牛,治胸膈食积,用末一两,同巴豆霜,水为丸服;方三:姜皮,消痞;方四:瓜蒂,吐痰痞;方五:大腹皮,治疗胃脘痞满,上泛酸水。

【虚脾】方一:人参,降胸胁逆满,消胸中痰涎,除胃中食变酸水,泻心肺脾胃火邪。治疗胃脘部有硬结,但按之则无,常觉痞满,多食则吐,呼吸不畅,嗳呃不除,因思虑过度而郁结者,同橘去白做丸服;方二:苍术,除胃脘急满,解郁,燥湿;方三:远志,去胃脘气滞;方四:升麻、柴胡,升清气,降浊气;方五:附子、羊肉,治老人胃脘痞满,饮食不下,同橘皮、姜,面做臛食。

心腹痛

有寒气、热气、火郁、食积、死血、痰癖、虫物、虚劳、中恶、阴毒等证。

【温中散郁】方一:苍术,解郁宽中,治心腹胀痛;方二:甘草,去腹中冷痛;方三:苏子,治一切冷气痛,同高良姜、橘皮等分,做丸服;方四:葱花,治心腹痛如刀刺,同茱萸一升,煎服;方五:丁香,暴发心痛,酒服。

【活血疏气】方一:姜黄,产后血淤腹痛,同桂研末,酒服,血下即止;方二:刘寄奴,血淤气滞诸痛,研末,酒服;方三:杉菌、桃仁,突然心痛,由邪气停滞引起,研末,水服。酒煎桃树枝服亦可;方四:自然铜,治血淤引起的心痛,火煅醋淬,研末服;方五:乌贼鱼血,血刺心痛,醋磨服。

【化痰饮】方一:半夏,治湿痰引起的心痛,油炒,做丸服;方二:草乌头,治冷痰壅积引起的心腹绞急疼痛;方三:百合、椒目,治水饮蓄留不散引起的腹痛;方四:枳壳,治痰气凝结引起的心腹疼痛;方五:白螺壳,治湿痰引起的心、膈气痛,烧研,酒服。

胀　满

有湿热、寒湿、气积、食积、血积等证。

【湿热】方一:黄连,去心火及中焦湿热。方二:柴胡,宣畅气血,引清气上行。方三:忍冬,治脘腹胀满。方四:豌豆,利小便,消腹胀。方五:木瓜,治腹胀多嗳气。

【寒湿】方一:草豆蔻,除寒,燥湿,开郁,破结。方二:胡芦巴,治肾寒引起的腹胁胀满,面色青黑;方三:胡椒,治虚胀腹大,同全蝎做丸服;方四:丁香,治小儿腹胀,同鸡屎白做丸服;方五:诃黎勒,治冷气引起的脘腹胀满,降气。

【气虚】方一:甘草,消脘腹胀满,下气;方二:人参,治脘腹鼓胀疼痛,泻心肺脾中火邪;方三:青木香,主脘腹一切气,散滞气,调诸气;方四:生姜,降气,消痰喘胀满,亦可纳肛门导之;方五:百合,除乳肿,消腹胀痞满。

【积滞】方一:京三棱,破积聚,消气胀;方二:葫蒜,降气消谷、肉;方三:山楂,化积消食,行滞气;方四:橘皮,降气,破癖,除痰水,行滞气;方五:胡椒,治腹中虚胀,同蝎尾,莱菔子做丸服。

泄　泻

有湿热、寒湿、风暑、积滞、惊痰、虚陷等证。

【湿热】方一:车前子,治暑月暴泻,炒黄研末服;方二:苎叶,治突然水泻,阴干研服;方三:胡黄连,治疳积腹泻;方四:青粱米、丹黍米、山药,治湿泻,同苍术做丸服;方五:黄柏,去下焦湿热。治小儿热泻,焙研细末,米汤服送。

【虚寒】方一:蘼芜。治湿泻,作饮服;方二:蕤蓉子,治久泻,同大枣烧服;方三:乌梅,涩肠止渴;方四:酸榴皮,治一二十年久泻,焙研,米饮服,便止;方五:丁香,治冷泻虚滑,水谷不消。

【积滞】方一:神曲、麦蘖(音 niè 聂)、荞麦粉,治脾有积滞,砂糖水服三钱;方二:芜荑治气泻久不止,小儿疳泻,同豆蔻、诃子做丸服;方三:楮叶,止一切泄泻,痢疾,同巴豆皮炒,研末,用蜡做丸服;方四:巴豆,可以通肠,也可以止泻。治积滞泄泻,夏月水泻及小儿吐泻下痢,在灯上烧,用蜡做丸,水服;方五:黄丹、百草霜,治食积泄泻。

【外治】方一:田螺,敷肚脐;方二:木鳖子,同丁香、麝香研末贴肚脐,止虚泻;方三:猪苓,同地龙、针砂研末,葱汁和匀,贴脐;方四:椒红,治小儿腹泻,酥调贴囟门,或蓖麻九个捣泥贴囟门亦可;方五:大蒜,贴两足心,亦可贴脐。

下　血

血清者,为肠风,虚热生风,或兼湿气。血浊者,为脏毒,积热食毒,兼有湿热。血大下者为结阴,属虚寒。便前为近血,便后为远血。又有蛊毒虫痔。

【风湿】方一:赤箭,能止血;方二:胡荽子,治肠风下血,和生菜食,或研末服;方三:皂角刺灰,同槐花、胡桃、破故纸研末服;方四:肥皂荚,烧灰,做丸服;方五:槐实,去大肠风热。

【湿热】方一:白术,治因泻血导致的面部萎黄,同地黄做丸服;方二:苍术,脾湿下血,同地榆煎服;肠风下血用皂荚汁煮后焙干,做丸服;方三:苦参,治肠风下血;方四:芦花,所有出血性疾病,同红花、槐花、鸡冠花煎服;方五:地肤叶,治泻血,做汤煮粥食。

【虚寒】方一:人参,治因酒色无度引起的便血,同柏叶、荆芥、飞面研末,水服;方二:艾叶,止便血及妇女产后泻血,同老姜煎服;方三:干姜,治痢疾下血;方四:雄黄,治阴结在肠,大便下血,入枣肉同铅汁煮一日,用枣肉做丸服。方五:鲫鱼,酿五倍子煅研,酒服。

【积滞】方一:山楂,治便血,用清、温脾胃的药皆不效者,研末,艾煎汤服,即止;方二:巴豆,煨鸡蛋食;方三:芫荑,猪胆汁做丸服,治阴结于肠,大便下血;方四:水蛭,治漏血不止,炒研末,酒服;方五:鸡膍胵黄皮,止便血。

【止涩】方一:金丝草、三七,白酒服二钱,或入四物汤煎服;方二:昨叶荷草,烧灰,水服一钱;方三:血见愁,姜汁和捣,米汤服;方四:黄柿,治小儿下血,和米粉蒸食;方五:棕榈皮,同栝楼烧灰,米汤服。

小便血

不痛者为尿血,是虚汗;痛者为血淋,是热证。

【尿血】方一:生地黄,取汁,和姜汁,蜜服;方二:益母草,取汁饮;方三:白芷,同当归研末服;方四:荷叶,水煎服;方五:槐花,同郁金研末,淡豉汤服。

【血淋】方一:牛膝,煎服;方二:海金沙,用砂糖水服一钱;方三:芽根,同干姜煎服;方四:香附,同陈皮、赤茯苓煎服;方五:鲤鱼齿、鸡屎白,治小儿血淋,做丸服。

黄　疸

有五种黄疸,都属湿热。有淤热脾虚、食积、淤血、阴黄。

【湿热】方一:白鲜皮,治热黄、急黄、谷黄、劳黄、酒黄;方二:黄连,治疗诸热黄疸;方三:苍耳叶,揉搓后放舌下,出涎,去目黄;方四:柳根皮,治黄疸初起,水煎服;方五:朴消,治积热黄疸。

【脾胃】方一:白术,治黄疸,除湿热,消食,利小便。泻血萎黄多年未愈者,土炒,和熟地黄做丸服,苍术亦可;方二:远志,治面目黄;方三:当归,治疗病人颜色干枯目下赤,口干舌缩,心中恍惚,四肢烦重,同白术煎服;方四:椒红,治黄疸;方五:白石英、五色石脂、黄雌鸡,治流行性传染性黄疸,煮食饮汁。

【食积】方一:米醋,治黄疸、黄汗。方二:丝瓜,治食黄,连子烧研,随物煎汤服二钱。方三:皂荚,治饮食水谷引起的黄肿,醋炙,同巴豆做丸服。方四:百草霜,消积滞,治黄疸。方五:白丁香,治急黄欲死,汤服立苏。

癃 淋

有热在上焦者,口渴;热在下焦者,不渴;湿在中焦,不能生肺者,前后关格者,下焦气闭也;转胞者,是缭绕不顺的缘故。淋证有热淋、血淋、膏淋、气淋、石淋、劳淋六种。

【通滞利窍】方一:瞿麦,治五淋小便不通,下砂石;方二:车前汁,和蜜服;方三:石韦,研末服;方四:榆皮,煮汁服。

【清上泄火】方一:桔梗,治小便不通,焙干,研为细末,热酒频服;方二:黄芩,煮汁服;方三:乌麻,治热淋,同蔓菁子浸水服;方四:栀子,利五淋通小便,使热随小便出;方五:白盐,和醋服,再烧吹入孔中。

【解结】方一:古文钱,治气淋,煮汁服;方二:黑铅,通利小便,同生姜、灯心煎服;方三:白石英,煮汁服;方四:云母粉,水服;方五:白鱼,治小便滞涩不通,同滑石、发灰服,仍纳茎中。小儿用来摩脐腹。

【利湿热】方一:苎根,煮汁服,利小便,或同蛤粉水服,外敷脐;方二:荿草,同小豆煮食;方三:海金沙,治小便不通,同蜡茶末,每日服;热淋急痛,甘草汤调服;膏淋如油,甘草、滑石同服;方四:黄麻皮,治热淋,同甘草煎服;方五:烧酒、椒目、樗根白皮,除湿热,利小便。

【排砂石】方一:地钱,同酸枣汁、地龙同饮;方二:牛膝,煎服;方三:薏苡根,煎服;方四:黑豆,同粉草、滑石服;方五:胡椒,同朴消服,每日二次。

【调气】方一:白芷,治气淋,醋浸,焙干,研末服;方二:大蒜,治淋沥,煨热,露一夜,嚼碎,用新水下;小儿气淋,同豆豉蒸饼,做丸服;方三:萝卜,治五淋,研末服;方四:槟榔,利大小便气闭,蜜汤服,或童尿煎服。亦治淋病;方五:沉香,强忍房事,小便不通,同木香末服。

【滋阳】方一:牛蒡叶,治小便不通急痛,汁同地黄汁蜜煎调滑石末服;方二:蓟根,治热淋,服汁;方三:紫菀,治妇女小便突然不得出,用井水服末三撮,即通;有血,服五撮;方四:白石英,煮汁服;方五:阿胶,治小便不通及转脬,水煎服。

【外治】方一:蓖麻仁,研末,入纸捻中,插鼻孔;方二:苦瓠汁,渍阴;方三:高良姜,同苏叶、葱白煎汤,洗后服药;方四:猪胆,连汁笼罩阴茎头,不一会儿汁入即消,极效;方五:田螺,同麝香贴脐。

遗精梦泄

有心虚、肾虚、湿热、脱精等证。

【心虚】方一:茯苓,治阳虚小便余沥、梦遗,黄蜡做丸服;心肾不交,同赤不交,同赤茯苓熬膏做丸服;方二:莲须,清心,通肾,固精;方三:莲子心,治遗精,入辰砂,研末服;方四:石连肉,同龙骨、益智仁等分,研末服,酒浸,用猪肚做丸服,名水芝丹;方五:朱砂,治心虚遗精,入猪心煮食。

【肾虚】方一:巴戟天,治梦交泄精;方二:木连,治惊悸、遗精,同白牵牛研末服;方三:鹿茸,治男子腰肾虚冷,夜梦鬼交,精溢自出,空腹酒服方寸匕,亦可酒煮饮;方四:白胶,治肾虚遗精,酒服;方五:猪肾,治肾虚遗精,入附子末煨食。

【湿热】方一:薰草,治梦遗,同参、术等药煮服;方二:车前草,服汁;方三:黄檗,治积热导致的心惊、梦遗,入冰片做丸服;方四:龙脑、五加皮、铁锈,治内热遗精,冷水服一钱;方五:牡蛎粉,治梦遗便溏,醋调糊做丸服。

第三卷 金石部

李时珍说:石是气之核,土之骨。大的则为石崖,小的则为砂尘。金银是贵重的饰品,可古人用它来作药,是鲜为人知的。

(1)金玉类

金

【释名】李时珍说:金有山金、沙金两种,它的色为七青、八黄、九紫、斗赤,以赤色为足色。有银的柔软和铜的坚硬。出产于益州。

金屑

【性味】味辛,性平,生的有毒,熟的无毒。

【主治】镇精神,坚骨髓,通利五脏邪气,疗小儿惊伤五脏,风痛失志,镇心安魂。癫痫风热,上气咳嗽,伤寒肺损吐血,肺疾劳极作渴,都加小量入丸散。

金浆

【主治】李时珍说:金是西方之行,性能制木,所以能治惊痫风热肝胆的病。

【附方】治水银入耳:能蚀人脑,用金枕在耳边自然会流出。

治水银入肉:水银令人痉挛,只有用金的物品熨它,水银必出来蚀金,等金变成白色就行了,应频繁使用以取得疗效。

银

【释名】李时珍说:闽、浙、荆、湖、饶、信、广、滇、黔等各地,山中都出产白银,有从矿石中炼出来的,有从沙土中炼出的。也叫白金。其生银,俗称为银笋、银牙,也叫出山银。

银屑

【性味】味辛,性平,有毒。

【主治】安五脏,定心神,止惊悸,除邪气,久服轻身。定志,去惊痫,小儿癫疾狂走。破冷除风。

银箔

【主治】能坚骨,镇心聪耳明目、轻身,使人肌肤润泽,精力旺盛,不易衰老,去风热癫痫,入丸散用。

生银

【性味】味辛,性寒,无毒。

【主治】热狂惊悸,发痫恍惚,夜卧不安并有谵语,服它能耳聪明目、轻身,使人肌肤润泽,精力旺盛,不易衰老镇心,安神定志。小儿各种热丹毒。和水一起磨后服用,功效胜过紫雪。

铜

【释名】铜有赤铜、白铜、青铜。赤铜出产于川、广、云、贵各地的山中,当地人挖出采矿来冶炼提取它。白铜出产于云南。青铜出产于南部边地。

赤铜屑

【性味】味苦,性平,微毒。

【主治】腋臭,以醋和如麦饭,用袋子盛装,先刺腋下的血脉除去血,封上它,有神效。耳聪明目、轻身;使人肌肤润泽,精力旺盛,不易衰老,治风眼,接骨焊齿,疗女人血气及心痛。与五倍子能染须发。

【附方】煎熬到很热,投入酒中,服五合,每日三次。或者用五斤赤铜屑,将它的烧红,放入二斗酒中百遍,如上法服用。

青铜

【释名】青铜又名铜绿。生熟铜都有青,即铜的精华,大的叫空绿,次的叫空青。铜青是铜器上绿色的部分,可以淘洗刮取。现在的人用醋致使铜生绿,收取晒干后出卖。

【性味】味酸,性平,有小毒。

【主治】治妇女血气心痛,金疮止血,耳聪明目、轻身,使人肌肤润泽,精力旺盛,不易衰老,去皮肤上红痣。还可治风烂出眼泪、恶疮、疳疮,吐风痰,杀虫。治赤发秃落,用油磨铜钱衣,涂搽后即生长。治杨梅毒疮,取铜绿,用醋煮后研末,烧酒调搽,极痛出水,次日即干。百虫入耳,可用生油调铜绿滴入。

铁

【释名】色黑性坚硬,适宜制作刀剑。铁是从矿石中提炼而成的。

【性味】味辛,性平,有毒。

【主治】治坚肌耐痛。

劳铁

【主治】疗贼风,烧赤后投入酒中饮。

生铁

【性味】味辛,性寒,微毒。

【主治】治下部及脱肛。能镇心安五脏,治痫疾,黑鬓发。可治恶疮癣疥,蜘蛛咬伤,用蒜磨,生油调敷。散瘀血,消丹毒。

铁锈

【释名】即铁上长的红衣。又名铁衣。

【加工】可刮取来用。

【主治】治恶疮疥癣,则和油涂搽。铁锈水和药服,性沉重,最能坠热开结,有神效。

【附方】用蒜磨锈,涂蜘蛛虫咬疮,醋磨后,可用来涂蜈蚣咬伤,铁锈还有平肝坠热,消疮肿、口舌疮的功效。

治汤火攻伤:取青竹烧出的油,和铁锈搽。

治脚腿红肿:用铁锈水涂,即解。

治内热遗精:取铁锈为末,每次用冷水服一钱,三服即止。

治重舌肿胀:取锈铁锁烧红,打下锈,研末,调水噙咽。

铅

【释名】李时珍说:铅生于山洞的石头之间,人们挟着油灯,进入到数里深,随矿脉上下曲折斫取。其气毒人,如果连续几月不出,就会皮肤痿黄,腹胀不能吃食物,多数会致病而死。

【性味】味甘,性寒,无毒。

【主治】镇心安神,治伤寒毒气,反胃呕吐,被蛇蝎咬伤,用它烤熨。甲状腺肿大,锉为末,和青木香,敷疮肿恶毒。消颈淋巴结核,痛肿,耳聪明目、轻身,使人肌肤润泽,精力旺盛,不易衰老,固牙,黑须发,杀虫坠痰,治噎膈、消渴、风痫,解金石药毒。

黑锡灰

【主治】治积聚,杀虫,则同槟榔末各等分,五更米饮服。

【发明】李时珍说:能治一切阴阳混淆,上盛下虚,发为呕吐眩晕,噎膈反胃,危险的各种疾病。所谓镇坠之剂,有反正的功效。但性带阴毒,不可多服,恐会伤人心胃。铅性还能入肉,所以女子用铅珠耳,即自行穿孔;实女没有窍的,用铅作铤,逐日就会穿隙,久了就会自开,方士还铸成梳子,梳须发会使须发光黑,或用药煮过,更好。

【附方】取轻粉毒:用出山的黑铅五斤,打壶一把,盛烧酒十五斤,放入土茯苓半斤,乳三钱,密封牢固,重汤煮一天一夜,埋入土中,除去火毒。每天早晚随性饮几杯,然后用瓦盆接小便,自有粉出为有效。服到筋骨不痛,就停止。

铅丹

【释名】熬铅所作的黄丹。

【加工】炒铅丹的方法为:用铅一斤,土硫黄十两,硝石一两。把铅熔化成汁,下点醋,

本草纲目白话精解

滚沸时下一块硫黄。一会儿又下少许硝石。沸定,再点醋,再依前法下少许硝石、硫黄,等到成为末,就能制成铅丹了。

【性味】味辛,性寒,无毒。

【主治】治吐逆反胃,惊痫癫疾,除热下寒,炼化成九光。久服通神明。止小便,除毒热。煎膏用,可以治愈生肌。

锡

【释名】李时珍说:锡出于云南、衡州。处在银铅之间,所以它的质地柔软。

【性味】味甘,性寒,微毒。

【主治】治恶毒风疮。李时珍说:洪迈的《夷坚志》讲,汝人多患大脖子病。地饶风沙,沙入井中,饮它的水则甲状腺肿大。所以金房一带的人们用锡为井栏,都夹锡钱镇它,或者沉锡于井中,才免除了该隐患。

水银

【释名】形状如水似银,所以叫水银。别名汞,又名灵液。

【性味】味辛,性寒,有毒。

【主治】治疥瘘痂疡白秃,杀皮肤中虱,堕胎除热。用以敷男子阴部,阴消没有气。利尿,去热毒。主天行热疾,除风,安神镇心,治恶疮顽癣,杀虫,催生,下死胎。治小儿惊热涎潮。镇坠痰逆,呕吐反胃。

玛瑙

【释名】又名文石,也叫马脑。陈藏器说:玛瑙非玉非石,自成一类,有红、白、黑三种,也有纹如缠丝的。

【性味】味辛,性寒,无毒。

【主治】治眼球上生白膜,制成沫每天点用。辟恶,熨眼睛赤烂,有效。

玻璃

【释名】李时珍说:大秦国出产金银玻璃。有酒色、紫色,白色等,莹澈与水晶相似。

【性味】味辛,性寒,无毒。

【主治】治惊悸心热,安心耳聪明目、轻身,使人肌肤润泽,精力旺盛,不易衰老,去赤眼,熨热肿。摩翳障。

珊瑚

【释名】李时珍说:珊瑚生于海底,五七株成林。生于海中,在海底作枝柯状,明润如红玉,中间有很多孔,也有没有孔的,枝柯多的更难得。很美丽。

【加工】取珊瑚,则先作铁网沉入水底,珊瑚贯穿其中而生长,一年可长高达二三尺,有枝没有叶,于是绞网捞出,都摧折于网中,所以难得完好的。

【性味】味甘,性平,无毒。

【主治】治消宿血。制成末吹入鼻中,止鼻出血。耳聪明目、轻身,使人肌肤润泽,精力旺盛,不易衰老,镇心,止惊痫。点入眼中,去飞丝。

【附方】治目翳未坚,不可乱用药,宜用珊瑚研成粉,每天稍稍点眼,三天痊愈。

古　镜

【释名】镜是景,有光景的意思。

【性味】味辛,无毒。

【主治】治惊痫邪气,小儿各种恶病,煮汁和各种药煮服避一切邪魅,女人鬼交,飞尸蛊毒,催生,以及治暴心痛,都可用火烧热后浸入酒中服用。白虫入鼻中,将镜贴近耳鼻敲击,即出。小儿疝气肿痛,煮汁服用。

【发明】李时珍说:镜乃金水之精,内明外暗。古镜如古剑,好像有神明,所以能辟邪魅忤恶。平常人家适宜悬挂大镜,可避邪魅。

水　晶

【释名】也属玻璃一类,有黑白二色。性坚而脆,刀刮不动,色澈如泉,清明而晶莹。产于信州和武昌。又名水精。

【性味】味辛,性寒,无毒。

【主治】治熨目,除热泪。也可入点目药中,穿成串吞咽,可治咽喉鲠塞。

宝　石

【释名】李时珍说:宝石产于西番。宝石有红、绿、碧、紫几种颜色:红色的叫刺子,碧色的叫靛子,翠色的叫马价珠,黄色的叫木难珠,紫色的叫蜡子。还有鸦鹘石、猫眼石(形状如猫眼,随时辰的变化而转变),还有石榴子、红扁豆等品种,都属同一类型。

【主治】治去眼球上白膜,加到点药中,治灰尘入目,用它拭拂即除去。

石　英

【释名】其中白色顶端白条棱的为白石英;顶端为黄色,棱为白色的叫黄石英;赤色顶端白色棱的叫赤石英;青色顶端,赤色棱的,叫青石英;黑泽有光的,叫黑石英。大如手指,长二三寸,六面如削,明澈有光,长五六寸的更佳。

【性味】味甘,性微温,无毒。

【主治】治胸腹邪气,女人心腹痛,镇心,胃中冷气,益毛发,悦颜色。治惊悸,安魂魄,壮阳道,下乳汁。随脏而制,则青治肝,赤治心,黄治脾,白治肺,黑治肾。

白石英

【主治】消渴、阳痿、呃逆、胸膈间寒。能益气,除风湿性关节炎,久服轻身延年。可疗慢性肺疾,下气,利小便,补五脏,耐寒热,利大肠。治肺痈吐脓。

【附方】服石英法:白石英一斤,打成豆大,在砂盆中和粗砂,着水后长时间搓揉。洗净后再继续揉搓,倒入安柳箕中,加少许蒿叶,同水揉搓至光净,用绵袋装好,悬挂在门上。每日起床,立即用水或酒吞七粒再吃两口饭。一切秽恶、白酒、牛肉、石家所忌的,服后皆可不忌。久则新石推出陈石,石英常温暖小腹,则气息调和,筋络通利,腰肾坚强,百病自除。石英若得力,一斤即止;若不得力,服十斤后还须再服。此物光滑,既不浮碎、着人作疮、伤人肠胃,又没有石气发作诸病。

石英煮猪肉法:白石英一两,装入袋中,水三斗,煮至四升,放入猪肉一斤,酒三升,一同煎至四升,去石,用瓶装好。饭前暖服三盒。治虚损劳瘦,皮燥阳痿,脚弱烦疼。

紫石英

【释名】颜色淡紫,质地莹澈,大小不一,都呈五棱形,两头如箭镞,头如樗蒲的更佳。煮水饮用,暖而无毒,与白石英相比,效果倍增。

【性味】味甘,性温,无毒。

【主治】治心腹呃逆邪气,补不足,女子子宫有风寒,绝孕十年没有子。久服温中,轻身延年。疗上气心腹痛,寒热邪气结气,补心气不足,定惊悸,安魂魄,填下焦,止消渴,除胃中久寒,散痈肿,使人悦泽。养肺气,治惊痫。

(2)石 类

石 灰

【释名】生于山谷中。如青石,烧则成灰,即石煅。现在的人作窑来烧,一层柴,或一层煤炭,上累青石灰石,从下面发火,便层层自焚而散。入药的用风化,不夹石的为良。

【性味】味辛,性温,有毒。

【主治】治疽疡疥疮、热气、恶疮、癞疾、肌死眉堕,去黑痣。散血定痛,止水泻血痢、白带白淫,收脱肛和子宫脱垂。贴口,黑须长。止金疮血,和鸡蛋清、败船茹甚良,不入汤饮服。李时珍说:石灰是止血的神品,但不可着水,着水即烂肉。治风牙肿痛,取已存放二年的石灰、细辛,各等分研为末,搽即愈。

【附方】《千金翼方》载:治落发不止、瘙痒,用石灰三升,水拌炒焦,再用酒三升浸过,每次服三合,常令酒气相接,则生发神验。

石　髓

【释名】山中有一种如膏状的东西,流出成河,流出几里远后渗入地面,形状如精制的奶酪,服用后齿发更生,病人服用后都会痊愈。

【性味】味甘,性温,无毒。

【主治】治寒热、身体瘦弱面色不好、积聚、心腹胀满、食欲不消、皮肤枯槁、小便数疾、癖块、腹内肠鸣、脚痛、腰疼冷、性壅、宜寒瘦人。

石　膏

【释名】产于齐山山谷及齐卢山、鲁蒙山。藏在地中,雨后时常暴露出来,取出后如棋子,白澈的最好。

【性味】味辛,性寒,无毒。

【主治】治中风寒热,心下逆气惊喘,口干舌焦,喘促不宁,腹中坚痛。治产乳金疮。除时头痛身热,三焦大热,皮肤热,肠胃中结气,解肌发汗,止消渴烦逆腹胀暴气喘咽热。治伤寒头痛如裂,高烧皮燥。和葱煎茶,去头痛。下乳,揩齿益齿。除胃热肺热,散阴邪,缓脾益气。止阳明经头痛,发热恶寒,日晡潮热,大渴引饮,中暑潮热,牙痛。

理石

【释名】即石膏中纹理长细直如丝而且明洁微带青色的。

【性味】味辛,性寒,无毒。

【主治】治身热,利胃解烦,益精耳聪明目、轻身,使人肌肤润泽,精力旺盛,不易衰老,破积聚,去肠虫。解烦毒,止消渴,以及中风痿痹。渍酒服,疗两胁间的积块,使人肥健悦泽。

长石

【释名】长石形状似石膏而层块不扁,质地坚硬洁白,有粗纹理,起齿棱,敲击它就一片片横碎。光莹如云母、白石英,也有墙壁似方解石,但不作方块状。烧后也不粉烂而且容易散,方解石也一样,但烧时发出声音。

【性味】味辛、苦,性寒,无毒。

【主治】治身热,胃中结气。

方解石

【释名】方解石与长石相似,都光洁如白石英,但以敲击时断截成片段的为长石,块块方棱的为方解石,因它们属一类两种,也可通用。

【性味】味苦、辛,性寒,无毒。

【主治】治胸中留热结气。

石 炭

【释名】南北的山中都有,过去的人不用它,所以认识的人很少。现在的人取来代替柴薪炊煮,煅炼铁矿石,大为人们所利用。石炭又名石黑、煤炭、焦石。

【性味】味甘、辛,性温,有毒。

【主治】治妇人血气痛,诸疮毒,金疮出血,小儿痰痫。

雄 黄

【释名】产于武都山谷、敦煌山的阳坡。纯净而没有杂色,其赤如鸡冠,光明烨烨的最好。其中纯黄似雌黄,颜色无光的,不能作为仙药用,但可作治病的药饵。

【性味】味苦,性平、寒,有毒。

【主治】治寒热淋巴结瘰管、恶疮、疽痔死肌,涉川水,毒物不敢伤害。还主疾寒热、伏暑泻痢、酒饮成癖、惊痫、头风眩晕,化腹中淤血,杀劳虫疳虫。

【附方】治突然中邪魔:雄黄末吹入鼻中。

治鬼击成病,血漏腹中,烦满欲绝:用雄黄粉酒送服一刀圭,每日服三次,即可化血为水。

辟禳魇魅:将雄黄戴在头上,终生不昏昧。

石 脑

【释名】打碎大滑石近千方,才可得一枚。石脑芝混杂在滑石中,形状跟石中黄子相似,但并不是所有的滑石里都有。刚打碎滑石时,石脑芝在滑石中光彩夺目,可以取得,服用一升便可长寿这就是石芝。

【性味】味甘,性温,无毒。

【主治】治风寒虚损,腰脚疼痛麻木,安五脏,益气。

石钟乳

【释名】李时珍说:乳床下垂,如倒着的几座小山峰。钟乳很多,仰看石脉涌起处,有乳床,白如玉雪,是石液融结成的。乳床下垂,如倒着的几座小山峰,峰顶逐渐尖锐且长如冰柱,柱的顶端轻薄中空如同鹅翎。乳水滴沥不停,边滴边凝,这是乳的精华,可用竹管仰承取它。

【性味】味甘,性温,无毒。

【主治】治咳逆上气,能耳聪明目、轻身,使人肌肤润泽,精力旺盛,不易衰老,益精,安五脏,通百节,利九窍,下乳汁。益气,补虚损,疗脚弱疼冷,下焦伤竭并强阴。久服延年益寿,面色好。

【附方】主治五劳七伤,咳逆上气,治寒嗽,通嗓音,耳聪明目、轻身,使人肌肤润泽,精力旺盛,不易衰老,益精。安五脏,通百节,利九窍,下乳汁,益气,补虚损,治疗脚弱疼冷,下焦伤竭,强阴。久服上益寿不老,令人有生育能力。取韶州的钟乳,不论厚薄,只要颜色明净有光泽的都能炼药,唯有黄赤二色的不能轻易使用。将它放在金银器中,在平底锅里装水,将金银器放在锅里煮,让水沸腾冒泡如鱼眼一样,水一减少即添加。石钟乳少的可煮三天三夜,多的须煮七天七夜,等到煮干,颜色变成黄白色即熟。如果怀疑它还是生的,可再煮到十天为最佳。取出后倒掉水,再用清水煮半日。直到水的颜色变青后不再改变为止,石钟乳无毒了,然后放入瓷钵中,加水用玉槌着水研。觉得干涩时,即添水,保持着稀淘米水一样的状态。研至四五日,用手拈试后,有光泽滑腻,如书记载的白鱼时,再用水洗它,不沉水的即是熟的,下沉就继续再研,这才澄清后取出晒干。每次服用一钱五分,空腹用温酒调服,还可兼丸散随时服用。煮乳的水若变成黄色混浊状,切勿服用。否则会损伤人的咽喉,伤肺,令人头痛,或腹泻不止。如果误食,只需吃猪肉便可解救。

丹　砂

【释名】像樗蒲子、紫石英的,称为马齿砂,也好。像大小豆及大块圆滑的,称为豆砂。细小碎末的,称为末砂。又名朱砂,出产于符陵山谷,其中以光明莹澈的为最好;像云母片的,称为云母砂。

【性味】味甘,性寒,无毒。

【主治】治身体五脏百病,养精神,安魂魄,益气耳聪明目、轻身,使人肌肤润泽,精力旺盛,不易衰老,杀精魅邪恶鬼。通血脉,止烦渴,悦泽人面,镇心,主尸疰抽风。解胎毒痘毒,驱邪疟。

【附方】顶解痘毒初发时或未出时:以朱砂末半钱,蜜水调服。令多的变少,少的化无,重者变轻。

治产后舌出不收:丹砂敷,暗中掷盆发出堕地声令其惊吓,即自收。

治胎死腹中不出:朱砂一两,水煮数沸,为末。用酒送服。

治产后癫狂:丹砂二钱,研细飞洒,乳汁调匀,分四次服,用无灰酒送下。

养正丹

【主治】能祛邪辅正,助阳接真。治元气亏虚,阴邪交荡,上盛下虚,气不升降,呼吸不足,头旋气短,心怯惊悸,虚烦狂言,盗汗,腹痛腰痛,反胃吐食,霍乱转筋,咳逆。又治中风涎潮,不省人事,阳气欲脱,四肢厥冷。伤寒阴盛自汗,唇青脉沉。妇人产后月经不调,带下腹痛。

石脑油

【释名】当地人多用草将它舀入瓦缶中,颜色为黑色颇似淳漆,发出雄硫黄般的气。与泉水相混杂,涓涓流出,肥如肉汁一般。

【性味】味辛、苦,有毒。

【主治】治小儿惊风,化涎,可和诸药作丸散。涂疮癣虫癞,治针、箭人肉。其性容易走窜,装在许多器皿中都会渗透,唯有瓷器、琉璃器不会渗漏。

本草纲目 白话精解

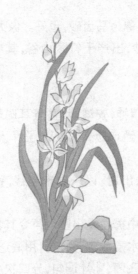

第四卷 木 部

李时珍讲:树木属植物,是五行中所指的五种物质之一。树木需要土的滋养,多生长在山谷平原及低湿之处。其由气化而始生,于是才能长成形。树有细长挺拔的乔木和低矮茂密的灌木,其根茎壮实,枝叶繁茂,花果硕硕。质地有坚硬的、脆弱的,形态有华美的、怪异的。各种植物都有自己的特质,可根据其色泽和香味分辨其种类。枝叶可充当药材治病,花果可作食物充饥。有关木性的寒热、作用的优劣,历代不断有人推究汇集,然而仅像读诗书一样,只停留在识别其品名的水平上。为了从本草学角度来充实有关木的知识,开阔人们的视野,补充木类植物的内容,于是就四处搜集猎取与木有关的资料,将其汇集并分类,成为木部,分为六类:香木类、乔木类、灌木类、寓木类、苞木类、杂木类。

(1)香木类

柏

【释名】又名:掬(音菊)、侧柏。李时珍说:魏子才《六书精蕴》记载,树木一般都朝向太阳生长,而柏树则朝向西方,所以它的名字从白字,白即指西方。陆佃《埤雅》说:柏朝西方生长,就像指南针指向南方一样。柏有几种,入药只用扁形叶的,其叶侧向地面而生,所以又称侧柏。寇宗奭说:我在陕西做官时,曾登高眺望柏树林,只见千千万万株柏树都一一朝向西方。这种树木十分坚韧,不怕寒霜冰雪,汲取的是树木的正气,这是其他树木所不如的。其受到了"金"行正气的制约,所以一一朝向西方。

李时珍说:《史记》记载,松柏居树木中的首位。它的树干高耸挺直,树皮薄,木质细腻,花很小,果实呈球状,像小铃铛一样,霜降后裂开,其中有几个种子,大小像麦粒一样,气味芳香可爱。一种柏树叶、松树干的被称为桧树,其叶子尖硬亦称为栝,现在的人称其为圆柏,以便与侧柏区别;一种松树叶、柏树干的称为枞树;若见松桧各占一半的称为桧柏树;峨眉山中有一种竹叶、柏树身的树,被称为竹柏。

柏实

【加工】李时珍说:一般使用的只要蒸熟,晒至开裂,再杵去壳取仁,炒制,研碎后即可入药用。

【性味】味甘,性平;无毒。

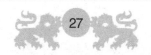

【主治】《神农本草经》记载:治惊悸,能益气,除风湿,安五脏。持久服食,能使人的肤色美好润泽,耳聪明目,不知饥饿,抗衰老,强身健体,延年益寿。《名医别录》记载:能治疗精神恍惚,虚损所致的气息断续,关节腰部重痛,能补血止汗。甄权认为:能治头风,腰部肾中阴冷,膀胱虚冷蓄水不出,并有壮阳、延寿、去除病邪、治疗小儿惊痫等功效。王好古认为:能滋润肝脏。李时珍说:能补养心气。滋肾润燥,安宁神志,增益智力。经烧制得到的油,能润泽头发,治疗疥癣。

【附方】治疗肠风下血 《济方》:柏子十四个捶碎,加好酒三杯浸泡,然后煎煮,取汁八分内服,可迅速止血。

治百病,延年壮神 《奇效方》:取柏子仁二斤,研为末,加酒浸成膏,加枣肉三斤,白蜜、白术末、地黄末各一斤。捣匀,制成弹子大小的丸剂。每次嚼服一丸,每日三次。

治老年人体虚便秘 寇宗奭方:柏子仁、松子仁、大麻仁各等分,共研碎末,加蜜蜡制成梧子大小的丸剂。用少黄丹汤,饭前调服二三十丸,每日二次。

治疗小儿夜啼,惊痫腹满,大便青白 《圣惠方》:取柏子仁末一钱,用温水调服。

治黄水湿疮 陆氏《积德堂方》:取真柏油二两,香油二两,熬稠搽患处,效果甚好。

柏叶

【性味】味苦,性微温;无毒。

【主治】《名医别录》说:治疗吐血、衄血、痢血、崩漏、赤白带下,能强身健体,补益正气,使人耐受寒冷和暑热,消除湿痹,制止饥饿。甄权说:能治冷风所致的关节疼痛,止尿血。《日华诸家本草》说:炮炙后,可治冻疮。加热后获得的汁液涂搽头部,能使头发变得黑亮润泽。苏颂谓:外用治水火烧烫伤,能止痛,消除斑痕。内服能治痢疾。煎汤常服,能杀灭人体内的寄生虫,对人体有益处。

【发明】李时珍认为:柏的特性为凋谢迟而且耐久,禀赋坚毅而凝重,所以是长寿的树木,因此可以作为食物吃。道家常用它做汤服,在每年初一时用它泡酒可以辟邪,都是取它的这种性质。麞鹿吃了它身体散发出香气,毛女(原秦王宫内的宫女)吃了身体变得强健,也可为佐证。曾有强盗闯入王宫中,一位宫女受惊吓逃入山中,饥饿则没有食物吃。有一位老翁告诉她可以吃松柏叶,开始吃时觉得味苦涩,吃久了就适应了,就不感到饥饿。冬天不怕冷,夏天不怕热。到了汉成帝时期,有一位猎人在终南山见到一个人,没穿衣服,身上长满了黑色的毛,跳过土坑、跨越山涧像飞一样,就悄悄地包围上去将她捕获,这时秦亡已二百多年了。这个故事出自葛洪的《抱朴子》一书中。

【附方】治吐血不止 《圣惠方》载张仲景柏叶汤:取青柏叶一把,干姜二片,阿胶(炙)一块,加水二升,煮取一升,去渣,加马通汁一升,合煎取一升,过滤,顿服。

治鼻衄不止 《普济方》:将柏叶、榴花研成细末,吹入鼻中。

治小便尿血 《济氢方》:将柏叶、黄连焙干研成末,用酒送服三钱。

治不生头发 孙真人方:将侧柏叶阴干,研成细末,加麻油调和涂敷于脱发处。

樟

【释名】李时珍说:樟树木理多花纹,所以叫樟。陈藏器说:江东的船多用樟木制造,县名叫豫章,是因木得其名。李时珍说:西南处处山谷皆有樟树。树高一丈多,叶子像楠树叶又尖又长,叶背面有黄赤色的茸毛,四时不凋谢。夏季开小花,结子也小。树大的要几个人才能合抱过来。肌理细而错综有花纹。适宜于雕刻。气味芬芳辛烈。豫、章乃二种树的名称,它们是一类的两个品种。豫即是钓樟。

瘿节(树瘿)

【主治】李时珍说:治风痓鬼邪。

樟材

【性味】味辛,性温,无毒。

【主治】陈藏器说:治恶气中恶,心腹痛鬼疰,霍乱腹胀,宿食不消化,常吐酸臭水,用酒煮服,无药处用之。煎汤,浴脚气疥癣,风痒。做鞋,除脚气。

樟

松

【释名】李时珍说,按王安石《字说》中讲:"松柏为百木之长。松犹公也,柏犹伯也。"故松字从公,柏从白。

李时珍说:松树高耸而多节,它的树皮粗厚,像鱼鳞形状,其叶后凋。二、三月抽蕤开花,长四五寸,采摘它的花蕊就是松黄。结出的果实形如猪心,好像鳞瓣堆叠而成。秋天后松子成熟,鳞瓣裂开。松叶有二针、三针、五针的区别。栝子松是三针松叶,松子松是五针松叶。松子、柏子一般大,只有东北、云南地区的松子如巴豆般大小,可以吃,谓之海松子。孙思邈说:松脂是衡山出产的最好。衡山东五百里方圆的山谷中所出产的松脂,与其他地方的不同。苏轼曾说:镇定松脂也很好。《抱朴子》中记载:老松树皮内自然聚积的松脂是最好的,胜过人工凿取或煮成的。松树根下有伤残处积聚的松脂,因其不见日光叫阴脂,尤其好。古老的松树其余气结为茯苓。千年的松脂埋在地下变化为琥珀。《玉策记》中说:千年松树的树梢不往高处长,而它四周的枝叶繁茂下垂犹如偃盖。其精气化为青牛、青羊、青犬、青人、伏龟,它们的寿命都在千年以上。

松脂

【释名】《神农本草经》:松膏、松肪。《本草纲目》:松胶、松香。又名:沥青。

【性味】味苦、甘,性温;无毒。

【主治】《神农本草经》:治痈疽恶疮、头疡白秃,疥瘙风气。安五脏,除热。久服可轻身延年。《名医别录》载:除胃中伏热,能治咽干消渴,风痹死肌;炼之令白,其中红色的,主治恶痹。甄权说:煎膏,生肌止痛,排脓抽风。外贴治各种疮肿脓血瘘烂。塞牙孔可杀虫。《日华诸家本草》载:除邪下气,润心肺,治耳聋。古方多用于辟谷。李时珍说:强筋

本草纲目 白话精解

骨,利耳目,治血崩带下。

【发明】李时珍说:松叶、松果,服食应根据自己的需要。松节、松木心都是经久不朽之物,而松脂又是松树的津液,是精华所在。葛洪《抱朴子》中曾记载:上党人赵瞿患癫病多年,不愈病危,其家人厌恶,把他送到山中遗弃。赵瞿怨恨家人遗弃而悲泣了一个月。有仙人看到了,怜悯他的处境,送给他一包药。赵瞿服药近百余日,身上的疮癫都治好了。脸色丰满红润,肌肤光泽。仙人再来时,赵瞿便感谢他救命之恩,乞求再赐神药。仙人说,这是松脂,山中很多。你炼服此物,可以长生不老。赵瞿便回家长服,身体变得轻捷,力量倍增,登危涉险不感觉困累。活到一百多岁,牙不掉,发不白。后入抱犊山成为地仙。

松节

【性味】味苦,性温;无毒。

【主治】《名医别录》载:治百节久风、风虚脚痹疼痛。陶弘景说:用来酿酒治脚软、骨节风。朱震亨说:炒焦后治筋骨间病,能燥血中之湿。李时珍说:治风蛀牙痛,煎水含漱,或烧成灰,每日搽揩牙齿,有效。

松花(又名松黄)

【性味】味苦,性温;无毒。

【主治】李时珍:可润心肺,益气,除风止血,亦可酿酒。

【发明】李颂说:松花即是松黄,拂取像蒲黄,水服下可以轻身,治病胜过松皮、松叶及松脂。苏颂说:松花上的黄粉,应及时拂取,做汤羹点心十分好,但不能放置过久,所以,此物不能寄到远方赠人。李时珍说:现在的人收取松黄,与白砂糖合制成饼膏作为果饼吃,但因难以长久贮存,恐怕它轻身疗病的功效未必赶得上松脂、松叶吧!

辛 夷

【释名】《神农本草经》称:辛雉、侯桃、房木。《本草拾遗》名:木笔。又名:迎春。李时珍说:夷就是荑。它的花苞刚萌生出时像荑一样,气味辛香。杨雄的《甘泉赋》中说,列辛雉于林薄。《服虔注》中指出,这就是辛夷。因为雉与夷的发音相近似。现在的本草书中写作"辛矧",是传抄过程中出现的错误。陈藏器指出:辛夷花没开的时候,花苞像小桃子一样,有毛,所以叫侯桃。花刚绽开时像木笔头,故北方人称之为木笔。它的花开得最早,所以南方人称之为迎春。

《名医别录》记载:辛夷生长在汉中、魏兴、梁州的山谷中。辛夷树与杜仲树相似,树高一丈多。果实似冬桃但小。每年九月(农历)采集果实,晒干,除去心和外面的毛。若吸入它的毛,可使人咳嗽。陶弘景则认为:现在产于丹阳。外形像桃子,小时气味辛香。寇宗奭说:辛夷到处都有,庭院也常种植,先开花后长叶的就是木笔花。花没有开时,花苞上长有毛,苞尖长得像笔尖一样。花有桃红和紫色两种,入药以紫色为好,应当在花未开时采收,已经绽开的品质不好。李时珍认为:辛夷花的花苞开始长出时长半寸,尖尖的像笔头,有青黄茸毛,约长半分。花开时像莲花,大小如盏,呈紫苞红焰,散发出莲及兰花的香味。也有白色的,称为玉兰。

辛夷苞

【性味】味辛,性温;无毒。

【主治】《神农本草经》记载:辛夷可治五脏、身体寒热、风头脑痛、面䵟。久服下气,轻身明目,增年延寿。《名医别录》称:其能温中解肌,利九窍,通鼻塞涕出,治面肿引发齿痛、眩晕,生须发,驱虫。《日华诸家本草》谓:其能通关脉,治头痛憎寒、体噤瘙痒。加入面脂中,可润肤泽面。李时珍指出:主治鼻渊鼻鼽、鼻窒鼻疮,及痘后鼻疮。用时研末,加麝香少许,用葱白蘸药末点入鼻腔几次,效果很好。

芦 荟

【释名】《开宝本草》称:奴会。《本草拾遗》称:讷会。俗称:象胆。李时珍说:药名的含意不清楚。陈藏器说:民间称为象胆,是因其有胆汁一样的苦味。

李时珍:芦荟原来是列在草部论述。《药谱》和《图经本草》中所收载的图形,都说是树脂。而《一统志》记载爪哇、三佛齐等国产的,属草本植物,形状像鲨尾,采集后用玉器捣烂制成药膏。这种说法不同于前面所说的,是什么原因呢?难道因为它是木本植物却长得像草吗?

【性味】味苦,性寒;无毒。

【主治】《开宝本草》记载:能治热风烦闷,消胸膈间热气,能明目镇心,治小儿癫痫、惊风、疳积,能杀虫,治痔瘘,解巴豆毒。李珣说:能治小儿疳积发热。甄权说:单独使用,能驱蛔虫。吹入鼻中能治脑疳,止鼻痒。苏颂说:将其研成细末,治龋齿作用很好,并能治湿癣。

【附方】治小儿疳积《卫生易简方》:取芦荟、使君子各等分,共研细末,每次用米汤送服一、二钱。

【发明】李时珍:芦荟归厥阴经。其有杀虫清热的功能,所治疗的疾病,都是由热邪和虫所导致的。苏颂说:唐朝刘禹锡的《传信方》记载,刘小时候曾患癣病,由颈项间逐渐扩展至左耳,最终形成湿疮流水。曾用斑蝥、狗胆、桃根等药治疗,但徒劳无益,病情日趋严重。在楚州偶然遇见一位卖药的人,教刘用芦荟一两,炙甘草半两,共研细末,备用。用时先洗净患处,擦干后将药末敷上,很快就治愈了。

樟 脑

【释名】又名:韶脑。李时珍说:樟脑产于韶州、漳州。形状类似龙脑,呈白色,是樟树的树脂。

【性味】味辛,性热;无毒。

【主治】李时珍说:其能开通关窍,行散滞气,驱除秽浊邪气。治疗霍乱心腹疼痛、寒

本草纲目白话精解

湿脚气、疥癣瘙痒、龋齿，能杀虫。放置于鞋中，能除脚的臭气。

【附方】治龋齿疼痛 《普济方》：取韶脑、朱砂各等分，研细末，涂搽患牙。

治小儿秃疮 《简便方》：取韶脑一钱，花椒二钱，芝麻二两，共研细末，先将患处洗净，再用药末涂搽。

【发明】李时珍认为：樟脑是纯阳之品，与焰消有同样的性质。其味辛性烈，气香，功善走窜，能除湿杀虫，所以将其烧烟熏衣箱柜橱，能驱逐虫虱，防止虫蛀。李石续的《博物志》记载：患脚弱病的人，用杉木桶洗脚，用丝带将樟脑固定在会阴部，治疗一个多月效果很好。王玺的《医林集要》记载：治脚气肿痛，取樟脑二两，乌头三两，共研细末，加醋，制成弹子大的丸剂。每次用脚心踏住一丸，下用微火烘烤，患者加衣被保暖，若汗出如涎为有效。

沉 香

【释名】《本草纲目》称：沉水香。又名：蜜香。李时珍说：沉香树的心节入水就下沉，故称沉水或水沉。悬浮在水中的称栈香，浮在水面的称黄熟香。《南越志》记载：交州人称蜜香。

李时珍说：沉香的种类，各家说得很详细。现在考证杨亿的《谈苑》、蔡绦的《丛谈》、成大的《桂海志》、张师正的《倦游录》、洪驹父的《香谱》、叶廷珪的《香录》等书，摘名家未述尽的补充之。沉香分为三等：沉香、栈香、黄熟香。沉香能沉入水中，有四个品种：熟结是朽木渗出的液汁凝结而成；生结是刀斧砍伐处渗出的液汁结聚而成；脱落是因水渍朽木结聚而成；虫漏是结聚在虫蚀孔隙中的。生结为上品，熟结、脱落次之。质坚色黑者为上品，黄色者次之。角沉香色黑润泽，黄沉香色黄润泽，蜡沉香柔韧，草沉香有横行纹理，都是上品。海岛产出的有的像石杵，有的像拳头，有的像凤、雀、龟、蛇、云气、人物等状。海南产的马蹄、牛头、燕口、茧栗、竹叶、芝菌、梭子、附子等品种，都是依其形态而命名的。栈香在水中半沉半浮，即半结连木的沉香。有的称做煎香，番名婆木香，又叫弄水香。根据其形态可分为刺猬香、鸡骨香、叶子香。有白大如斗笠，称蓬莱香。有的像山石枯桩，称光香。叶廷珪说：产于渤泥、占城、真腊的，称为番沉，也称舶沉、药沉，医生多使用，其中以真腊产的为上品。蔡绦说：占城产的不如真腊的，真腊的不如海南黎峒的。产于黎峒的又以万安黎母山东峒的最好，称为海南沉，一片价值一万钱。海北高、化各州产的，都是栈香。范成大说黎峒产的叫土沉香，或叫崖香。药片虽薄如纸，但入水就沉。万安在海岛的东面，阳光充裕，所以香气浓郁，当地人也难采得。舶沉香味腥烈，尾烟焦烟。交趾海北产的，集中于钦州，称为钦香，气味十分酷烈。南方人不太重视它，只入药用。

【加工】雷敩指出：凡使用沉香，应选不枯、质硬能沉入水底的为上品，悬浮在水中的品质次之。不能用火制。李时珍认为：若入丸、散剂，应将其干燥研细末，或放入乳钵中加水研磨成粉，晒干。若入煎剂，只需临时磨汁加入药液中即可。

【性味】味辛，性微温；无毒。

【主治】《名医别录》记载：能治风水肿、毒肿，去恶气。李珣认为：能主心腹痛，霍乱中恶,清宁心神,适宜用酒煮后服。治疗各种疮肿,适宜加入药膏中。《日华诸家本草》记载:能调中焦,补五脏,益精壮阳,温暖腰膝,制止转筋、吐泻,破除疱块。治疗冷风麻痹、骨节麻木、风湿所致之皮肤瘙痒及泻痢。张元素指出:能补肾。李杲说:能补脾胃。刘完素谓:能益气和神。李时珍则认为:能治上热下寒之气逆喘急、体虚便秘、小便淋涩、男性冷精。

【附方】治虚寒、虚热证 《医垒元戎》用冷香汤:用沉香、炮附子各等分,加水一盏,煎取七分,放置一夜,空腹温服。治疗强忍房事,或过忍小便所致的小便不通:用沉香、木香各二钱,共研细末。白开水送服,以通为度。

治疗肾虚目黑 《普济方》:用沉香一两,蜀椒(炒出油)四两,共研细末,用酒调糊制成梧子大小丸剂。每次于空腹时用盐水送服三十粒。

治疗胃寒久呃 《活人心统》:用沉香、紫苏、白豆蔻各一钱,共研细末,每次用柿蒂汤送服五至七分。

治疗大肠虚闭 《济生方》:用沉香一两,肉苁蓉(酒浸焙)二两,分开研细末,用麻仁汁调糊制成梧子大小丸剂。每次用蜂蜜水送服一百粒。

治疗心肾不交,健忘惊悸 《百一选方》用朱雀丸:沉香五钱,茯神二两,共研细末,炼蜜为丸,如小豆子大。每餐饭后用人参汤送服三十粒,每日二次。

沉 香

檀 香

【释名】《本草纲目》称:㮊(音 zhān)檀。又名:真檀。李时珍说:檀是善木,所以字从亶。亶有善的意思。释氏称为㮊檀,是因用其煮水可洗去身上的污垢。外族人误作真檀。云南人将紫檀称为胜沉香,即赤檀。

陈藏器说:白檀生长于南海,树像檀。苏敬说:紫真檀产于昆仑盘盘国,虽然中国不产,但世界各地都有。苏颂说:檀香有黄、白、紫等几种,现在的人多使用它。江淮、河朔生长的檀树,与其同类,但不香。李时珍指出:按《大明一统志》的说法,檀香产于广东、云南及占城、真腊、爪哇、渤泥、暹罗、三佛齐、回回等国,现在岭南各地均有。其树干、叶片均与荔枝树相似,树皮呈青色而润泽。叶廷珪的《香谱》中记载树皮坚实呈黄色的称黄檀;树皮光滑呈白色的称白檀;树皮腐朽呈紫色的称紫檀。其中以木质坚实沉重、散发清香气味的白檀最好。若用纸包装,可防止香气散失。王佐的《格古论》说紫檀产于诸溪峒。新鲜的呈红色,陈旧的呈紫色,上面有蟹爪样纹理。新鲜的用水浸泡后,可用来染东西。真檀香涂在墙上呈紫色,所以称紫檀。黄檀最香。都能制作马鞍、扇骨等物品。

白㮊檀

【性味】味辛,性温;无毒。

【主治】陶弘景说:能消风热肿毒。陈藏器说:能治感染污秽邪气,杀虫。《日华诸家本草》记载:用水煎煮内服,能止心腹痛、霍乱、肾气痛。加水磨汁,涂于腰部能治腰肾痛。张元素说:能驱散冷气,引胃气上升,增进食欲。李时珍指出:能治噎膈吐食。若磨汁涂面(每夜先用浆水洗面,并擦拭至红赤)治疗面部黑斑。效果很好。

【发明】李杲说:白檀有调气之功,能引导芳香之物到达最高的部位。尤其适合同橙、橘之类配伍应用,佐以生姜、大枣,辅以葛根、砂仁、益智仁、豆蔻等药物,能通行阳明经,使之达到胸膈之上,咽喉之间,是理气要药。

紫檀

檀香

【性味】味咸,性微寒;无毒。

【主治】《名医别录》记载:磨汁外涂能除恶毒风毒。陶弘景说:将其刮末外敷金疮处,有止血止痛之功。能治疗淋证。《千金方》记载:加醋磨汁外敷。能治一切肿毒。

【发明】李时珍说:白檀性味辛温,是走气分的药物,所以能调理脾肺之气,疏利胸膈;紫檀性味咸寒,是走血分的药物,所以能调和营气,消除肿毒,治疗金疮。

安息香

【释名】李时珍说:这种香能辟除秽浊之气、安息病邪,所以称此名。有人说:安息是一个国家名称。《梵书》称为拙贝罗香。

苏敬说:安息香产于西戎。形状像松脂,呈黄褐色凝块。新鲜的质地柔韧。李时珍说:现在安南、三佛齐等地均有安息香树。《一统志》记载:其树干像苦楝树,高大挺直。叶片像羊桃叶但长一些。木质心部有散发香气的树脂。叶廷珪的《香录》记载:安息香是树脂,形状和颜色均类似于胡桃瓤。不适宜用火烧,但能引发其他的香气,所以人们用其调和诸香。现在的人用糖稀状的安息香来调和诸香,并称之为安香油。汪机指出:有人说烧安息香能召集老鼠的是真品。

【性味】味辛、苦,性平;无毒。

【主治】《新修本草》记载:能除心腹的病邪。《日华诸家本草》记载:能除各种病邪,治霍乱风痛、男子遗精。能温暖肾气,治妇人血噤、产后血晕。李珣说:能治妇人梦交,配臭黄制成丸剂,烧熏丹田穴,可彻底治愈。萧炳说:烧安息香,能消灾引福。李时珍认为:能治夜多恶梦、结核病。

【附方】治小儿腹痛　《全幼心鉴》用安息香丸:取安息香用酒蒸成膏。配沉香、木香、丁香、藿香、八角茴香各三钱,香附子、缩砂仁、炙甘草各五钱,共研为末。用安息香膏调和药末,炼蜜制成芡实大丸剂,每次用紫苏汤送服一丸。

治突然心痛,反复发作　《危氏得效方》:取安息香末,每次用开水送服半钱。

治小儿惊邪　《奇效良方》:取安息香一豆大,用火烧可除。

治历节风痛　《圣惠方》:用精猪肉四两切片,包裹安息香二两,用瓶盛火灰,灰上放一铜片,将安息香入于铜片上,再将瓶口对准痛处熏治。

丁　香

【释名】《嘉祐补注本草》称:丁香子。《名医别录》:鸡舌香。陈藏器说:鸡舌香与丁香为同一种,花实丛生,其中心最大的是鸡舌,就是母丁香。掌禹锡认为:按《齐民要术》的说法,百姓认为鸡舌香类似丁子,故称为丁香子。

李时珍说:《嘉祐补注本草》重复记载了鸡舌香,现在合并在一起。

苏敬说:鸡舌香的树叶和皮均与栗树相似,花像梅花,子似枣核,这是雌树,不能作为丁香用。雄树开花不结子,采其花酿制后即为丁香。产于昆仑及交州、爱州以南地区。李珣说:丁香生长在东海及昆仑国。二三月开紫白色花。七月才开始结子,小的为丁香,大的(如巴豆大)为母丁香。李时珍说:雄的是丁香,雌的是鸡舌香。各种说法很明确,只有陈承的提法是十分错误的。其不知从乳香中拣出的番枣核,即是无漏子的核。前人不知丁香就是鸡舌香,误将这种核作丁香用。干姜、焰消的制剂尚可点眼,草果、阿魏可作为食品,那么用丁香制剂点眼、漱口,又有什么害处呢?

鸡舌香

【性味】味辛,性微温;无毒。

【主治】《名医别录》记载:能治风水毒肿、霍乱,心痛,并能去恶气。甄权说:用其吹鼻,能去脑疳。加入到诸香中,能使人的身体发香味。陈藏器说:与姜汁同用,涂在拔去白发的毛囊中,就能生出黑发。

丁香

【性味】味辛,性温;无毒。

【主治】《开宝本草》记载:能温脾胃,止霍乱腹胀、风毒痈肿、牙齿朽烂,能发诸香。李珣:其能治风疳、蛋蚀引起的骨槽痨臭,能杀虫,除恶邪,治奶头花,止热毒痢,消痔疮。《日华诸家本草》记载:能治口出冷气、受寒或劳累所致的反胃、结核等传染病,解酒毒,消除疱块,治奔豚气及阴部、腹部疼痛,能补肾壮阳,温暖腰膝。韩保昇说:能治呕逆,效果很好。张元素说:能去胃寒,理气。但气血壅盛者不宜服。李时珍则认为:能治胃虚呕吐、小儿吐泻、痘疮胃虚、灰白不发。

丁香

丁香皮

【释名】李时珍说:就是丁香的树皮。类似桂皮的厚度。

【主治】李珣说:能治牙痛。李时珍认为:能治多种心腹冷气病证,医生常用它代替丁香。

丁香枝

【主治】治一切冷气,心腹胀满、恶心、泄泻不止、饮食积滞。

丁香根

【性味】味辛,性热;有毒。

【主治】《开宝本草》记载:能治风热毒肿,但不入心腹。

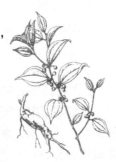

乌药

乌 药

【释名】《本草拾遗》称:旁其。《本草纲目》称:鳑魮、矮樟。李时珍说:乌是因色而得名。它的叶片类似于鳑鲏鲫鱼,所以民间称它为:鳑鲏树。《本草拾遗》称之为旁其,是因为方言讹传所致。南方人称为矮樟,是因为它的气味类似樟树。

陈藏器说:乌药生长于岭南邕州、容州及江南等地。树与茶树类似,高一丈多。叶面呈青色,背面呈白色,分三个权。根与山芍药及乌樟类似,呈黑褐色,有车轴盘样纹理。八月采根入药,但直根不能入药。苏颂说:现在台州、雷州、衡州等地都有,其中产于天台的较好。树干类似于茶槚,高五至七尺。叶形微圆而尖,叶面是青色。背面是白色,上有纹理。四至五月开黄白色小花。六月的果实。根有极大的,并与钓樟根相似。根有两种:产于岭南的呈黑褐色质地坚硬,产于天台的呈白色质地虚软,均在八月采收。根像车轴盘错,并呈串珠样的品质较好。有人说产于天台的气香色白很可爱,但不如产于海南的功力大。李时珍说:吴、楚的山中极多,人们用它来做柴烧。根、叶都有香气,但根不很大,约有芍药根大小。鲜嫩的木质白,老的木质呈褐色。其子如冬青子,生青熟紫,核壳极薄,核仁又香又苦。

乌药根

【性味】味辛,性温;无毒。

【主治】王好古说:乌药的气比味厚重,属于阳药。归足太阳经、少阴经。

陈藏器说:能治中恶心腹痛,驱邪毒,消食积,治传染病,温肾散寒,治妇人气血不调,驱虫。《日华诸家本草》记载:能散寒气,治霍乱、反胃吐食、泻痢、痈疖、疥疮,能解冷热,其功用不能全部收载。还能治猫、狗的各种疾病。都可以磨汁服。李时珍说:能治脚气、疝气、气厥头痛、肿胀喘气、小便频数及白浊。

【附方】治小肠疝气 《孙天仁集效方》:取乌药一两,升麻八钱,加水二碗,煎取一碗,置放一夜,空腹时温服。

治一切气滞疼痛证 《卫生家宝方》:取天台乌药、炒茴香、炒青皮、炒良姜各等分,共研细末,用温酒、童便送服。

治疗血痢泻血 《普济方》:将乌药烧炭存性研细末,用陈米饭调,研制成梧子大的丸剂,每次用米汤送服三十丸。

没 药

没药树

【释名】又名:末药。李时珍指出:没和末都是梵语发音。

马志说:没药产于波斯国。药材呈黑色,且大小不等,类似于安息香。苏颂说:现在海南及广州也有。树根、树干都像橄榄树,叶青而密,年头长的老树有脂液流滴地上,凝结成块,有大有小,也类似于安息香,随时采收。李珣说:徐表的《南州记》说是波斯松脂,状如神香,红黑色。李时珍指出:按《一统志》的记载,没药树像松树一样高大,树皮有一至二寸厚。采收时先在树根部挖掘一道土坎,再用刀斧将树皮砍破,树脂即会流入坎沟内,十天后就能收取。李珣说乳香是波斯松的树脂,这里又说没药也是松脂,大概是听信了错误的传言。所谓神香,不知是什么东西。

【性味】味苦,性平;无毒。

【主治】《开宝本草》记载:能破血止痛,治金疮棍伤、疮疡痔瘘、突然下血、目赤疼痛、翳膜遮睛。《日华诸家本草》记载:能破癥瘕瘀血,消肿止痛。王好古说:能治心胆俱虚,肝血不足诸证。李珣说:能堕胎,治产后心腹血气不调之疼痛,可制成丸、散剂内服。李时珍认为:有散血消肿、定痛生肌之功。

【附方】治筋骨损伤 《御药院方》:取没药末、乳香末各半两,炒黄米粉四两,用酒调成膏状,外敷患处。

治血气不调之心痛 《医林集要》:取没药末二钱,加水一盏,酒一盏,煎服。

治金疮未透膜者 《奇效良方》:取乳香、没药各一钱,用童便、酒各半盏温化服下。

治历节风之骨疼痛、昼夜不止 《图经本草》:取没药末半两、虎胫骨(炙酥)末三两,每次用温酒送服二钱。

治小儿胃肠气滞疼痛 《汤氏婴孩宝书》:取乳香末、没药末各等分,用木香磨汁将汁煎沸,每次用木香汁送服一钱。

治产后恶血不尽 《妇人良方》:取没药末、血竭末各一钱,加童便、温酒各半盏,煎沸后服一次,隔一段时间再服一次。恶血自然会被排除,再不会引起腹痛。

【发明】甄权说:凡金疮跌打所致的筋骨疼痛、心腹血淤者,宜用热酒调服没药末。因其能祛淤血而生新血。寇宗奭说:没药能化淤通滞。血淤则气滞,气滞则经络壅阻。经络壅阻不通,局部就疼痛肿胀。凡跌打损伤均会伤及经络,导致气血不行,淤滞而形成肿痛。李时珍说:乳香有活血之功,没药有散血之功,都能止痛消肿生肌。所以这两种药常配伍应用。

牡桂、桂

【释名】又名:梫(音寝)。李时珍说:按范成大《桂海志》记载,一般树叶的中心只有一条纵行纹理,而桂有两条纹理,并像"圭"形排列,故具名字从"圭"。陆佃《埤雅》说:桂像圭,能引导其他药物到达病变部位,可作为药方中的引经药,就像手持圭板的使者。《尔雅》称为梫,因为其能侵害别的树木。所以《吕氏春秋》说桂枝周围不能生长其他的树,《雷公炮炙论》说将桂钉入别的树根,那树就会死。这是正确的。桂是牡桂中气味辛香浓烈者,牡桂则是桂中气味淡薄者,《名医别录》不应当重复记载,现在合并于一个条目中介绍。

《名医别录》记载:桂生长于桂阳,牡桂生长于南海各地的山川河谷中。二月、八月、十月份采集其树皮,放在背阳处干燥后备用。李时珍指出:桂有几种,现在考证记录如下:牡桂,叶片长如枇杷叶;质地坚硬有毛,边有锯齿,它的花呈白色,皮中的油脂较多;菌桂,叶片像柿叶,尖狭光净,叶上有三条纵行纹理,但没有锯齿,它的花有黄色的和白色的,皮薄但能卷曲。现在商人出售的都是这两种桂皮。只是呈卷曲状为菌桂,呈半卷状

本草纲目白话精解

及板状的为牡桂。苏敬所讲的,正好符合医生见到且现在使用的。陈藏器、陈承断言,菌桂、牡桂是一种植物,是错误的。陶弘景又认为单名桂的就是叶片与柏叶相似的那种,也是错误的。长着类似柏叶的那种桂树,是研究养生的专家提到的,不是这种治病的桂树。苏颂所说的稍微清楚一些,也不应当将钦州出产的当作单名桂的那种。按《尸子》的说法:春花秋英可为桂。嵇含的《南方草木状》中说:桂树生长在合浦、交趾等地,生长的地方一定是高山的顶部,冬夏常青。它的同类树木自成树林,没有其他的杂树。其中有三个品种:树皮红色的是丹桂,叶片与柿叶相似的是菌桂,叶片与枇杷相似的是牡桂。还有一种岩桂,属于菌桂一类,详述于菌桂的条目下。韩众的《采药诗》中说:暗河之桂,实大如枣;得而食之,后天而老。这又是一个品种。暗河不知道在什么地方。

桂

【释名】李时珍说:就是肉桂。皮厚而且味道辛辣浓烈,去掉表面的粗皮后入药。其中,除去里层和表层的皮后剩下的部分,就是桂心。

【性味】味甘、辛,性大热;有小毒。

【主治】《名医别录》记载:能通利肝、肺之气,治疗心腹因寒热错杂所致的冷疾、剧烈吐泻所致的腓肠肌痉挛、头痛、腰痛、汗出等证;能止烦躁,摄唾沫;治疗咳嗽、鼻塞;有堕胎,温暖中焦,强健筋骨,疏通血脉,宣通导引百药等作用。没有什么与之相畏。持久服用,能延年益寿。张元素认为:能补下焦的虚损,治疗顽固的寒病证。王好古说:其能补益命门虚损,温助肾阳消除阴寒。李时珍则指出:能治疗寒邪所致的关节肿痛,风邪引起的声音嘶哑,阴寒内盛所致的出血,还能治腹泻和惊痫等病证。

阿 魏

【释名】《本草纲目》称:阿虞。《新修本草》称:熏渠。又名:哈昔泥。李时珍说:外国人自称为"阿",这种药物极为臭秽,"阿畏"惧它。波斯国称为阿虞,天竺国称为形虞,《涅槃经》称为央匮,蒙古族人称为哈昔泥。元朝时当食物作料用。其根名为稳展,据说用来腌羊肉,其味道十分香美,它的功能与阿魏相同。

苏敬说:阿魏产于西番及昆仑等地。苗叶根茎与白芷十分相似。将捣出的根汁晒、煎成、饼状为好。将根截断晒干品质为次。其气味极臭但能除臭,是一种奇异的药物。李时珍说:阿魏分为草本、木本两种。草本产于西域,可以晒制也可以煎制,苏敬说的就是这一种。木本产于南番地区,取其树脂,李珣、苏颂、陈承等说的就是这种。按《一统志》记载也有这两种。说产于火州及沙鹿、海牙等国,草茎高一尺多,根株直立,枝叶像华盖,臭气逼人,从生药中取出汁液熬成膏状,称阿魏。产于三佛齐及暹罗国的,树不很高,当地人将竹筒置于树内,树脂即溢流入筒中,冬季将竹筒砍破取出它。有人说它的树脂毒性剧烈,人不敢接触它。每到采收时节,就将羊系在树下,从远处射破树干,树脂毒汁附着在羊身上,能致羊死亡的就是阿魏。由此观之,阿魏有两种是肯定的。其树干低矮像枸杞、牡荆等,因西南地区的风土不同所以有的像草,有的像树。

【性味】味辛,性平;无毒。

【主治】《新修本草》记载:能杀虫,除臭,破癥积,除恶气,祛邪毒。李珣说:祛风散邪,治心腹冷痛。《日华诸家本草》记载:被动邪气,治疟疾、霍乱心腹痛、肾气瘟疫,预防一切蕈菜中毒。汪机说:能解死牛、羊、马肉诸毒。朱震亨说:能消肉食积滞。

【附方】治恶疰腹痛难忍 《永类钤方》:用热酒送服阿魏末一二钱,立刻止痛。

治痞块有积、五噎膈气 《扶寿精方》:取阿魏五钱,五灵脂(炒烟尽)五钱,共研细末,用黄雄狗的胆汁调和,制成黍米大丸服剂。空腹时用唾液送服三十丸。服药期忌食羊肉、醋、面。

治小儿腹痛不止 《卫生总微论》:取阿魏末、大蒜瓣炮熟研烂,调和制成麻子大丸剂。每次用艾叶汤送服五丸。

治痎疟寒热 《圣济总录》:取阿魏、胭脂各一豆大,研细混匀,用大蒜膏调和,敷在手虎口处,男敷左手,女敷右手。

治龋齿疼痛 《圣惠方》:取阿魏、臭黄各等分,共研为末,制成绿豆大糊丸。每次用丝绵包裹一丸,按男左女右插入耳中,很快即见效。

治癞疝疼痛 《危氏得效方》:取阿魏二两,用醋调和荞麦面做饼包裹后,于火上煨熟,再加硇砂末一钱、赤芍药末一两,制成梧子大糊丸。每次于饭前,用酒送服三十丸。

阿 魏

麒 麟 竭

【释名】又名:血竭。李时珍说:麒麟也是一种马的名字。这种药物像干血块一样,所以称为血竭。称之为麒麟,是一种隐誉的命名方法。过去的本草书将其与紫铆同条论述,但紫铆是血竭树上的虫造成的,现在将它列入虫部。

苏敬说:麒麟竭树名为渴留,紫铆树名为渴廪,这两种树大同小异。马志说:这两种药物在同一条目中论述,但功效完全不同。紫铆是暗红色,叶片像盘子一样大,铆就长在叶子上。麒麟竭是黄红色,生长在树干上,像松脂一样。李珣说:按《南越志》记载,麒麟竭是紫铆树的树脂。若要检验其真伪,只需咀嚼,嚼不烂而像蜡样的是上品。苏颂说:现在南番各国及广州均产血竭。其树干高几丈,婆娑可爱。叶片像樱桃而有三角。树干中流出的树脂,滴在地上像胶饴状,一段时间后即坚凝成血竭。四季均可采收。过去的本草记载,其与紫铆大致类同,但却是另外一种药物,功效也不同。

【性味】味甘、咸,性平;无毒。

【主治】《日华诸家本草》记载:与密陀僧同用较好。《新修本草》记载:能治心腹突然疼痛、金疮出血,破淤血,止痛生肌,驱除五脏的病邪。李珣说:能治跌打损伤、一切疼痛、血气搅刺、内伤血淤,能补虚,适宜用酒送服。王好古说:能补心包络及肝血不足。《太清修炼法》记载:能补益阳精,消除阴寒滞气。《日华诸家本草》记载:外敷能治一切恶疮疥癣久不愈合。药性急烈,不能多用,但能引脓外出。李时珍说:能消散淤血而止痛,治疗妇人血气不调、小儿瘰疬。

【附方】治白虎风痛,两膝热肿 《圣惠方》:取麒麟竭、硫黄末各一两,每次用温酒送服一钱。

治鼻衄血 《医林集要》:取血竭末、蒲黄末各等分,吹入鼻中。

治产后血冲心喘满:取血竭末、没药末各一钱,用童便和酒送服。

治产后血晕、不知人及狂语:取麒麟竭末一两,每次用温酒送服二钱。

治慢惊瘰疬 《御药院方》:取血竭末半两,乳香末二钱半,用火炙溶化制成梧子大丸剂,每次用薄荷汤送服一丸。夏季可用人参汤。

麒麟竭

【发明】李时珍说:麒麟竭是树脂,像人的血液,味甘咸而走血分,归手、足厥阴经。因肝与心包均是主血的脏腑。刘河间说:血竭能化淤止痛,是和血的圣药。乳香、没药虽能主治血分病,也还兼走气分,血竭则专入血分。

（2）乔木类

漆

【释名】桼。李时珍说:许慎《说文解字》指出,漆本作桼,漆树汁可以给木制品刷漆。其字像水滴下的形状。

漆树

《名医别录》说:干漆生生长在汉中山谷,夏至后采收,干后备用。陶弘景说:现梁州漆最好,益州也有。广州漆性急易干燥。那些漆桶中自然干燥的,形状好像蜂房那样孔孔相隔的质量最好。韩保昇说:漆树高二、三丈,树皮白色,叶子像椿叶,花像槐花,子像牛李的子,树心黄色。六、七月刻木皮取汁。寇宗奭说:液状的漆在药品中未见使用。凡使用的都是干漆。李时珍说:漆树人们经常种植,春分前移栽易成活。树身像柿树,叶像椿叶,以金州出产的最好,所以世称金漆。现在广、浙出产一种漆树,似小檀树但更高大。六月份取汁漆物,漆色金黄,即《唐书》中所说的黄漆。入药仍当用黑漆。广南漆像饴糖一样稀软,黏附无力。

干漆

【性味】味辛,性温;无毒。

【主治】陶弘景说:生漆毒最大,有人用鸡子合生漆,服下以驱虫,自蚀肠胃。对漆树敏感的人靠近漆树能够致死。漆树的气味也能使人过敏,导致疮肿。《日华诸家本草》记载:中漆树毒,可饮铁浆、黄栌汁、甘豆汤、吃蟹,以解毒。李时珍说:现在的商人们卖的漆中多掺杂着桐油,故经常中毒。凡是对漆敏感而生疮肿的人,用杉木、紫苏、漆枯草、螃蟹各煎汤洗浴都能取效。

《神农本草经》:绝伤,补中,续筋骨,补益脑髓,安五脏,治五缓六急,风寒湿痹等证。生漆去长虫。久服可轻身延年。《名医别录》:干漆可治咳嗽,消除瘀血、痞结、腰痛,女子疝瘕,通利小肠,去蛔虫。甄权说:杀三虫,治经脉不通。《日华诸家本草》:治传尸劳,除风。张元素说:消除年深坚结积滞,破除日久凝结之瘀血。

合 欢

合欢

【释名】《新修本草》称:合昏。《日华诸家本草》称:夜合。

《图经本草》称:青裳。《本草纲目》称:萌葛。亦称:乌赖树。

《神农本草经》说:合欢生长于豫州河内的山中,树像狗骨树,《名医别录》记载:其生长于益州的山中。陶弘景说:民间很少有人认识合欢,且多不用来治病。苏敬说:合欢的叶片类似于皂荚树及槐树,非常细。五月份开红白色花,花上长有细茸毛。秋季结果实,外形像豆荚状,种子非常薄细,现各处均有栽种。苏颂说:树似梧桐,枝甚柔弱,叶似皂角,极细而繁密,互相交结,风一来就各自解开互不牵缀,采皮及叶用,四季可采。

合欢木皮

【性味】味甘,性平;无毒。

【主治】《神农本草经》记载:能调和五脏,舒畅情志。长期服用能强健身体,增强视力。《日华诸家本草》记载:制成药膏能治痈肿、跌打损伤。陈藏器说:捣成细末,加墨汁、生油调和,外敷能治蜘蛛咬伤。叶片可以用来清洗衣物。并有杀虫的作用。寇宗奭说:将花研细末,用温酒送服二钱匕,可以治跌打所致的肿痛。李时珍说:有活血消肿止痛等功能。

【附方】治中风挛缩 《奇效方》:用夜合枝酒,取夜合枝、柏枝、槐枝、桑枝、石榴枝各五两,锉末。加糯米五升,黑豆五升,羌活二两,防风五钱,小曲七斤半。先用水五斗煎以上五枝至二斗五升,再将糯米、黑豆浸泡后蒸熟,加入小曲和防风、羌活,封存三至七天,取汁备用,每次服五合。

治跌损骨折 《百一选方》:取合欢皮四两,芥菜子(炒)一两,共研细末,每天睡前用温酒送服二钱,并将药末敷于患处。治疗骨折效果很好。

治脱发 《普济方》:取合欢木灰二合,墙衣五合,铁精一合,水萍末二合,研成细末,加生油调匀,涂敷于脱发处,一夜换一次药。

皂 荚

皂荚

【释名】《本草纲目》称:皂角、鸡栖子、乌犀。又名:悬刀。李时珍说:皂树上长的荚,所以称皂荚。《广志》中称鸡栖子。《曾氏方》中称乌犀。《外丹本草》中称悬刀。

李时珍说:皂荚树很高大,叶片像槐树叶,狭长而尖。树枝上长有刺,夏天开黄色小花。结的果实有三种:一种小的像猪牙;一种体长肥厚,荚外有油脂黏手;一种体长瘦薄,干燥而不黏。其中有油脂的最好。因皂树有刺,采摘时很难爬上去,但可以在采摘前用

本草纲目白话精解

竹篾箍住树干,过一夜树上的刺会自然脱落,这也是一种奇异的现象。若有的树不结果实,可以在树干上凿一个大孔,放入生铁三至五斤,用泥封孔,此树就会结荚。人们若用铁砧捶皂荚,铁砧就会受到损伤。若用铁碾来碾皂荚,时间久了可使铁碾上出现蚀孔。若用铁锅来加工皂荚,铁锅会爆裂成碎片。难道皂荚与铁有什么关系吗?

皂荚

【性味】味辛、咸,性温;有小毒。

【主治】王好古指出:归厥阴经气分。李时珍认为:归手太阴、阳明经气分。徐之才说:与柏实配伍使用提高自己的功效。与麦门冬同用降低皂荚功效,不宜同空青、人参、苦参等药同用。

《神农本草经》记载:能治风痹肌肉僵硬、眼见风流泪,通利九窍。《名医别录》记载:能治腹部胀满,消食积,治咳嗽、妇人胞衣不下,能明目益精。可用于沐浴,但不入汤剂。《日华诸家本草》记载:能通利关节,消除头风,消痰杀虫,治疗骨蒸潮热,能增进食欲,治疗中风牙关紧闭。甄权说:能破证块,止腹痛,堕胎。若将其用酒浸泡,取浸液煎成膏状,涂于布块上,外敷可治疗一切肿痛。寇宗奭说:在夏季久雨之时,与苍术一起熏烤,能驱除暑湿疫邪。汪机说:若将其烧烟熏烤患处,能治久痢脱肛。王好古说:能祛肝风,泻肝气。李时珍认为:能通利肺及大肠之气,治疗咽喉痹塞、喘咳、瘰疮疥癣。

皂荚子

【性味】味辛,性温;无毒。

【主治】寇宗奭说:炒后,除去外层红色的皮,用水浸泡至软,再煮熟,加糖腌渍后服食,能祛除五脏中的风热病邪。苏颂说:皂核中白色的肉质部分是治疗肺部疾病的药物;黄色部分经咀嚼内服,能治痰积胸膈、吞酸等证。李杲说:其仁能和血润肠。李时珍说:能治大便秘结、瘰疬、肿毒、疮癣。

【发明】汪机说:将皂角核烧黑存性,能治大便秘结。因其有遇到水湿就产生滑利大肠的作用,所以能通利大便。李时珍说:皂荚有辛味,能通利大肠,因辛味药有润泽的作用特点,不是与水湿相遇的结果。

【附方】治腰脚疼痛,不能下地　《千金方》:取皂角子一千二百个洗净,用小量酥油炙香,研成细末,加蜜制成梧子大丸剂,每次于空腹时用蒺藜子、酸枣仁汤送服三十丸。

治大便秘结:每次可服一百丸。

治疗疮肿疖:将皂角子仁研细末,外敷疮面,五天即可痊愈。

治下痢不止　《医方摘要》:取皂角子焙干,研细末,用米糊调制成梧子大丸剂,每次用陈茶水送服四十至五十丸。

秦　皮

【释名】《名医别录》称:石檀。陶弘景称:樊槻。《日华诸家本草》称:盆桂。苏敬称:苦树。俗称:苦枥、梣(音岑)皮、樳(音寻)木。李时珍说:秦皮本来称为梣皮,有人将其错写为樳木,再错传为秦皮。有人说其原本生长在秦地,所以命名为秦皮。高诱的《注淮南子》中说梣是苦枥木。苏敬说:其树叶类似檀树,所以称为石檀。民间因为其味道苦,所以称苦树。

秦皮

【性味】味苦,性微寒;无毒。

【主治】《神农本草经》记载:能治风寒湿痹,除热,祛眼睛翳膜。长期服用能乌发,强身健体。《名医别录》记载:能治男子少精、妇女带下、小儿惊痫、发热。可煎汤洗眼,长期服用能使皮肤光泽,强壮身体,治疗不育。甄权说:能清热明目,治目赤肿痛、迎风流泪。煎汤洗浴可治小儿发热。煎煮取澄清液洗眼,治疗红眼病效果很好。王好古说:能治痢疾。陈藏器说:皮和叶一起煎汤外洗能治蛇咬伤,同时将两者研细末外敷。

【附方】治眼红赤长有翳膜 《外台秘要》:取秦皮一两,加水一升半,煎至七合澄清后洗眼。另有一方可加滑石、黄连各等分。

治眼下肿痛:取秦皮一两、黄连一两、苦竹叶半斤,加水二升半,煎至八合,饭后服。

治眼睛长疮:取秦皮一两,加清水一升,浸泡一顿饭时间,待绿色出现,用棉签点眼,若感轻微疼痛不必停药。每日点十次以上。

治麦粒肿 《仁斋直指方》:取秦皮末、鼠尾草、蔷薇根各等分,加水煎煮取汁,再用铜锅熬膏,制成梧子大丸剂,每次服五至六丸,每天服二次。也可煎汤内服。

治黄花蜘蛛螫伤 沈存中方:取秦皮加水煎煮,取汁内服,效果良好。

【发明】李时珍说:梣皮呈绿色,性寒凉,味苦涩,归厥阴肝经和少阳胆经。故治疗眼病、惊痫,是因其有平肝的作用。治痢疾、崩漏、带下,是因其有收涩的作用。治男子少精,能补精促生育,都是因其有收涩和补益两种功效,所以老子说,天道贵涩。此药对患惊痫、崩漏、痢疾等病的人及服食养生的人适宜,但人们只知道治疗眼病一种作用,几乎很少使用它,十分可惜。《淮南子》记载:梣皮呈绿色,是治疗眼病的要药。《淮南万毕术》说"梣皮止水",说的是其能止泪。

杜 仲

【释名】《名医别录》称:思仲。《神农本草经》称:思仙。《吴普本草》称:木绵。俗称:檰。李时珍说:传说中有一位名叫杜仲的人服食这种植物后获得了很高的道行,因此就以他的名字来命名。思仲、思仙等名称均取这个意思。杜仲的皮中有像绵样的银丝,所以称为木绵。其子与厚朴子同名,称为逐折。

《名医别录》记载:杜仲生长于虞山中及上党、汉中等地。二月、五月、六月、九月采收树皮。陶弘景说:上虞位于豫州,虞、虢的虞,不是会稽的上虞县。现在用的产于建平、宜都等地。形状类似于厚朴,折断后有较多白丝的品质为好。韩保昇说:杜仲生长在深山中,树干高几丈,叶片类似于辛夷。苏颂说:现在产于商州、成州、峡州等处的大山中。叶片类似于柘树,树皮折断后有白丝相连。江南人称其为棉。初生的嫩叶可以食用。称这棉芽。其花和果实味道苦涩,也能入药。其树木可以制成拖鞋,对脚有益处。

杜仲皮

【性味】味辛,性平;无毒。

【主治】《神农本草经》记载:能治腰膝痛,补中益气,强健筋骨,消除阴部湿痒,止小便淋沥。长期服用,能健身抗衰老。《名医别录》记载:能治腰脚酸痛,不能落地。《日华诸家本草》记载:治肾劳所致的身体强直,腰部不利,可加用杜仲。李杲说:能使筋骨相着。王好古说:能补肝润燥。

【附方】治病后虚汗及目中流泪 《肘后方》:以杜仲、牡蛎各等分,共研细末,临睡前用温水送服五勺药末,汗不止可再服。

治习惯性堕胎 杨起《简便方》:用杜仲(糯米汤浸透,炒去丝)八两,续断(酒浸焙干)二两,共研细末,再用山药五至六两,研末打糊,加入药末制梧子大丸剂,每次空腹时用米汤送服五十丸。

治腰背虚痛 陶隐居《得效方》:取杜仲(切炒)一斤,酒二升,浸泡十天,每天服三次。《三因方》:将上方中杜仲研成细末,每天凌晨用温酒送服二钱。

治产后病及胎动不安 《胜金方》:取杜仲(去粗皮,置瓦上焙干)捣成细末,将枣煮熟,取肉与药末调和,制成弹子大丸剂。每次用糯米汤送服一丸,每天服二次。

治肾虚腰痛 《海上集验方》:取杜仲(去皮炙黄)一斤,分为十份,每天晚上用水一升,浸泡一份到第二天凌晨,煎煮取汁再加羊肾(切片)三至四个,煮三至五沸,加入佐料,空腹时一次服完。《圣惠方》:上方中加薤白七茎。《箧中方》:上方加五味子半斤。

【发明】李时珍说:古方书中只说杜仲能滋肾,只有王好古提出其归肝经气分,能补肝润燥,这是古人所没有认识到的。肝主筋,肾主骨。肾精充盛则骨骼强健,肝血充盛则筋脉强健。筋的功能是主屈伸。杜仲呈紫色而润泽,有甘微辛味,性温平。甘温能补益,微辛能润燥,所以既能归肝经,又能补肾,即所谓补子而实母。按庞元英的《谈薮》记载,有一新婚青年患了脚软病,疼痛剧烈。医生诊断为脚气,治疗效果不好。医生孙琳看了后,只用杜仲一味,每次一两,加水、酒各半盏煎服。三天后就能行走,再过三天就痊愈了。孙琳说这个病是由肾虚所致,不是脚气。杜仲能治腰膝痛,用酒来导引它,就更容易奏效。

杜 仲

小 檗

【释名】陶弘景称:子檗。又名:山石榴。李时珍说:小檗与金樱子、杜鹃花都叫山石榴,然而它们并非一种植物。

陶弘景说:子檗树小,形状像石榴,其树皮黄色味道苦。尚有一种多刺树,皮也是黄色,两种树皮均主治口疮。苏敬说:小檗生长在山石之间,很多地方都有。襄阳岘山东部出产的最好。小檗还有一个名字叫山石榴,其树枝、叶子与石榴没有明显的区别,但是花的形状不一样。结子细小黑色、圆形,像牛李子与女贞子一般,其树皮白色。陶弘景说皮黄,恐怕是错的。现在太常所贮存的,是那种树小而刺多,叶细小的,名叫刺檗,不是小檗。陈藏器说:凡是檗木,树皮都是黄色的。苏敬说的那种树皮不黄的就不是檗木。小檗如石榴,皮黄,结的子如枸杞子,两头尖,人们锉枝用来染黄。如果说子圆而黑,恐怕是另一种植物,并不是小檗。李时珍说:在山间经常可以看到小檗,是一种小树。其皮外白里黄,形状像大檗树皮,但是既薄且小。

【性味】味苦,性大寒;无毒。

【主治】《新修本草》说:治疗口疮疳蜃,杀诸虫,去心腹中热气。李时珍引自《妇人良方》说:治血崩。

苏方木

苏方木

【释名】又名:苏木。李时珍说:苏方国产这种树木,所以称苏方木。现在的人简称苏木。苏颂说:苏方木从南海、昆仑等地运来,而交州、爱州等地也产。树类似于庵罗,叶片像榆树叶,但没有涩味,树枝长一丈多,开黄花,果实未成熟时呈青绿色,成熟了呈黑色。苏木能用来染色。

【性味】味甘、咸,性平;无毒。

【主治】《新修本草》记载:能破血。治产后淤血内阻,患者痛苦欲死,可用苏木五两,浓煎取汁内服。《日华诸家本草》记载:治妇人血气阻滞所致的心腹痛、月经不调,能排脓止痛,消痈肿,疗损伤淤肿,治妇人音哑口噤、痢疾。《海药本草》记载:治虚劳血气阻滞、产后恶露不尽、心腹搅痛、经络不通、中风口噤,用酒煎苏方木取汁调服乳香末方寸匕。立刻吐出病邪,即痊愈。陈藏器说:能治霍乱呕吐,用水煎服。李杲说:治疮疡,产后败血留滞。

【附方】治破伤风 《普济方》:取苏方木三钱,研末,用酒送服。

治产后血晕 《肘后方》:取苏方木三两,加水五升,煎取二升,分两次服。

治睾丸偏坠肿痛 《集简方》:取苏方木二两,用好酒一壶煮熟,频频饮用。

治刀斧伤和断指 《摄生方》:用苏方木末外敷,再用蚕茧包裹,几天后即痊愈。

治脚气肿痛:取苏方木、鹭鸶藤各等分,锉末,加淀粉少许和二斗水,煎取一斗五升,先熏后洗。

治产后气喘,面色黑暗 《胡氏方》:取苏木二两,加水两碗,煮取一碗,加入人参末一两内服。

【发明】张元素说:苏木属凉性,味微辛。能发散表里风邪,适宜与防风同用。又能破瘀血,产后血肿胀满欲死者适宜用。李时珍说:苏方木是三阴经血分药,少量使用能和血,大量使用能破血。

相思子

相思子

【释名】又名:红豆。李时珍说:按《古今诗话》所载,相思子圆而且红。过去的老人们

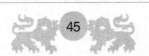

常说,古时有人戍边,死在边疆。其妻想念他,在树下悲哭而死。所以用相思来命名这棵树。此树与韩凭故墓上相思树不一样,韩凭墓上的相思树是连理的梓木。也有的人说,是海红豆之类,不知究竟是否。

李时珍说:相思子生长在岭南。其树有一丈多高,树皮呈白色,树叶像槐叶,其花像皂荚花,所结的荚像扁豆,荚中子如小豆,半截黑色。当地的人用来镶嵌在首饰上。段公路《北户录》说有一种蔓生的,它的种子与龙脑香相宜,放在一起,可以让龙脑香的香气不损耗。

【性味】味苦,性平;有小毒。使人吐。

【主治】李时珍说:可通九窍,去心腹邪气,止热闷头痛,治风痰疬癗,杀灭腹脏及皮肤内一切虫。并除蛊毒。取二至七枝,研末服,即可吐出。

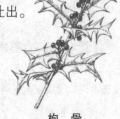

枸骨

(3)灌木类

枸 骨

【释名】又名:猫儿刺。陈藏器说:这种树的木质色白,像狗的骨头。李时珍说:因其叶上有五个刺,像猫爪的形状,所以又名猫儿刺。

陈藏器说:枸骨树形如杜仲。《诗经》云,南山有枸树,就是指此。陆玑《诗义疏》解释说,那是一种山木,形状像栌木,木质白而滑,可用来做函板。有一种木虻虫卷在此树的叶中,如同树子,羽化后变成虻虫。苏颂说:枸骨多生长在江浙一带,南方人用它制成盒子一类器皿,非常好。李时珍说:枸骨树形如女贞树,木质很白,叶长二三寸,青翠而厚硬,有五个刺状角,一年四季不凋谢,五月开小白花,结的果实像女贞和菝葜的子,九月成熟时,果实呈绯红色,皮薄味道甘甜,内有四瓣核,人们取其木皮煎熬成膏,用于粘鸟雀,称为粘黐。

枸骨枝叶

【性味】与枸骨木皮相同。

【主治】陈藏器说:将它烧灰后加水调成汁或煎熬成膏,涂在患处治白癜风。

枸骨木皮

【性味】味微苦,性凉;无毒。

【主治】陈藏器说:用它浸泡的酒,能补人腰足,令人矫健。

枸橘

枸 橘

【释名】又名:臭橘。李时珍说:枸橘处处可见。其树、叶与橘树同,树干多刺,是其区别。三月开白色花,蕊为青色不香。结的果实如弹丸大,形如枳实,但壳薄不香。农家多种此为藩篱屏障,也有人收小果实冒充枳实及青橘皮销售,不可不辨。

枸橘叶

【性味】味辛,性温;无毒。

【主治】李时珍说:治下痢脓血,里急后重,又治咽喉疾患,有消肿除毒作用。

【附方】治咽喉怪证 夏子益《奇病方》:证见咽喉生疮层层如叠,不痛,疮有孔窍出臭气,不能进食,用枸橘叶煎汤服,可愈。

酸 枣

【释名】《尔雅》名:樲。又名:山枣。《名医别录》:酸枣生河东川泽,八月采摘果实,阴干四十日入药。马志、寇宗奭皆认为:酸枣不是大枣中带酸味的,酸枣是棘长出的果实。酸枣小而圆,核仁微扁,与大而长的大枣仁完全不同,不可混为一类。只要土质适宜,各地皆有生长。以陕西临潼出产为佳。棘长至三尺高便开花结果(酸枣),果小时枝上刺多,名棘;至果长成则刺减少,名酸枣。

酸枣

【性味】味酸,性平;无毒。

【主治】《神农本草经》、《名医别录》、甄权皆谓:能补中而安五脏,益肝气,强筋骨。治心烦不眠、虚汗烦渴、腹疼久泻、湿痹肢痛等。

【附方】治昏沉多睡 《简要济众方》:用生酸枣仁一两,金挺蜡茶二两,共碾为末,每次二钱,水煎温服。

治心悸胆虚不眠 《圣惠方》:用酸枣仁一两炒香(熟)。碾细末,用淡竹叶煎汤冲服,每次二钱。

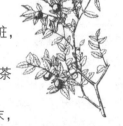

酸 枣

【发明】苏敬、寇宗奭认为:《神农本草经》载用酸枣治失眠,而未提到用酸枣仁治失眠,其实治疗失眠全赖酸枣仁的作用。李时珍说:酸枣味酸收敛,主治肝病。其仁甘而润,熟用疗胆虚不得眠、烦渴虚汗证;生用疗胆热好眠。归足厥阴、足少阳经。

扶 桑

【释名】《霏雪录》称:佛桑。《南方草木状》叫朱槿、赤槿。别名:日及。李时珍说:东海日出的地方有一种扶桑树,此种树的花开得光彩夺目,它的叶像桑叶,因此叫扶桑。后人把它讹传为佛桑。它实际就是木槿的另一个品种,所以日及等别名也与它相同。

扶桑叶及花

【性味】味甘,性平;无毒。

【主治】李时珍说:治痈疽腮肿,用扶桑叶或花,加白芙蓉叶、牛蒡叶、白蜜共同研制成膏外敷,痈疽即可消散。

扶桑

蕤 核

【释名】又名:白桵(音蕤)。李时珍说:《尔雅》中载"棫,白桵"即指此树。因其花实

本草纲目白话精解

蕤蕤(ruí)下垂,所以叫它"桜",后人写做蕤。柞木也叫棫(yù),但不是同一种植物。

《名医别录》载:蕤核生长在函谷的川谷中以及巴郡的西部。陶弘景说:现在出产于彭城。如乌豆般大小,形圆而扁,核上有纹理,像胡桃核样。现在的人连壳使用,实际应破核取其仁而用。韩保昇说:蕤核出产于雍州。其树叶细似枸杞叶而狭长,开白花。果实附着在茎上生长,紫红色如五味子般大小。枝茎上有细刺,五六月成熟,采实晒干备用。苏颂说:现在河东并州也有蕤核。树高五六尺,茎、枝间有刺。李时珍说:据郭璞说,白桜是小树,丛生有刺,果实像耳珰,紫红颜色,可以食用,就是这种植物。

蕤核仁

【性味】味甘,性温;无毒。

【主治】《神农本草经》载:治心腹邪气结满,明目、目赤痛伤泪出、目肿眦烂。久服可轻身益气不知饥饿。吴普说:强志,明耳目。《名医别录》载:可破心下结痰痞气,齆鼻。甄权说:治鼻衄。陈藏器说:生食可治睡不安稳,熟食可治失眠。

【发明】陶弘景说:医方中只用蕤核来治疗眼疾,仙经中才用它来合制守中丸。苏颂说:按刘禹锡《传信方》所载治眼的方法及功效最奇妙。方上载:眼风泪痒,或者长翳膜,或者眼红赤难忍,一切眼疾都治。方用宣州黄连研末,蕤核仁去皮研膏,等分和匀,取未被咬残的干枣三枚,去蒂去核,截去上部的头,把黄连末、蕤核仁膏和匀后填在枣中,再用截下的头盖定,用薄棉纱裹住放在大茶碗中,放半碗水,再将茶碗放在银器中,用文武火煎至鸡蛋大小。用绵滤渣,贮汁于灌中收藏,用以点眼,十分有效。前后试验数十人都很灵验。现在的医生们也经常使用,其功效得到验证。

蜡　梅

【释名】又名:黄梅花。李时珍说:这种植物原来不属于梅类,因它的花与梅花同时开放,香味又相似,花色像蜜蜡,所以得此名。

李时珍说:蜡梅是一种小树,枝茎丛生、尖叶。有三个种类:从种子生长出来不曾嫁接的,腊月开小花,香味较淡薄,名叫狗蝇梅;经过嫁接而开的花稀疏,花开时含苞待放,名磬口梅;经嫁接后花开茂密而且香气浓郁,花色深黄如同紫檀的,名叫檀香梅,药效最好。结的果实,如倒垂的铃铛,又尖又长约一寸多,子在其中。用檀香梅的树皮浸过的水来磨墨。写出来的字有光彩。

蜡梅花

【性味】味辛,性温;无毒。

【主治】李时珍说:解暑热、生津液。

蜡
梅
花

山　茶

【释名】李时珍说:它的叶子像茗茶,又可作为饮料,所以有茶的名字。

李时珍说:山茶出产于南方,木本树,树高可达一丈左右,树的枝干交错。叶子很像茶叶,而且很厚硬,有棱。叶中间宽阔,叶头尖,叶面绿,叶背色淡,深冬时开花,花瓣红,花蕊黄。

《格古论》记载山茶花有几种:名叫宝珠的,花团锦簇如珠宝一般开得最茂盛;名叫海榴茶的花蒂色青;名叫石檀茶的开小碎花;名叫踯躅茶的花如同杜鹃花;名叫宫粉茶、串珠茶的花都是粉红色,还有一捻红、千叶白等品种,不胜枚举。它们的叶子稍有差异,还有人说有黄叶的。《虞衡志》记载广中地区有一种南山茶,花比中州的山茶花大一倍,花色稍淡,叶子薄而且有绒毛,结的果实像梨,有拳头大小,里面有几个核,核如同皂角子大小。《救荒本草》记载山茶的嫩叶炸熟用水淘洗后可食用,也可把它蒸熟晒干作饮料。

山茶花

金樱子

【释名】《开宝本草》称:刺梨子。《本草纲目》叫:山石榴。又名:山鸡头子。李时珍说:金樱可称金罂,因为金樱子形如黄罂。石榴和鸡头子等名称也是根据金樱子的形状而命名。杜鹃花、小檗也有山石榴的别称,但与金樱子不是一种植物。雷敩说:林檎、向里子的别称也叫金樱子,亦不是同种植物。

李时珍说:金樱子生于山林,开白花,果实大如手指头,形似石榴但较长。果核细碎有白毛,外形像营实核,味道很涩。

【性味】味酸、涩,性平;无毒。

【主治】《蜀本草》载:疗脾虚泄泻下痢,并能固精,缩尿。久服人健体轻身。

【附方】用于补血益精　《奇效良方》:取金樱子(去刺及子,焙干)四两,缩砂仁二两,研末,炼蜜丸如梧子大,每次服五十丸,饭前温酒送服。

金樱子

补益健体,治血养颜　《食忌》:用孙真人金樱子煎:用竹夹子摘取霜后金樱子,放入木臼中杵上刺、核。用水淘洗后捣烂,放入大锅中,加水,文火煎至一半,过滤后再煎至呈糖稀状。每次服一匙,用暖酒一盏调服。

【发明】苏颂说:洪州、昌州百姓取其子煎煮后制成馈赠物品。养生的人煎煮或研粉末制成丸剂服用。丸剂名水陆丹,有益补精髓的作用。

(4)寓木类

松　萝

【释名】《名医别录》:女萝。又名:松上寄生。

《名医别录》记载:松萝生长在熊耳山谷的松树上。五月采摘,阴干。陶弘景说:东山上很多。生长在杂树上,而以松树上的为真品。《诗经》说:茑是寄生,以长在桑树上的是真品。不用长在松树上的,桑树上长的与松树上长的互有异同。李时珍说:按毛苌《诗经注》所说,女萝是菟丝。吴普《吴氏本草》上说菟丝一名松萝,陶弘景说茑是桑树上的寄生草;松萝是松树上的寄生草。陆佃《埤雅》说:茑是松柏上的寄生草,女萝是松上的浮蔓。又说,长在树上的是女萝,长在草上的为菟丝。郑樵《通志》说:寄生有两种:小的叫茑,大的叫女萝。陆玑《诗疏》说:菟丝生于草上,黄红色像金子,不是松萝。松萝蔓延在松树上生长枝叶,色青,与菟丝有很大的不同。罗愿《尔雅翼》说:女萝色青而细长,没有杂蔓,所以《离骚·山鬼》说"被薜荔兮带女萝",认为女萝青长如带。而菟丝黄赤色,不相类似。然而,二者依附于树木而生长,有时互相缠绕在一起。故乐府中有"南山幂幂菟丝花。北陵青青女萝树,由来花叶同一根,今日枝条分两处"的句子。唐乐府诗云"菟丝故无情,随风任颠倒。谁使女萝枝,而来强索抱。两草犹一心,人心不如草"根据以上诸种说法,则女萝应该是松上之蔓,当以二陆、罗氏所说为是。认为女萝即是菟丝的,是错误的。

【性味】味苦、甘,性平;无毒。

【主治】《神农本草经》载:治嗔怒邪气,止虚汗头风,女子阴寒肿痛之证。《名医别录》载:疗痰热温疟,可为吐汤,利水道。甄权说:治寒热,吐胸中客痰涎,去头疮,脖子上的瘤瘿,可令人得以安眠。

猪　苓

【释名】《神农本草经》称:豭猪屎。《庄子》叫:豕橐。《图经本草》谓:地乌桃。陶弘景说:本品色黑似猪屎,故名之。司马彪《注庄子》认为:豕橐又叫苓,其根似猪矢。李时珍讲:马屎名通,猪屎叫零(即苓字),故有猪苓之称。

猪　苓

《名医别录》记载:猪苓产于衡山山谷,以及济阴的冤句。每年二月、八月间采收,阴干。陶弘景讲:枫树苓的皮色黑,肉色白而坚实者为好,去皮用。苏颂说:蜀州、眉州也产猪苓,隐生在地下,并非只枫树根下才有。李时珍谓:松木的余气结成茯苓,猪苓也是木的余气所结而成。其他树木的根下都有猪苓,只是结于枫树根下的猪苓较多。

【性味】味甘,性平;无毒。

【主治】《神农本草经》记载:治疟疾,利小便,久服轻身、防老。甄权谓:治伤寒温疫高热、发汗、肿胀、满腹急痛。张元素说:能治口渴,祛湿邪,疗胸中烦闷。王好古称:能渗泄膀胱水湿。李时珍认为:开腠理,治小便淋沥涩痛、水肿脚气、白浊带下、妊娠水肿、小便不利等症。

【附方】治伤寒口渴　张仲景说:呕吐而欲饮水之证。可用猪苓汤,取猪苓、茯苓、泽泻、滑石、阿胶各一两,用水四升,煮取二升,每次服七合,每日服三次。

治水肿腹胀,小便不利,妊娠肿渴等　《杨氏产乳》《子母秘录》:用猪苓五两,研细末,用温开水冲服方寸匕,每日三次。

【发明】苏颂说:张仲景治消渴脉浮,小便不利,微发热,用猪苓散发汗。证见想饮水且呕吐,叫做水逆。冬季寒咳如疟疾,也可用猪苓散。猪苓就是五苓散,即猪苓、茯苓、白术各三分,泽泻五分,桂枝三分,共捣碎,过筛。每次用开水冲服方寸匕,每日三次。治疗期间宜多饮温开水,使汗出而愈。利水有很多方剂,但没有像本方这样奏效快的。李杲认为:本品苦能泄滞,甘能助阳,淡能利窍,故能除湿利小便。寇宗奭说:猪苓利水力强,久服必损伤肾气,令人眼目昏花。若需长期服用,一定要详审病情。张元素说:猪苓淡渗利湿,易耗伤津液,若无湿证则不宜用。李时珍说:猪苓淡渗利水,气升而又能降,所以能开腠理、利小便,与茯苓作用相同,但入补剂不如茯苓用得多。

茯 苓

【释名】《本草纲目》称:伏灵。《神农本草》谓:伏菟。《记事珠》叫:不死面。《名医别录》上将抱根茯苓称:伏神。又名:松腴。寇宗奭说:砍伐多年的松树,其松根气味还积郁在内,精华之气也没有消亡,其中精华之气旺盛的,就发泄于外,结为茯苓。茯苓离开松根,有飘零之意。当其精华之气不充沛时,只能附着于根,与本相连,故叫茯神。

茯苓(菌核)外形

李时珍说:《史记·龟策传》中称茯苓为伏灵。这是因为茯、苓、茯神皆为松木的神灵之气伏结而成,故称伏灵、伏神。

苏颂说:现泰山、华山、嵩山一带皆产茯苓,长在大松树下,依附松根而生,无苗、叶、花、实,只是如拳头大小成块状长在地下,大的有数斤重,分赤茯苓、白茯苓两种。有人说它是松脂变成的,有人说它凭借松树的精气而生的。如今东边人发现山中古松经常被人砍伐,那些枝叶枯萎、残根上不再发出新芽的地方,人们称它茯苓拔。在茯苓拔四周一丈以内,用铁锥刺入地内,如果锥被固定拔不出来,证明此处有茯苓,茯苓拔大则茯苓亦大,皆各自成块,不依附松根生长。包围着松根生长,体轻质松的为茯神。认为茯苓是凭借松的精华之气而生的说法,是正确的。《龟策传》上记述茯苓生在菟丝下面,其形如飞鸟。在雨过天晴或风平浪静的日子,用火夜烧菟丝,篝火笼罩之处,火熄后记住此地,天明挖入地下四尺或七尺深,就能得到茯苓。用这种方法采集茯苓,现在已经听不到人说了。寇宗奭认为:上面的说法,实在让人难以相信。李时珍认为:松树下长茯苓,树上长有灵气如丝状之物,山里人时常能见到它,它不是菟丝。注释《淮南子》的人以为是菟丝子,或是女萝,其实不是。体大如斗或质坚如石的茯苓,都是绝好的,而体轻质松的不好,可能是生长年限太短的缘故。王微《茯苓赞》上描述洁白的茯苓居地下,彤红的菟丝飘漫在树上,茯苓中有的形状像鸡鸭,有的外貌似龟兽,其作用神奇,能护养幼儿,延年益寿。茯苓志坚不移,菟丝轻柔红软。此处的彤丝就是菟丝的见证,看来寇宗奭没有理解其中的意思。

【性味】味甘,性平;无毒。

【主治】《神农本草经》、《名医别录》、《日华诸家本草》、甄权、张元素、李杲、王好古等认为:茯苓能补脾胃,和中益气,不饥延年,补阴益气力。调脏腑,治五劳七伤,暖腰膝,安胎,安魂养神,止健忘,生津开胃,止呕逆,止泄泻,除虚热,开腠理,伐肾邪,泻膀胱,利小便,除湿益燥。本品治心腹胀满、胸胁逆气、肺痿痰壅、膈中痰水、寒热烦满咳逆、水肿淋结、肾积奔豚,以及忧恐惊邪、口焦舌干、小儿惊痫等证。李时珍说:赤茯苓有清心、小肠、膀胱湿热及利窍行水之功。茯苓皮能利水,开腠理,可治水肿肤胀。

【发明】陶弘景讲:白茯苓长于补,赤茯苓善于利,平时此药用得很多。医家认为本品为药中之仙品,能通达神胆,和魂魄,通窍,益肌肤,充胃肠,益心气,调营卫,并且服后使人不饥。寇宗奭说:利水作用很强,补心脾气亦不能缺它。张元素谓:古时候没有白茯苓补、赤茯苓泻的说法,白、赤气味俱薄,主升浮。它们有五项作用:利小便,开腠理,生津液,除虚热,止泄泻。若患者小便通利并且频数,多服茯苓就会损伤双目。本品味淡能渗利水湿,故汗多的人服茯苓,会损伤正气而减寿,有人讲本药味淡,淡为阳中之阳,应当上行,怎么有利水的作用呢? 茯苓味淡能渗利,其性上行,能行津液,开腠理,入肾引水下行而利小便,故张洁古说它属阳,主升浮,这是言其性。李东垣谓其为阳中之阴,主降下,是言其功。《素问》讲饮食入胃,游溢精气,上输于肺,通调水道,下输膀胱。由此可知,凡淡渗之品,都是先上行,然后再下降,不是直接下行的。小便多而频数,是因其病因不同。肺气实小便频数而量少;肺气虚张口吸气而小便频数;心气虚遗尿;下焦不足则小便自遗;膀胱有热则遗尿;膀胱不利就癃闭;膀胱失于约束就遗尿;厥阴病则遗尿或癃闭。所谓肺气实,是说肺热壅盛,患者必为体壮气足、脉洪有力,适宜用茯苓甘淡渗热于下,所以说小便多的能止。至于肺虚、心虚、胞热、厥阴病,都属于虚热,患者一定上热下寒,脉虚弱无力,应用升阳之品来升水降火。膀胱失于约束,是下焦不足,为火投入水中,水泉不能封藏所致,此乃脱阳证,患者一定四肢厥冷、脉沉迟,应用温热之品峻补下焦,使水火相济。这两类症候皆不是茯苓类的淡渗之品能够治疗的,所以说,阴虚证不宜使用茯苓,尽管古人有服用茯苓的多种方法,然而也应该因人制宜。

茯 神

【性味】味甘,性平;无毒。

【主治】《名医别录》甄权认为:本品有辟邪气、止惊悸、开心窍、增智,安魂魄、养精神、补虚乏的功效。能疗风邪所致眩晕、虚证、易怒健忘、虚劳口干、心下急痛胀满。对体虚而小便不利的病人,可以加倍应用。

琥 珀

【释名】又名:江珠。李时珍说:老虎死后魂魄埋入地下化为石头,因其外形似虎,故叫虎魄。通常认为它与玉石相似,习俗上从玉。《梵书》中称阿湿摩揭婆。

《名医别录》讲:琥珀产于永昌。陶弘景说:过去认为琥珀是松脂落在地下千年后变成的,将它用火烧一下还有松树的气味。有的琥珀中还包着一只蜂,栩栩如生。《博物志》中说是烧毁蜂巢后形成的,恐怕并非如此。可能是蜂被松脂粘住,与松脂一同埋入地下而形成的。亦有人认为是由煮熟的未孵化出小鸡的鸡蛋及青鱼子变成的,这也不是事实。只有用手掌摩擦生热后能吸附芥子的琥珀才是真品,现在都从国外进来,而出茯苓的地方并没有琥珀,不知产琥珀的地方是否产茯苓。李珣说:琥珀是海松木中分泌的津液,初如桃胶,后来才凝结成的。南方产的琥珀不如国外运来的好。韩保昇说:不单是松脂,枫脂埋入地下也能成为琥珀,大概木脂入地千年都能化生成琥珀,只是不及枫脂、松脂,需经年累月。如果琥珀是烧毁蜂巢变成的,那么蜂巢已烧了,哪里还会有完整的蜂形保留在琥珀中间呢?寇宗奭谓:现西域一带也产琥珀,只是颜色浅而且透明清澈。南方产的色深而浑浊,那里的土著人多将其碾碎后再重新做成各种形状。如果说琥珀是千年的茯苓变化来的,那么与它中间的蜂、蚁能保留原貌的事实是不相符的。《地理志》中称海南树林中多产琥珀,是松脂埋入地下变化而来,产琥珀的地方周围寸草不生。在地下浅的五尺,深的八九尺的地方。有大如斛的东西,削去外皮就成了琥珀,此种说法还较符合情理。但土地有适合的,也有不适合的,树脂入土有能生化的,也有不能生化的。不知烧蜂毁巢之说的根据是什么?李时珍认为:琥珀能吸附芥,指的是草芥,属于禾草类,不是雷敩说的芥子。唐代的书中曾记载西域康干河的松木,放水里一两年就能变成石头,这与松、枫等木埋入土内变成珀是同一道理。现在金齿、丽江也产琥珀,而茯苓过千年后变成琥珀的说法是错误的。根据《格古论》记载,琥珀产在西番、南番,是由枫木中的津液经过多年后化生而成。颜色发黄但明亮晶莹的琥珀叫蜡珀。产于高丽、倭国,色深红,其中有蜂、蚁、松的琥珀是最好的。

【性味】味甘,性平;无毒。

【主治】《名医别录》、《日华诸家本草》、陈藏器、张元素皆认为:本品有安五脏,定魂魄,驱邪气,消瘀血破癥瘕,强心神,清肺,利尿通淋,明目除翳,止血生肌的功效。治疗心痛、癫痫、蛊毒、产后血瘀少腹疼痛、刀疮等证。

【附方】治新生儿惊啼　《直指方》:用琥珀、防风各一钱,朱砂半钱,共研细末,取猪奶调一下,喂入新生儿口中。

治小便尿血:将琥珀研细末,每次用灯芯煎汤送服二钱。

治新生儿痫疾抽搐:用琥珀、朱砂各少许,全蝎一枚,共研细末,以麦冬汤调一下喂服。

治刀伤后昏迷不醒　《鬼遗方》:琥珀研细末,用童子小便调服一钱,服三次就可治愈。

治从高处跌下,体内淤血　《外台秘要》:用酒送服琥珀屑方寸匕。亦可加蒲黄二、三匕,每日服四、五次。

治小便淋沥不断　《普济方》:取琥珀细末二钱,麝香少许,用白开水或萱草煎汤送服。若是老人、体虚之人,用人参汤送服。亦可做成蜜丸,用赤茯苓汤送服。

止血生肌、镇心明目　《海药本草》用琥珀散:治证瘕痞块、产后血晕及产后血瘀,少腹疼痛。取琥珀一两,鳖甲一两,京三棱一两,延胡索半两,没药半两,大黄六铢,煎熬后捣碎为散,每次空腹,酒送服三钱匕,每日二次。若为产后病,方中去掉大黄。

桑上寄生

【释名】《神农本草经》称:寄屑、寓木、宛童。又名:茑(音鸟、吊)。李时珍说:因其寄生于其他树上,如同鸟站在上面,故名寄生、寓木、茑木,俗称为寄生草。《东方朔传》上记载:长在树上的叫寄生,长在地上的称窶薮。

《名医别录》讲:桑上寄生长在弘农川谷的桑树上,每年三月三采其茎叶,阴干备用。陶弘景说:松树、杨树和枫树上都有寄生生长,外形是一样的,只是根的起源处不同,故各随其树而命名,本品以彭城产的最好。寄生在树枝间,根在枝节之内,叶圆形,呈青赤色,其厚实润泽很容易折断。它的枝节从旁边自然外生,冬夏季皆可以长,四月开白花,五月结红色的子,状如小豆。《图经本草》认为:寄生叶似龙胆草又宽又厚,茎短似鸡脚,长成树的形状。每年三、四月开黄白色花,六、七月结黄绿色如小豆样果实,果汁浓稠黏腻的最好。《日华诸家本草》记载:人们多以榉树上的寄生作桑寄生,桑树上的寄生很少,纵然有,其外形与榉树上的寄生亦不相同。其次是枫树上的寄生,它的功效与榉树上的寄生相同。它也是黄色,每年七、八月采集。朱震亨谓:桑寄生为药中之要品,而人们往往对它不作深入探究,真可惜。靠近海边的地区和海外一些地方,气温暖和,但那里的人又不养蚕,桑叶未曾采摘,其气浓烈,自然会长出寄生来,怎么会在树枝间容纳别的种子而生呢? 李时珍认为:寄生高二、三尺,它的叶子圆而微尖,厚实而柔软,表面青绿而有光泽,叶背色淡紫而有茸毛。人们说川蜀一带桑树多,有时有寄生生长,别处却很少见到。一般需亲自采摘,或连桑叶一起采摘才可以用。平常人多以杂树上的寄生充当桑寄生用,其实两者气味作用不相同,这样混用恐怕会对人体有害。郑樵《通志》上记述:寄生有两个品种:一种大的,叶如石榴叶;一种小的,叶似麻黄叶。它们的种子都叫茑,小的称女萝。《蜀本草》也有相同的看法。

【性味】味苦,性平;无毒。

桑上寄生

【主治】《神农本草经》记载:本品能充肌肤,护固头发,坚固牙齿,长须眉,安胎。能治腰痛、小儿背脊强直、痈肿。《名医别录》中谓:本品有下乳汁之功,可以治妇女体虚崩中,及产后各种疾病,治金疮、痹痛。《日华诸家本草》讲:桑寄生能强筋骨,益血脉。甄权说:本品安胎,治妊娠胎漏下血。

【附方】治下血后感觉丹田之处元气虚乏,腰膝沉重无力:用桑寄生研细末,不定时用白开水送服一钱。

治胎动不安,腹痛 《圣惠方》:取桑寄生一两半,阿胶(炒)半两,艾叶半两,加水一盏,去渣温服。或去掉艾叶用。

治毒痢便血,六脉微弱,无恶寒发热 《杨子建护命方》:用桑寄生二两,防风、川芎各二钱半,炙甘草三铢,共研细末,每次取二钱加水一盏,煎至八分,连渣一起服用。

（5）苞木类

竹

【释名】李时珍讲：竹字是象形字。许慎《说文解字》解释：竹是冬天的草，故竹字从倒草。戴凯《竹谱》谓：有一种名叫竹的植物，其性不刚不柔，既不是草，也不是木，它的内面稍有虚实不同，外部茎节大致相同。

陶弘景说：竹的种类繁多，入药最好用箽竹，其次用淡竹、苦竹。还有一种外壳较薄的甘竹，它的叶子最茂密。另有实中竹、箽竹，它们的笋都是很好。但作药则不行。苏颂认为：各处都有竹，其种类很多，但只有箽竹、淡竹、苦竹作药用，人们多不能完全将它们区别开。根据《竹谱》描述：箽竹质地坚硬有力，竹节短，竹体圆，外皮色白如霜，大竹可制船，细竹可做笛子。苦竹有白色的，也有紫色的。甘竹外形似箽竹，但竹叶生长茂盛，这就是淡竹。现在制船多用桂竹，做笛子用另一种，名字不叫箽竹。苦竹亦有两个品种：一种产自江西、闽中，竹体很粗大，竹笋味道特别苦，不能吃；一种产于江浙一带，竹体厚实，竹叶又长又宽，竹笋稍微有一点苦，通常叫它甜苦笋。现南方人只用淡竹烧制药用的竹沥，淡竹肉质薄，竹节间有粉。李时珍谓：长江、黄河以南竹子最多，北方很少见，而南方则生长茂盛。多数竹是由土中的笋芽，按时节生长冒出土外，十天后笋壳逐渐脱落而成竹子。

淡竹叶
【性味】味辛，性平、大寒；无毒。

甄权说：本品味甘，性寒。

【主治】《名医别录》、《日华诸家本草》，以及甄权、孟诜、张元素皆认为：淡竹叶能消痰除热，清心除烦，止惊悸，止消渴，杀小虫，解丹石毒，缓脾气，益元气。治胸中痰热、中风失语、咳嗽气逆、吐血、瘟疫、热邪炽盛大发狂、烦闷、高热、头痛头风、妊娠头晕倒地、小儿惊痫、双目上翻等证。李时珍说：淡竹叶煎浓汁，漱口治牙齿出血，外洗治脱肛。

淡竹根
【主治】陈藏器、《日华诸家本草》皆称：本品能除烦热，缓解因服丹石之药后引起的发热、口渴，能消痰，祛风热。治疗惊悸、小儿惊痫。李时珍讲：淡竹叶与淡竹根同煎煮，取汁外洗，治妇女子宫下垂。

淡竹茹
【性味】味甘，性微寒；无毒。

【主治】《名医别录》、甄权、孟诜讲：淡竹茹治呕吐噎膈、感受外邪所致寒热、肺痿、吐血、鼻衄、妇女血崩、筋脉弛缓、各种痔疮。李时珍认为：本品治伤寒病后劳累复发、小儿发热惊痫、妇人妊娠胎动不安等。

淡竹沥

【修治】汪机说:将竹子截成二尺长一段,从中劈开,把竹子架在两块对立的砖上,用火烤出竹沥来,下边用盘子接取。李时珍讲:另一种方法是将竹子截成五六寸长装在瓶内,将瓶倒挂,下面用一容器承接,周围用火烧烤,竹中的油沥会滴在容器内。

【性味】味甘,性大寒;无毒。

【主治】《名医别录》记载:本品止烦闷,治消渴病劳累后复发,亦治突然中风,以及风痹、胸中大热。朱震亨言:竹沥有养血清热化痰之功。能疗中风失音失语、风痰、虚痰壅于胸膈致人癫狂。经络、四肢及皮里膜外之痰,非竹沥不能奏效。李时珍说:治妇女妊娠痫证,解乌头毒。

竺 黄

【释名】又名:竹膏。马志说:天竺黄产于天竺国,现各种竹中都可以采集到,采集后,人们常将有各种骨灰、葛粉等夹杂其中以假冒。《日华诸家本草》认为本品是长于南海边,因竹内尘沙聚结而成。寇宗奭说:竺黄是竹内所生,如成片的黄土附着在竹内。李时珍讲:根据吴地出家人赞宁所说,竺黄长在南海产的𬭁竹中,这种竹又叫天竹,很大,其内竺黄可以用来治病。一般本草著作中多记为天竺,这是错的,等竹内也有竺黄。赞宁的说法符合情理。

【性味】味甘,性寒;无毒。

【主治】《开宝本草》记载:祛风热,镇心安神,明目,滋养五脏,治小儿惊风、金疮出血。《日华诸家本草》讲:本品能治中风痰涎壅盛,突然不能说话,小儿痫疾。韩保昇认为:竺黄治服丹石药后中毒发热。

【附方】治小儿惊风、发热 钱乙方:取天竺黄二钱,雄黄、牵牛子末各一钱,研细混匀,用面糊做成粟米大丸,每次用薄荷汤送服三至五粒。

【发明】寇宗奭说:天竺黄清心,祛风热,其性缓和,故对小儿特别适宜。李时珍说:竺黄是由大竹的津液集聚而成,它的性味、功效与竹沥相同,但无寒凉滑利之弊。

第五卷　水　部

水是万物之源,人们生活当中离不开水。水分为天水和地水,古人认为好多水都具有药的作用。

（1）天 水 类

雹

【释名】雹是天地阴阳之气相搏而形成的,是不平和的气汇聚的结果,就是从天空飞坠的冰块,小的如弹丸,大的像斗升。

【性味】味咸,性冷,有毒。

露 水

【释名】李时珍说:露是阴气积聚而成的水液,是润泽的夜气,在道旁万物上沾濡而成的。

【性味】味甘,性平,无毒。

【主治】秋露水秉承夜晚的肃杀之气,宜用来煎润肺的药,调和治疥、癣、虫癞的各种散剂。

各种草尖上的秋露

【主治】可以治疗各种疾病,治糖尿病、尿崩症等引起的消渴,饮后使人身体轻灵,不饥饿,肌肤健康有光泽。

【加工】每天早晨收取。

柏树叶上的露和菖蒲上的露

【主治】白癜风。

【附方】李时珍说:秋露造酒最香烈。凡是秋露和落在草上的春雨,平素有疮和皮肉损伤的人,接触了,疮和伤口立即就会不痒不痛。疮伤感染后,身体反张如角弓的,立即用盐豆豉和面,将在碗碟里,用火在碗底烧后,灸疮一百次,疮出恶水数升,便开始知道痛痒而愈合。

繁露水

【释名】此水是秋露浓而多时的水。

本草纲目白话精解

【加工】用盘子收取。

【主治】煎至浓稠后，吃了使人延年不饥。用来酿酒，叫"秋露白"，这种酒的味道最香烈。

甘 露

【释名】它白如雪，甜如糖，所以叫甘露。

【性味】味甘，性寒，无毒。

【主治】陈藏器认为：食用甘露能滋润五脏，长寿延年，腹中不易饥饿。

【发明】传说它出产在川西人烟罕至的地方的，就像糖稀，不易获得。

夏 冰

【释名】冰是太阴之精。水性很像土，能变柔为刚，这就是所说的物极必反。

【性味】味甘，性寒，无毒。

【主治】陈藏器认为：夏冰能清热除烦，贴熨乳房能治乳房肿块或乳房红肿疼痛。李时珍认为：可治伤寒热毒、高热神昏，放在膻中穴上，能解酒毒。

【发明】陈藏器说：暑热之季食用冰水，与气候相反，对人体不适宜。冰水入胃，致冷热相搏，产生疾病。食谱上讲，凡在夏季用冰水，只能用来降低食物的温度，使食物变凉，不能直接食用。服后虽感当时畅快，但日久就会产生疾病。

冬 霜

【释名】气温下降形成露，寒冷的清风细细地吹拂后就会变成霜。露能滋养植物，霜能损杀万物。

【加工】凡是收取霜，都用鸡翅或尾上的长羽毛扫进瓶中，密封后放在阴凉处，很久也不会坏。

【性味】味甘，性寒，无毒。

【主治】陈藏器讲：服冬霜可解酒，治伤寒鼻塞及酒后发热面赤等。陈承认为：把冬霜和蚌粉调和外敷，可治痱子、疮疖及腋下红肿，效果较好。

【附方】与蚌粉混合后敷暑天的痱子疮与腋下红肿，立愈。取秋后的霜一钱半，用热酒服食，治寒热疟疾。

腊 雪

【释名】凡是腊雪都是五瓣，雪花却是六瓣，腊前的雪，很宜于菜麦生长，又可以冻死蝗虫卵。

【加工】腊雪，瓶装密封后放在阴凉处，数十年也不会坏。

【主治】用腊雪水浸过的五谷和种子,则耐旱而不生虫;洒在桌几和床席上,则苍蝇、蚊子自己就飞走了;浸泡过的各种果实,不蛀虫,也能用它除蝗虫。

腊雪水

【性味】味甘,性冷,无毒。

【主治】能解各种毒。

【发明】治因气候而起的各种瘟疫及小儿热痫狂啼,大人丹石发动,酒后湿热内生所致的黄疸,都可以温热后服。洗服,可以去目红。煎茶或煮粥,都可以解热止渴。宜用来煎治伤寒、中暑的药,用来抹痱子效果也良好。

【附方】小儿牙根溃烂,满口发白如粉,就是"雪口"。用腊雪水搽抹,每日三四次,立愈。

液雨水

【释名】李时珍说:立冬后十日叫入液,到小雪时叫出液,这之间所下的雨叫液雨,也叫药雨。

【主治】杀各种昆虫,可用来煎杀虫药和消除胸腹胀闷的药。

梅雨水

【释名】芒种以后逢壬叫入梅,夏至后逢庚叫出梅。又说三月迎接梅雨,五月送别梅雨,这之间下的雨都叫做梅雨水。梅雨一般都很长,可连下几天。

【性味】味甘,性平,无毒。

【主治】洗癣和疥疮后,可以使它愈后没有疤痕;加到酱中会使其容易熟。确与其他月份的雨水不同。这都是湿热气被熏蒸后酿成的霖雨或大雨。梅雨水一般都时作时止,天空也阴晴不定。这雨气侵入体内就会生病,浸到谷物等就会生霉。所以梅雨季的雨水不能用来酿造酒和醋,但用它来煎药,服食后可以涤清肠胃的积垢,使人饮食有滋味,精神也爽朗。

屋漏水

【释名】下雨后从屋顶上流下的水。就是屋檐水。

【性味】味甘,性温,有毒。

【主治】被犬咬伤后,可将屋漏水洗伤口;再用水浇到屋檐上,用滴水浸泡过的泥土敷伤口,不过二、三次,即愈,还可用来涂搽疣,敷丹毒。

潦 水

【释名】李时珍说:天上降注的雨水叫潦水。

本草纲目白话精解

【性味】味甘,性平,无毒。

【主治】宜用来补脾胃和去湿热的药。

【发明】李时珍说:过去张仲景治疗受了风寒邪后体甲淤血郁积日久而致的淤热、肤色发黄,常用潦水煎煮麻黄连翘亦小豆汤,是取潦水味薄而不会助长湿气发热的特点。

立春雨水

【释名】李时珍说:地气上升后成为云,天气使其下降便是雨,所以人出的汗,便以天地间的雨命名。

【性味】味咸,性平,无毒。

【主治】宜用来煎发汗和补脾益气的药,古人说:夫妻同时各饮一杯后,同房,就会有孕。这样做是为了从立春雨水中得到自然界春生万物之气。是取这种雨水始资发育万物之义。

冬冰水

【释名】十一、十二月的天气因严寒,使水结成冰。

【性味】味甘,性寒。

【主治】用来煎治肠风赤带和清热消烦的药。

半天河

【释名】半天河就是上池水,就是从天上降下的雨水,积在竹篱头和树穴中的水。又说,因为这种水降自银河,所以叫做天河水。

【性味】味甘,性寒,无毒。

【主治】可治疗心病、癫狂、外邪、剧毒和不适应气候、环境所致的病。槐树间的积水,可以治疗各种风毒、毒疮、风瘙、疥痒等症。饥荒时,饮天河水可以预防发生流行性疾病。患白癜风,皮肤出现乳白色斑块,取树孔中的水洗患部,再将肉桂捣细为末,用唾液调和后敷涂,第二天再敷一次,就会愈。

(2)地水类

盐胆水

【释名】就是卤水。即是盐初熟时,盐槽中流下的黑汁。盐槽中的沥水,味很苦,很难吃,现在的人用它点豆腐。

【性味】味咸、苦,有大毒。

【主治】可治疗蚀、疥癣、瘘疾、虫咬和马牛被虫叮咬,毒虫在肉中生子。人与六畜饮了盐胆水即死。凡是疮有血的,不可涂搽。痰阻不醒,灌盐胆水让它吐,效果好。

卤水

【释名】就是盐卤水。

【性味】味苦,无毒。

【主治】治大热,治糖尿病和尿崩症引起的消渴,狂烦;可除恶邪和阴虫,还可使肌肤柔韧,去湿热,消痰,去积块,可用来洗涤积垢和油腻。吃得太多会损人。

玉井水

【释名】出产玉石的山谷中的水泉都叫玉井水。

【性味】味甘,性平,无毒。

【主治】使人体肤润泽,毛发不白。

【发明】传说玉是贵重的宝物,水又是有生机而长流的,所以能延年。现在的人,住在靠近山的地方的,大多能长寿。

井 泉 水

【释名】因井字像"#"形,泉字像水充到穴中的样子。所以叫井泉水。

不管何时只要初汲的叫"新汲";每天早晨第一次汲的水叫"井华";反酌而倾倒的叫"倒流";打水的吊桶滴下的水叫"没有根"。

【加工】凡是井水,从地底的泉脉来的最好,从江河中浸渗来的则次佳。另外,城市里人口稠密,沟渠的污水杂入井中会使井水变性,所以必须烧开,停顿一些时候,待杂质下沉后取上面的清水来用,否则气味不好,尤其是不能用来煎菜、酿酒和做豆腐等。再则,雨后井水浑浊,须核桃仁和杏仁,连同捣出的汁水一起投入井水中,搅匀后不久,浑浊物就会附沉井底。带泥的井水,不能吃,要谨慎。如果井水中生虫,可用四五两甘草,切成片后投到井中,既可杀虫又能使水味道甘美。

【性味】味甘,性平,无毒。

【主治】治酒后热邪迫于大肠而引起的泄泻,治眼球上的白膜。受到大惊而九窍出血,可用井泉水喷脸。

【附方】用井泉水调朱砂服后:使人容颜健康光润,心神镇静安祥。治口臭,可在早晨太阳刚出时含井华水在口中,然后吐到厕所下面,数次即愈。可以炼各种药石。倒少量到酒、醋中,可以让酒、醋不败味。用来煎制补阴、去痰火和补血气的药,功效可提高许多倍。

没有根水

【主治】调制解痈肿毒的敷药,治疗效果非常好。

新汲水

【主治】治糖尿病、尿崩症等引起的消渴、反胃、热邪迫于大肠而引起的泄泻、尿道疼痛、下腹胀痛、小便赤涩，祛邪调中，下热气，都宜饮它。洗涤痱子疮。治坠损肠出，用冷水喷面，则肠会自己收入。又可解椒毒所致的口不能开，鱼骨鲠喉和马刀毒。还可解砒石、乌喙、烧酒、煤炭毒。治闷热错乱和烦渴。

【附方】鼻出血不止：用新汲水，左鼻出血则洗右脚，右鼻出血洗左脚，或同时洗左右脚，即止。或者用冷水喷脸，或者用冷水浸过的纸贴在囟门上，用熨斗熨，立即就会止血。

犬咬出血：以水洗，至血止，缠裹即愈。

心闷汗出，不能识人：新汲水和蜜饮，很有效。

婴儿初生不啼：取冷水灌之，外用葱白茎轻轻地鞭打，啼。

生熟汤

【释名】用新汲水、开水合为一盏，和匀，叫生熟激发。现在的人把它叫做阴阳水。

【性味】味甘、咸，无毒。

【主治】可调中消食。凡是因痰疟和有毒，食用害人的食物，陈列在腹中使人吐泻的，即取盐投入生熟汤中，喝一二升，使其吐尽痰和积食，便愈。凡是霍乱和呕吐不能进药，病情危急的，先饮数口即使人安定。

碧海水

【释名】它的味道是咸的，它的颜色是深蓝色的。

【性味】味咸，性温，有小毒。

【主治】煮开后先后洗浴，可去风瘙疥癣。饮一合，吐后可治积食引起的腹胀。

寒泉水

【释名】就是高山顶上的泉水。水十分清澈。

【性味】味甘，性平，无毒。

【主治】治糖尿病和尿崩症引起的消渴反胃，去热淋和暑热伤于肠胃所致的痢疾。

【附方】用来洗漆痱子疮和痈肿：可散去。下热气，通利小便。又能解使口闭不能开的花椒毒。去鱼骨鲠喉，只用一杯水对着嘴巴，朝水张口吸取水气，鲠刺自然就下去了。

池沼水

【释名】池沼水种植花果树木的园子中的水塘，叫池沼。

【性味】味甘，性平，无毒。

【主治】静止而不流利，可用来煎治泄泻的药。止的含意是塞，所以用与泄泻相反的池沼水可治。

山岩泉水

【释名】山岩土石中所流出的泉水,流出溪涧的就是。

【性味】味甘,性平,无毒。

【主治】治霍乱烦闷呕吐,腹空抽筋,宜多饮服,不要让腹空,空了则再饮服。

流　水

【释名】与湖泽池塘死水不同。它是流动的水,俗称活水。

千里水

千里水就是从远地流来的水。

【性味】味甘,性平,无毒。

【主治】治病后虚弱和荡涤肠胃的污秽物。

东流水

东流水从西流来的叫东流水。

【性味】与千里水大致相同。

【主治】性顺而下流疾速,可用于制泻下的药,饮了,能荡涤胃肠的邪秽。

顺流水

顺流水性而能向下流。

【主治】通利大小便的药和治风痹(肢体酸痛、痛处游走不定)的药都用它煎制。

逆流水

波澜中向上的水,它是逆性上流的。

【主治】使人发吐和治痰饮的药可以用它煎制。

倒流水

洄水,回旋流止,上而不下之性。

醴　泉

【释名】醴就是薄酒。泉水的味道像薄酒的,叫醴泉水,又名甘泉。

【性味】味甘,性平,无毒。

【主治】治心腹痛和不能适应邪恶的气候和环境而得的各种病,都适宜在泉边饮水。又可以治愈消渴和反胃吐泻。

节气水

【释名】节气水一年有二十四个节气,一个节气的时间为半月。水的气味随节气的不同而发生变化。是不受地域限制的。

立春、清明两个节气的水

【主治】宜于浸泡和制造治诸风、脾胃虚损的各种丹刃散药和药酒,长久保留也不会败味。它也叫神水。

清明水和谷雨水

【性味】味甘。

【主治】宜用于浸泡制造滋补五脏、治痰火积聚和解毒的各种丹丸,用来煎酿药酒,与雪水的功效相同。

立秋日五更的井华水

传说老少人众各饮一杯,能去疟痢百病。

重午日午时水

【主治】宜制治疟痢、痛痛、疔疮、疖肿、金疮和解百虫毒、蛊毒的各种丹丸。

小满、芒种、白露三节内的水

【性味】都有毒。

第六卷 火 部

李时珍说:水火能滋养百姓,而百姓也依赖水火而生存。历代本草医药方书中,都知道分辨水而不知辨别火,这的确是一大缺陷。南方在五行中属火,火字横写就是卦象中的☲卦,直写就为火字,是炎上蒸腾的形象。火气上行于天,下藏于地,被人类使用。上古时期,燧人氏上观天象,俯察地理,钻木取火种,向百姓传授制作熟食的方法,从而使百姓不再患腹部的疾患。周朝的司烜氏用燧向太阳取明火,用大盆向月亮取明水,以供祭祀之用。司爟掌管着火的政令,在四时变化时用国火救治时疾。《曲礼》说:圣王应用水火金木,饮食必按天时四季。可见古时圣王对于火政,对于火在天人之间的作用,是用心研究的。为什么现代的人对火的认识却如此简单怠慢呢? 我现在汇集适合于日常应用炙焖的火,作为《本草纲目》中的火部。

艾 火

【主治】李时珍说:艾火能灸百病。若加入硫黄末少许,灸治各种风病寒疾,效良。

【发明】李时珍说:凡用艾火灸治疾病,宜用阳燧火珠放在阳光下,取太阳真火。其次亦可钻槐木取火,这两种火效果较好。若病急难备以上两种火,可用真麻油灯火或蜡烛火,把艾茎点着,滋润灸治疮疡,至疮愈疼痛消失。金石或钻燧之火均不能用。邵子说:火无体,因着物而为体,金石之火,烈于草木之火。八种木火中,以松木之火伤肌肉,柘木之火伤气损脉,枣木之火伤内脏吐血,橘木之火伤营卫经络,榆木之火伤骨失志,竹木之火伤筋损目。

灯 火

【主治】李时珍说:灯火能治小儿惊风抽搐、昏迷,又可治头风胀痛。可对准头额太阳穴处络脉较多的地方,以灯心蘸麻油焠烤效果很好。外痔肿痛者,也可用上法。灯火油能祛风解毒,通经络。小儿初生,因受寒而气欲绝者,不要煎断脐带,赶紧用烘热的棉絮包裹,将胎衣烘热,用灯炷在脐下往来燎烤,使其暖气入腹内,则气回而苏醒。用烧热的铜匙柄熨烙眼弦内,能祛风退赤,其效甚妙。

【发明】李时珍说:凡点灯只有用胡麻油、苏子油者能治病明目,其他如鱼油、禽兽油、菜籽油、棉籽油、桐油、豆油、石脑油等点燃的灯烟,都能损伤眼睛,又不能治病。

炭 火

【释名】李时珍说：烧木为炭，木材搁久会腐烂，而炭入土中日久却不腐烂，是因木有生性而炭无生性的缘故。殡葬时埋炭入土，能使虫蚁不入，也可使竹木的须根到坟边自回，这也是炭无生性的缘故。古代的人在冬至和夏至前两天，把土和炭垂在秤杆两端，使轻重均匀，如果阴气渐盛，则土块渐重，阳气渐盛，则炭块偏重。

【主治】李时珍说：栎炭火，宜子用来煅制一切金石药物。榉炭火，适宜烹煮焙炙各种丸药。

火 针

【释名】《素问》称：燔针、焠针。《伤寒论》叫：烧针。又名：煨针。李时珍说：火针者，《素问》称之为燔针、焠针也。张仲景谓之烧针，四川蜀地的人叫煨针。其制作方法是：用麻油一盏，以灯草二至七茎点燃，将针反复涂抹麻油，在灯上烧至通红时用，不红或针不热，则反而损伤人体，又不能祛病邪。针必须以火箸铁造者为佳。穴点应记清楚，若有差异则不能收效。

【主治】李时珍说：用火针可治风寒痹痛、筋脉挛急、瘫痪、肢体麻木不仁等病，下针后要快速出针，急按针孔则疼痛立止，不按则甚痛。治癥积痞块等寒性病，下针后要慢出针，并转动针柄，以方便发散污邪。痈疽发背有脓而无脓头者，下针后应使脓肿破溃，不要按闭孔穴。用火针刺之太深，则伤经络，太浅则不能祛病，要根据病情确定针刺的深浅。针后如果出现恶寒发热，这是刺中病灶的反应。凡是面部有病及夏季湿热之邪侵袭两脚时，均不能用此法。

【发明】李时珍说：《素问》言，病在筋，应调治筋，用焠针劫刺筋下，也可治筋急。病位在骨，应治骨，用焠针药物熨贴患处。《灵枢》经在论述十二经筋病变出现的挛急痹痛证时，均说燔针劫刺，以病人有感知为度，以压痛点为穴。又说经筋之病，若是寒盛则筋脉挛急，角弓反张；热甚则筋脉纵弛不收，阴痿不用。焠刺是治疗寒盛筋脉挛急的应急方法。对于热盛者不能用燔针。据此，燔针乃为经寒挛急者而设，因为以热治寒为正治之法。而后世用针刺治积聚痞块，亦是借温热之气来散寒邪，发散湿浊之邪。用燔针治疮痈，则是从治之法，以泻除毒邪。而愚昧的人用火针治疗伤寒热病，是非常错误的。张仲景云：太阳伤寒病，用温针必成惊狂。若营气衰微者，用烧针则流血不止，发热烦躁。太阳病用下法后，心下痞满，是表里俱虚，阴阳俱竭的变证，若再用烧针，则心胸烦乱，面色青黄，皮肤湿润，为难治之证，这都是不知道用火针的原理而出现的错误，对病人十分有害。凡肝虚目昏多泪，双目红赤，翳膜顽厚或病后失明，或五脏虚劳风热，上冲于目，都宜于用熨烙之法。这是因为气血得温则运动，得寒则凝滞的缘故。方法是用与翳一般大小的平头针烧红,轻轻在翳膜中熨烙,翳膜烙破溃后,再用除翳药敷点眼伤部。

烛 烬

【释名】李时珍说:烛有蜜蜡烛、虫蜡烛、柏油烛、牛脂烛等种类。只有蜜蜡烛、柏油烛的烬可入药。

【主治】李时珍说:烛烬可以治疗疔肿,同胡麻、针砂等分研末,和醋调和外敷疔肿处。治疗九漏,可与阴干的马齿苋等分为末,用泔水洗净,用腊猪脂调和外敷,每日三次。

桑 柴 火

【主治】李时珍说:桑柴火能拔毒止痛,补接阳气,去腐生肌。主治痈疽发背不起、淤肉不腐、阴疮、瘰疬流注、臁疮顽疮,可燃火吹灭,外灸患处,每日二次。但不能点艾条。易伤肌肉。凡一切补益药或膏剂,可用此火煎煮。

【发明】朱震亨说:桑柴火其性畅达,能拔毒引邪外出,这是从治之法。李时珍说:桑木能通利关节,养津液。得火则拔毒引邪,祛风逐寒,所以能去腐生新。《抱朴子》中说:一切仙药,不用桑柴火煎煮不能服用。桑是箕星的精华集成,能助药力,除风寒痹痛,久服后终身不患风疾。

芦火 竹火

【主治】李时珍说:芦火、竹火适宜煎煮一切滋补品。

【发明】李时珍说:凡是治病,虽然汤药的制作要功专质精,炮制正确,但煎药时鲁莽粗糙,水火选择不良,火候失度,则药也无效。从茶的美恶,饭的好坏,都与水火的烹饪得失有关,就能推出煎药所用的水火与药效的好坏直接相关。煎药必须为小心老成之人,药物要用深罐密封,用新水活火,先武火后文火,再按常规方法服用,就不会没有效果。用陈久的芦根、枯竹为火,是取其火势不强,不损药力。桑柴火取其能助药力,桴炭火取其火势缓慢,栎炭火取其火力紧凑。煎煮温养作用的药物用糠、马屎、牛屎之火。因其火力缓慢能使药力均匀发挥效果。

阳火 阴火

【释名】李时珍说:火为五行之一,有气而无质,造化于天地之间,能生杀万物,显示仁德,掩藏功用,神妙无穷。火的功用极其广大。我常推绎思考有关火的问题,在五行中,木、金、土、水皆各有一个,唯火却有阴火、阳火两种。火有三纲十二目,三纲是指天火、地火、人火;十二目是指天火有四目,地火有五目,人火有三目。把这个问题进一步延伸,还会发现,天的阳火有两种,太阳属真火,星精是飞火(赤物曒曒,降则有灾,俗呼火唊)。天的阴火也有两种,是龙火和雷火(龙口有火光,霹雳之火,神火也)。地的阳火有三种,分别是钻木所取之火,石头撞击之火,金属敲击冒出的火。地的阴火有两种,是石油(见石部石脑油)之火和水中之火(江湖河海,夜动有火。或云:水神夜出,则有火光)。人的阳火有一种,即丙丁君火(心、小肠,离火也)。人的阴火有两种,即命门之火(起于北海,坎火也,游行三焦,寄位肝胆)和三味之火(纯阳,乾火也)。总而言之,阳火有六种,阴火亦有六种,共十二种。阳火遇草木会引起焚燃,这可以用湿气遏伏它,用水浇灭它。六种阴火虽然不焚烧草木、冶炼金石,但遇到湿气或水会更加炽盛。用水来浇它则火焰冲天,一直到物体燃尽方能停止燃烧;而用水逐之,用灰扑之,则火势自消,光焰自灭。所以说善于反省自身的人,能上体于天理,下验于物证。对于君火、相火正治和反治的道理,也就有所理解了。

本草纲目 白话精解

第七卷 土 部

李时珍云:土是五行当中最主要的一种,是八卦中的坤卦。五色中以黄为正色,五味中以甘为正味。所以《尚书·禹贡》分辨九州土地的颜色不同,《周官》分辨十二种土壤的性质不同。土之德,至柔中有刚,至静中有一定的法则,兼五行而生万物,没有一行能超过土的功能,所以坤土之德太广达了。人的脾胃与五行中的土相应,所以各种土入药,都具有补助戊己脾胃的功效。现收集各种土编为土部。

墨

【释名】《本草纲目》称:乌金、陈玄、玄香。又叫:乌玉块。李时珍说:古人以黑土为墨,故字从黑土。许慎《说文解字》云:墨为烟煤矿形成,属土类,所以墨字从黑从土。刘熙《释名》解释说:墨是晦之义。

寇宗奭说:墨是松烟形成的。市上有用粟草灰来假冒的,不能使用。只有松烟形成的墨才能入药,以远烟较细者为佳,粗糙的也不能用。现在高丽国赠与中国的墨,不知为何物,不宜入药。鄜延之地有石油,燃烧后的烟非常浓,其灰黑如煤可以制成墨,墨如光漆,不可入药。李时珍:上等好墨,是用松枝燃烧,用烟松与栲皮汁化胶调和制成的,或可加香药等物。现在的人多用窑突中的墨烟,反复加入麻油,用火烧过后制成墨,叫做墨烟,墨虽光亮发黑,但并不是松烟,用之应详辨。石墨见石炭条下。乌贼鱼腹中的墨,马之宝墨,各见本条。

【性味】味辛,性温;无毒。

【主治】《开宝本草》载:可止血,生肌,愈合金疮,止血痢。治产后出血晕厥、崩漏,用醋研磨后服用。治血痢,小儿见生人啼哭不止,可捣烂过筛,温水调服。治异物入眼,可将石墨点敷在瞳仁上。李时珍认为:能利小便,通经,治痈肿。

【发明】朱震亨说:本品属金而有火性,入药取效甚强,性又止血。

烟 胶

【释名】李时珍说:烟胶是熏消牛皮灶和烧瓦窑上的黑土。

【主治】李时珍说:能治头疮、白秃、疥疮、癣证、痒痛流水,取牛皮灶边的土研为细末,用麻油调和外涂。可加入少量的轻粉。

【附方】治消渴暴饮 《圣济录》:用瓦窑突顶上的黑煤烟土,极于如黑铁者半斤研末,加入生姜四两捣烂,以布袋装后用水五升浸泡取汁,每次饮五合。

治牛皮血癣 《积德堂方》:取烟胶、寒水石各三钱,白矾二钱,花椒一钱半为末,用醋和猪脂调擦。

冬 灰

【释名】寇宗奭说:各种灰均经一烧就成,但质轻而力劣。只有冬灰经三四月方撤炉,其灰经昼夜燃烧,所以力全而燥烈,其质也较重。

《名医别录》载:冬灰产于山谷川泽之间。陶弘景云:冬灰本是现在用来洗衣服的黄灰,是焚烧蒿藜等草积聚而成的,其性燥烈,而荻灰性更猛烈。苏敬说:冬灰本是藜经焚烧后的灰,其余诸灰均非真品。还有青蒿灰、柃(苓)灰均是焚烧木叶所成。都是染衣作坊所用的材料,亦能消腐肉。李时珍认为:冬灰是冬天灶中所烧柴薪灰,如果专指作蒿藜之灰,其理不通。原书一名藜灰,生长在方谷川泽,就更加不通了。此灰既不应说生于川泽,也不是只有山谷才有,现在的人用灰淋汁,取碱洗衣,发面使面洁白,治疗疮肿,腐蚀恶肉,浸蓝染布,均用冬灰。

【性味】味辛,性微温;有毒。

【主治】《神农本草经》载:能去黑痣、疣、息肉、疽,还可蚀疮止痒。苏敬认为:冬灰煮豆食,能利水消肿。陈藏器说:治心腹冷痛,气血瘀痛,用醋和热灰外熨,冷则再换灰熨。李时珍说:用热灰外敷治犬咬伤,还可治溺死、冻死,消痈疽腐肉。

【发明】李时珍说:古方治人溺水而昏迷不醒,用灶中灰一石将病人从头至足埋住,只露七窍,过一段时间就可苏醒。如果苍蝇溺水而死,试用冬灰埋之,一会儿就能活,其效灵验,这大概是冬灰性温而拔除水气的原因吧。

白 垩

【释名】《名医别录》称:白善土。《本草衍义》叫:白土粉。又名:画粉。李时珍说:土的颜色以黄为正色,白为恶色,所以称为垩。后人忌用垩字,遂叫白善。

《名医别录》载:白垩产于邯郸孤山谷中,采收没有固定的时间。陶弘景说:白垩是现今画家用以作画的材料,量多而价格便宜,常用的方药很少应用。苏颂引用胡居士之语说:始兴小桂县的晋阳乡有白善,而今处处均有,普通人常用来洗衣服。《西山经》说:大次山中向阳的一面有很多白垩。《中山经》又说:葱聋山中有很大的山谷,有白、黑、青、黄垩。垩有五色之分,但入药只有白垩。寇宗奭认为:白善土,京城称为白土子,切成方块后,可卖给人洗衣服。李时珍说:白土到处都有,可用来烧制瓷器。

【加工】雷敩说:凡用白垩,不要使用色青底白者,入药需捣碎筛末,用盐汤飞过,晒干备用,以免涩肠。每份垩用二两,用盐一分。《日华诸家本草》云:入药煅烧后用,不入汤剂。

【性味】味苦,性温;无毒。

《名医别录》载:辛、无毒。不可久服,易伤五脏,令人消瘦。甄权说:甘、平,温暖。

【主治】《神农本草经》:治女子寒热癥瘕经闭积聚。《名医别录》:治阴部肿痛、崩漏、不孕、泄痢。甄权认为:能治女子血结,有涩肠止痢的功效。《日华诸家本草》:治鼻衄、吐衄、痔瘘、肾寒滑精、宫寒不孕。寇宗奭:用白垩与王瓜等分研末,用汤送服二钱治疗头痛。

【发明】李时珍说:各种土均能胜湿补脾,而白垩土兼入气分。

石　碱

【释名】又名:灰碱、花碱。李时珍说:石碱的形状像石块,故名石碱。

李时珍说:石碱产山东济宁等地。那里的人采集青蒿、辣蓼一类的植物,开窖浸水,滤起后晒干烧灰,再用原水淋汁,每一百升加入面粉二、三斤,日久则凝结如石,连汁一起卖到四方,用来洗衣发面,获利非常大。别处以灶灰淋浓汁,也可去污垢或发面。

【性味】味辛、苦,性温;微毒。

【主治】朱震亨说:能祛湿热,止心痛,消痰积,导食滞,洗涤污垢油腻,根据体质选取用量,过量则易伤人损身。李时珍认为:能杀死齿虫,祛目中翳障,治噎膈反胃,同石灰一起能腐蚀肌肉,祛淤血,溃痈疽瘰疬,用来点痣、靥、疣、赘、痔核等有神效。

甘　土

【释名】陈藏器说:甘土产于安西及东京龙门,将土用水澄清后使用,洗油腻衣服效果比石灰好,调好后涂在衣服上,可去油垢。

【性味】无毒。

【主治】陈藏器说:治草药及诸菌中毒,可用热汤调甘土末服用。

黄　土

【释名】陈藏器引张司空言说:三尺以上的土为类,三尺以下的土称为土。用土时当去三尺以上的污秽之物,且不要让外来的水流入。

【性味】味甘,性平;无毒。

陈藏器说:长期与土气接触,会使人面色发黄。挖土触犯地脉,会使人气逆水肿。若犯神杀,使人生长肿毒。

【主治】陈藏器说:治泄痢赤白,腹中热毒绞结、疼痛难忍,便血。取土黄土,水煮三至五沸去渣。温服一、二升。黄土还能解各种药毒、肉食中毒、合口椒中毒及野菌中毒。

【发明】李时珍说:按刘跂《钱乙传》讲,元丰年中,皇子仪国公犯了瘛疭癥疾病,国医未能治愈,长公主举荐钱乙入宫治病,钱乙用黄土汤把皇子的病治好了。钱乙认为:瘛疭是木盛风动之证,用土制水,木才平和不亢,则风自退。又有吴少师在数月间身体明显消

本草纲目白话精解

瘦,每天饮食入咽时,如有万虫攒攻,又痛又痒。名医张锐诊后要病人第二天早晨不进食,派仆人到十里之外,取路上的黄土,用温酒二升搅拌,再投入丸药百粒饮服。吴少师服后腹痛难忍,等到入厕大便时,便下蚂蟥上千条,有的还在蠕动,半数已死,病人调理三天后才愈。张锐说:虫入内脏,会孳生繁殖,吸取精血。请先生空腹以诱使蝗虫聚集,虫日久闻不到土味,性又喜酒,故而乘其饥饿时治疗,一次则全部排空。

赤 土

【性味】味甘,性温;无毒。

【主治】李时珍说:治水火烫伤,用赤土研末外涂患处。

【附方】治牙龈焮痛溃烂虫蛀 《普济方》:用赤土、荆芥叶共同研末,外用搽涂,每日三次。

治风疹瘙痒难忍 《御药院方》:用赤土研末,空腹热酒送服一钱。

治身面印纹溃破疼痛 《千金方》:用醋调赤土外敷,干后则换,以疮口黑印消失为度。

蚯蚓泥

【释名】又称:蚓蝼(音娄)、六一泥。

【性味】味甘、酸,性寒;无毒。

【主治】陈藏器说:治赤白热痢,取蚯蚓泥一升炒至烟尽,沃汁半升,滤净泥土饮服。《日华诸家本草》载:治小儿阴囊虚热肿痛,可用生甘草汁、轻粉末加入蚯蚓泥中外敷。用盐和蚯蚓泥同研外敷,可祛热毒,疗蛇、犬咬伤。苏敬认为:用此外敷治狂犬咬伤或拔出犬毛,效神。

伏龙肝

【释名】又称:灶心土。陶弘景说:灶心土是灶中正对釜月下的黄土。因灶有灶王神,所以称为伏龙肝,这是用它名来隐没其真名。现代的人用广州的盐城屑治疗崩漏下血和淤血内结,也是取其近釜月的土,这大概是取其得到火焚烧的缘故。雷敩:凡取伏龙肝入药不要用灶下土。所谓伏龙肝,是指十年以上的土灶、灶中火气日久积结而成的土,如红色的石块,中黄,形有棱角,取得后研成细末水飞用。李时珍说:按《广济历·作灶忌日》上说,伏龙在灶中时不可移动灶的位置,伏龙是灶神。《后汉书》上说:阴子方在腊月初八的早晨做饭时,看到灶神显形。其注说:宜到市上买猪肝泥抹火灶,可使女人守孝道。可见,伏龙肝名字的由来与用猪肝抹灶有关。临安的陈舆说:砌灶时,放一具肝在灶中。这就与伏龙肝的名称相符。伏龙肝的名称大概也源于此。《独孤滔丹书》说:伏龙肝取十年以上的灶下土,深挖一尺,有一种色如紫瓷者就是真正的伏龙肝,可使锡凝缩,也可减弱丹砂毒副反应。这大概是不知道伏龙肝乃取自猪肝泥灶之义,而认为只是灶下土的缘故。

【性味】味辛,性微温;无毒。

甄权说:咸。《日华诸家本草》载:热,微毒。

【主治】《名医别录》谓:能止咳止血,治妇人崩漏、吐血,用醋调敷治痈肿毒气。《日华诸家本草》载:止鼻衄,催生下胞,治疗痢下脓血、带下、尿血、遗精及小儿夜啼。李时珍说:能治心痛、癫狂、风邪蛊毒、中秽浊之气昏迷不醒及小儿脐疮、重舌、反胃、诸疮等证。

土蜂窠

【释名】又名:蠮螉窠。李时珍说:土蜂、蠮螉就是细腰蜂。

【性味】味甘,性平;无毒。

【主治】《名医别录》:治痈肿同头。《圣惠方》:主治小儿霍乱吐泻,将其炙研为末,乳汁送服一钱。陈藏器、寇宗奭说:用醋调,外涂肿毒及蜘蛛咬伤、蜂和蝎子等毒虫螫伤。李时珍说:能治疔疮肿乳蛾、妇人难产。

百草霜

【释名】《本草纲目》称:灶突墨。又叫:灶额墨。李时珍说:百草霜是灶额及烟炉中的墨烟,质轻而细,故名霜。

【性味】味辛,性温;无毒。

【主治】苏颂说:加在消食积的药中用,能消化积滞。李时珍说:能止全身出血,可治妇人崩漏、带下、胎前产后诸病和伤寒阳毒发狂、黄疸、疟疾、痢疾、吞咽困难、咽喉、口舌诸疮。

【发明】李时珍说:百草霜、釜底墨、梁上倒挂尘,都是烟凝结而成,其质有轻重虚实不同,重者归于中下二焦,轻者入心肺之经。古方治阳毒发狂之黑奴丸,三者并用,内加大黄、麻黄是攻解三焦的积热,兼取火化从治之理。其消积滞,亦是取其从化之义,所以黄疸、噎膈、疟疾、痢疾之病多用。其治出血、胎前产后诸病,虽是取其血见黑即止的止血作用,也离不开从治的道理。

釜脐墨

【释名】《四声本草》谓:釜月中墨。《开宝本草》称:铛墨。《本草纲目》叫:釜煤、釜始。又名:锅底墨。李时珍说:大的为釜,叫锅;小的叫铛。

【性味】味辛,性温;无毒。

【主治】《开宝本草》载:能止血生肌,治中秽浊之气、蛊胀、吐血不止、晕厥等证。用酒或水温服,每次二钱。还可外涂金疮。李时珍说:能消食积,治舌体肿大、喉痹、口疮、热毒炽盛引起的狂证。

本草纲目 白话精解

【发明】苏颂说:古方中治疗伤寒病的黑奴丸,是用釜底墨、灶突墨、梁上尘三药同用,所以其功效相近。

东壁土

【性味】味甘,性温;无毒。

【主治】《名医别录》谓:东壁土能治下身疮疡、脱肛。陈藏器称:能止泻痢,治霍乱心胸烦闷。甄权说:用其治温疟,点眼祛翳膜。与蚬壳研末外敷治豌豆疮。陶弘景说:取之疗小儿脐风。苏敬说:用东壁土搽治干、湿两种癣证,效极佳。

【发明】陶弘景、陈藏器认为:东壁土是房屋东墙上的土,因其日光照射最早,故可治上述诸证,去衣服上的油垢比石灰、滑石还好。李时珍说:以前有一女子,突然每天嗜食河中的污泥数碗,玉田地区的隐者用墙壁间的败土水调后给女子服用,遂愈。凡是脾胃湿盛,吐泻霍乱者,用东壁土以新汲水搅化,澄清后服用即止。因脾主土,喜燥恶湿,所以取太阳真火所照之土,引动真火生发之气,补土而胜湿,则吐泻自止。岭南一带治瘴的香椿散内用南壁土,近代治反胃呕吐用西壁土者,或是取太阳离火所照之气,或是取西方收敛之气,大都不过是借自然之气以收补脾胃之功。

乌爹泥

【释名】《本草纲目》称:乌叠泥。又名:孩儿茶。李时珍说:乌爹,有人称做乌丁,这是番语的音译,没有固定的名称。

李时珍说:乌爹泥产于南番爪哇、暹罗、老挝等地,现在云南等亦可制作。据说是将细茶末倒入竹筒中,然后把竹筒两头塞紧堵死,埋入污泥水沟中,过一段时间取出,捣汁熬制即可。其中块小而湿润的为上品,块大而焦枯者为次品。

【性味】味苦、涩,性平;无毒。

【主治】李时珍说:能清胸膈郁热,化痰生肌定痛,止血收湿,外涂治一切疮。

第八卷 草 部

李时珍说:天地造化而生草木,刚与柔相风而成根蔓,柔刚相交而生枝干,叶片花萼属阳,而花朵果实属阴。从而使草中有木,木中有草。百草得到气中之精华者为好的,得到气中恶毒的为有毒的。因此而有金、木、水、火、土五行,香、臭、臊、腥、膻五气,青、赤、黄、白、黑五色,酸、苦、甘、辛、咸五味,寒、热、温、凉、平五性,升、降、浮、沉、中五用。

（1）水草类

萍

【释名】叶浮水面,根连水底。它的茎细、叶大,正面呈青色而背面呈紫色,有细纹,很像马蹄决明的叶子。四叶合成,中折十字。夏八、九月开小白花,所以称为白萍。又名:蘋、芣菜、四叶菜、田字草。

【性味】味甘,性寒、滑,无毒。

【主治】治暴热,下水气,利小便。捣烂涂热分有效。捣成汁喝,治晕伤毒入体内。曝晒干,与栝楼等分制成粉末,人乳和匀制成丹丸服,治多饮多尿症。

水 藻

【释名】叶子二、三寸长,两两对生,即是马藻;聚藻,叶子细小如鱼鳃状。

【性味】味甘,性大寒、滑,无毒。

【主治】治暴热、热痢,有止渴功能,方法是捣成汁服。小儿赤白风疹、火焱热疮,捣烂敷上就好。患有热毒肿并有丹毒的人,取水中的藻菜捣烂后敷上,厚达三分,甚效无比。

【附方】治热肿丹毒:取藻菜捣烂敷上,厚三分,干了即换,其效果神奇。

海 藻

【释名】海藻生长在海岛上,黑色如乱发。有两种:马尾藻,长在浅水中,如短马尾;大叶藻,生长在深海中。又名:落首、海萝。

【性味】味苦、咸,性寒,无毒。

【主治】瘿瘤结气,散颈下硬核痛,痈肿癥瘕坚气,腹中上下雷鸣,下十二水肿,疗皮间

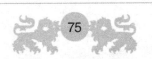

积聚暴癥,瘤气结热,利小便。治奔豚气、脚气,水气浮肿,宿食不消,五膈痰壅。

【附方】瘿气初起:海藻一两、黄连二两,为末,时时舔咽,先断一切厚味。

蛇盘瘰疬:头颈交结者,可以海藻用荞麦面炒过,白僵蚕炒,等分为末,以白梅泡汤,和丸梧子大,每月六十丸,米汤饮下,毒气必出。

昆 布

【释名】昆布生长在海中。叶子像手,大小像薄苇,紫赤色,柔韧可以吃。又名:纶布。

【性味】味咸,性寒,滑,无毒。

【主治】治各种甲状腺肿大,颈淋巴结核溃烂。将其含在嘴里吸它的汁,治阴部疝肿。另外,还可去面肿,消十二种水肿。

【附方】治瘿气结核:昆布一两,洗去咸,晒干为散,每以一钱绵裹,好醋中浸过,含之咽津,味尽则再换。

项下卒肿:昆布、海藻等分,为末,蜜丸杏核大。时时含之,咽汁。

昆 布

水 萍

【释名】三四月开始生长。五月开花,白色。一叶经一夜就能生长出好几叶。叶子下面有微须,是它的根。一种两面都是绿色。一种正面是绿色而背后面是紫色、赤如血,称为紫萍,入药最佳,七月采收。又名:水华、水白、水苏。

【性味】味辛,性寒,无毒。

【主治】治暴热身痒,下水气,胜酒。常服使身体轻灵。用来沐浴,可生毛发。另主下气可治热毒、风热症、疔疮肿毒、烫火伤、风疹。捣成汁服,主治水肿,利小便。研成末,酒服二钱,治人中毒。主风湿麻痹、脚气、跌打损伤、眼红视物不清、口舌生疮、吐血、衄血、癜风丹毒。

【附方】治背部痈疮红肿:浮萍捣烂和鸡蛋清涂之。

治鼻中衄血不止:浮萍末吹之。

治烧烟去蚊:五月采浮萍阴干用之。

治消渴多饮:浮萍捣汁服。又方,用于浮萍、天花粉等分为末,人乳汁和成梧子大小的丸,空腹饮服二十丸,三年者,数日愈。

治麦粒肿:浮萍阴干为末,以生羊肝半个,同水半盏煮熟,捣烂绞汁调成末服。甚者不过一服。已伤者,十服见效。

治面生黑斑:用紫背浮萍四两,防己四两,煎浓汁洗之。以萍擦于黑斑上,每日擦五次。物虽微末,它的功效甚大,不可小看。

治大风症:三月采浮萍草,淘洗三、五次,窨三、五日。焙为末,不得见日,每服三钱或食入消风散五两,每服五钱,水煎频饮,加以煎汤沐浴。忌猪、鱼、鸡、蒜物。

本草纲目白话精解

荇 菜

【释名】湖池水泽之处都有生长。叶子像莼但茎涩,根很长,花呈黄色。又名:凫葵、水葵、水镜草,金莲子等。

【性味】味甘,性冷,无毒。

【主治】消渴、去热淋,利小便,捣成汁服,去寒热。捣成粉敷各种肿毒和皮肤丹毒。

(2)芳草类

薄 荷

【释名】又名:蕃荷菜、南薄荷、吴菝荷。多有栽种。二月份宿根长出苗,清明前后可分植。方茎赤色,它的叶子为对生,初时形状不长而且叶梢是圆的,长成后就变成尖形。

茎叶

【性味】味辛,性温,无毒。

【主治】有通利关节,发毒汗,除体内毒气,散瘀血,祛风热的作用。治诸多风邪导致的伤寒发汗,胸腹部胀满,腹泻,消化不良,煮成汁服用,能发汗。长期作菜生或熟吃,却肾气,祛邪毒,除劳气,解劳乏,使人口气香洁。煎汤可洗治膝疮。四季都可以吃。另治因中风而失语、吐痰及各种伤风头脑风,是治小儿风涎的要药。榨汁服,可去心脏风热及口齿诸病。治淋巴结核疮疥,风瘾疹。捣成汁含漱去舌胎语涩。用叶塞鼻,止衄血。涂蜂螫蛇伤。

【附方】治鼻出血不止:薄荷煎汤服。

治便血不止:薄荷叶贴后立即见效。

治水入耳中作痛:薄荷汁滴入,即愈。

治淋巴结核,或破未破:以新薄荷二斤取汁,皂荚一挺,水浸,去皮,捣取汁同于瓦器内熬膏。加连翘末半两,青皮、陈皮、黑牵牛半生半炒各一两,皂荚子一两半,一同捣烂和成梧子大的丸。每次服三十丸,煎连翘汤服下。

治清上化痰,利咽膈,风热:以薄荷末炼蜜丸芡子大,每日吃一丸,白砂糖调和亦可。

薄荷

豆 蔻

【释名】主要产在岭南,苗似芦,叶像山姜、杜若,根像高良姜。二月开花做穗房,生于茎的下方,嫩叶卷之则生,初如芙蓉花,微红,穗头深红色,其叶逐渐展开,花渐渐地露出,颜色逐渐变淡,也有黄白色的。豆蔻大小如龙眼,形状稍长,外皮呈黄白色,薄而且棱峭,它的核仁大小如缩砂仁而有辛香气味。又名:草豆蔻、漏蔻、草果。

仁

【性味】味辛,性温、涩,无毒。

【主治】治温中顺气,补胃健脾,祛寒湿。主心腹疼痛、胃痛、消化不良、呕吐腹泻、呃逆返酸等病症。另有除毒的作用。

【附方】治胃弱呕逆:不能进食,用草豆蔻仁两枚,高良姜半两,水一盏,煮取汁,入生姜汁半合,和白面做拨刀,以羊肉臛汁煮熟,空腹食之。

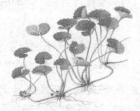

草豆蔻

治霍乱烦渴:草豆蔻,黄连各一钱半,乌豆五十粒,生姜三片,水煎服之。

治脾肾不足:草果仁一两,以舶茴香一两炒香,去茴不用;吴茱萸汤泡七次,以破故纸一两炒香,去故纸不用;胡卢巴一两,以山茱萸一两炒香,去茱萸不用。上三味为糁,酒糊丸梧子大。每服六十丸,盐汤下。

治心腹胀满:气短,用草豆蔻一两,去皮为末,以木瓜生姜汤,调服半钱。

治虚疟止汗:汗出不止者,用草果一枚,面裹煨熟,连面研,入平胃散二钱,水煎服。

积雪草

【释名】叶子呈圆形大小如铜钱,茎细而刚劲,蔓生,现在到处都有生长。八、九月份采摘苗叶,也能当作生菜吃,与薄荷相似,但味不太甜。又名:胡薄荷、地钱草、连钱草、海苏。

茎叶

【性味】味苦,性寒,无毒。

积雪草

【主治】治由热引起的恶疮,痈疽,全身皮肤发红、发热。捣成汁服,主治高热,小儿热病。单用可治颈淋巴结核及溃烂、寒热交替的弛张热。捣烂外敷,可治热肿丹毒,皮肤肿毒,并且可治风疹疥癣。治风气攻胸,做成汤来喝,立即见效。研成汁点红眼病也好。

【附方】治热毒痈肿:秋后收积雪草阴干为末,用水调敷。

治齿痛:用积雪草和水沟污泥同捣烂,随后左右塞耳内。

治女子小腹痛,月经初来:用夏五月采的积雪草,晒干,捣筛为末,每次服二钱,以好醋和匀,服用。

苏

【释名】在二、三月份下种,或者隔年种子在地里自己生长。它的茎方,叶圆而有尖,四周有锯齿,土地肥沃的正、背面都是紫色。五、六月份连它的根一起采收,用火煨它的根,阴处晾干,则经过十一、十二月份叶子也不会落。又名:紫苏、赤苏、桂荏。

茎叶

【性味】味辛,性温,无毒。

【主治】治解肌发表,散风寒,下气除寒,补中益气,通畅心经,益脾胃,它的子功效更好。主治一切寒气造成的病症,如心腹胀满,开胃下食,止脚气和腹泻,通顺大小便。煮成水喝特别好,与橘皮相适应。另有消痰利肺,和血温中止痛,定喘安胎,解鱼蟹毒的作用。治蛇、犬咬伤。

【附方】治感寒上气:苏叶三两,橘皮四两,酒四升,煮一升半,分两次服。

治伤损血出:血出不止者,以陈紫苏叶蘸所出血接烂敷之,血不化脓,且愈后无瘢。

治诸失血疟:紫苏不限多少,入大锅内,水煎令干,去滓熬膏,以炒熟赤豆为末,和丸梧子大,每酒下三五十丸,经常服用。

治咳逆短气:紫苏茎叶二钱,人参一钱,水一钟,煎服。

治颠扑伤损:紫苏捣敷之,疮口自愈。

治风狗咬伤:紫苏味嚼敷之。

治食蟹中毒:紫苏叶煮汁饮二升。

治伤寒气喘:喘息不止者,用赤苏一把,水三升,煮一升,稍饮之。

子

【性味】味辛,性温、无毒。

【主治】主治下气,除寒温中,益五脏,补虚劳,润心肺,研成汁煮粥长期吃,能使身体强壮。可治腹泻、呕吐、反胃,利大小便,消痰止咳嗽,平肺气喘急,顺气治风邪,利膈宽肠,解鱼蟹毒。

【附方】顺气利肠:紫苏子、麻子仁等分,研烂,水滤取汁,同米煮粥食之。

治风顺气:用紫苏子一升,微炒杵,以生绢袋盛,于三斗清酒中浸三宿,少少饮之。

治一切冷气:紫苏子、高良姜、橘皮等分,蜜丸梧子大,每服十丸,空腹酒下。

治风寒湿痹:四肢挛急,脚肿不可着地者,用紫苏子二两,杵碎,以水三升,研取汁,煮粳米二合,作粥,和葱、椒、姜、豉食之。

治梦中失精:苏子一升,熬杵研末,酒服一匙,隔日再服。

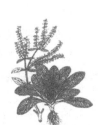

紫　苏

荏苧

【释名】平地都有生长。叶子像野生紫苏但要长一点,有毛,气臭。味道不是很好。又名:臭苏、青白苏。

茎叶

【性味】味辛,性温、无毒。

【主治】治由寒气引起的腹泻。生吃可除去胃里的酸水。捋碎敷蚁瘘有效。

荏　苧

马　兰

【释名】二月份长苗,赤茎,白根长叶子有刻齿状,像泽兰但不香。进入六、七月就可高达二三尺,开紫花,花谢后有细籽。湖泽潮湿的地方多有生长。又名:紫菊。

根叶

【性味】味辛,性平,无毒。

【主治】治破淤血,养新血,止鼻出血、吐血、外伤、便血、疟疾,解饮酒过多引起的黄疸及各种菌毒、药毒。生捣为末,治蛇咬伤。另可治各种疟及腹中急痛,痔疮。

【附方】治绞肠沙痛:马兰根叶,细嚼咽汁,可立愈。

治打伤出血:马兰同旱莲草,松香,皂子叶;冬用皮,为末,搽入刀口。

治诸疟寒热:赤脚马兰捣汁,入水少许,发作之日即服,或入少糖亦可。

马兰

兰 草

【释名】都生长在水边低温处。二月旧根发芽生苗成丛,紫茎枝,赤节绿叶,叶呈对节生,叶上有细齿。它有两种,另一种叫泽兰。叶片稍有区别。又名:水香、香水兰、女兰、燕尾香、大泽兰、煎泽兰。

叶

【性味】味辛,性平,无毒。

【主治】利尿,祛蛊毒。生血调气,养营久服,益气轻身不老,通神明,它的气味清香,能生津止渴,润肌肉,治消渴、黄疸。煮水,浴风病。消痈肿,瀻月经。煎水,解中牛马毒。除恶气,因气香泽可入膏涂头发。

【附方】食牛马毒:兰草连根叶煎水服,即消。

兰草

泽 兰

【释名】多生长在潮湿的地方。叶子微有香味,可以煎油及作浴水,人们家里多有种植。茎方节为紫色。叶子像兰草但不很香。根名为地笋。又名:水香、都梁香、虎兰、虎蒲等。

叶

【性味】味苦,性微温,无毒。

【主治】通九窍,利关节,养血气,消腹部肿块,通小肠,长肌肉,破除淤血。治金疮,痈肿脓疮,产后腹痛,产后血气衰冷和积劳瘦弱。妇人产前产后百病。另可治鼻血、吐血、头目风痛、妇人劳瘦、男人脸黄。

【附方】治产后阴翻:产后阴户燥热,遂称翻花,可用泽兰四两,煎汤薰洗两三次,再加入枯矾煎洗之。即可。

治产后水肿:血虚浮肿者,可用泽兰、防己等分,为末,每服二钱,醋汤下。

治小儿蓐疮:嚼泽兰心封之良。

根

【释名】名为地笋。

【性味】味甘、辛,性温,无毒。

泽 兰

【主治】利九窍,通血脉。排脓治血证,止鼻血吐血,产后心腹疼痛。产妇可以当作蔬菜吃,治疗效果非常好。

茉 莉

【释名】初夏时开白色的小花朵,花瓣重叠而没有花蕊,秋尽花谢而不结果。它的花都在夜晚开出,芬香可爱。其性畏寒,北方不宜种植。又名:奈花。

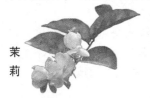

茉莉

花

【性味】味辛、性热,无毒。

【主治】蒸油取液,做面脂头泽,长发润泽燥香肌,亦入茗汤。

根

【性味】性热,有毒。

【主治】用酒磨一寸服,则昏迷一日者能醒,二寸则二日,三寸三日。凡跌损骨节脱臼接骨的,用了则不知痛。

郁 金

【释名】苗似姜黄,花白而质红,秋末出茎心而无实。根赤黄色,大小如指头,长的大约一寸,混圆有横纹,好像蝉的腹部,外黄而内赤,浸水中染色用,微微带有香气。又名:马荙。

【性味】味辛,苦,性寒,无毒。

【主治】破淤行气,血淤气滞所致多种病症;清心解郁,热病神昏、癫痫发狂;凉血止血,肝郁化火或血热有淤出血症;利胆退黄黄疸,结石症。本品辛散苦降,寒能清热,入血分能凉血行淤,入气分可行气解郁,为活血行气凉血之要药。即善破淤止痛、凉血清心,又能舒肝解郁、利胆退黄,还能止血。所以可用于血淤气滞之胸胁疼痛、经行腹痛、热病神昏、癫痫发狂、肝郁化火或血热有淤之出血症,以及湿热黄疸等症。

【附方】治尿血不定:郁金末一两,葱白一握,水一盏,煎至三合,温服,日三服。

治自汗不止:郁金末、卧时调涂于乳上。

治厥心气痛:郁金、附子、干姜等分,为末,醋糊丸梧子大,朱砂为衣。每服三十丸,男酒女醋下。

郁金

假 苏

【释名】到处都有生长。叶子像落藜且细,初生长的假苏有辛香味可以吃。二月份播下种子,生长出的苗茎方叶细,为淡黄绿色。八月开小花,作穗状花子一样。它的苗炒吃,辛香可口,也可用来作生菜。又名:姜芥、荆芥。

茎穗

【性味】味辛,性温,无毒。

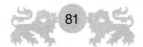

【主治】散淤血,除湿痹,祛诸多风邪,通利血脉,助脾胃。主治种种寒热风症,比如口面歪斜,周身麻痹,劳渴出虚汗,头痛,背脊疼痛等病症,另可治淋巴结核及皮肤疮肿。助消化,解酒醉。用豉汁煎服,可治严重的伤寒,能发汗。也是治疗妇女血症及疮疖的重要药物。产后中风抽搐、身体强直,研成粉末用酒送服。可散风热,清醒头目,利咽喉,消除疮肿,治项强、眼中黑花及阴部生疮、吐血、衄血、下血、便血、痔漏等。

【附方】小儿各种惊风:用荆芥穗二两,白矾一两,半生半枯研为末,糊成丸约黍米大,外包朱砂,每次用姜汤服下二十丸,每日二次。

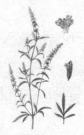

治一切偏风,半身不遂,口眼歪斜:用青荆芥、青薄荷各一斤,同入砂盆内研烂,生绢绞出汁,于瓦器中煎成膏。滤去三分之一的滓,余下的晒干制成膏和丸,每次服三十丸,白水服下,早晚各一服,忌动风物。

治痔疮脱出:用荆芥煮汤,日日洗患处。

治中风后牙关紧闭:荆芥穗为末,酒服二钱,即愈。

治吐血不止:用荆芥连根洗,捣汁半盏,干穗为末也可。

治疗疔肿诸毒:荆芥一把切碎,以水五升,煮汁成一升,分两次冷服。

荆 芥

治产后子痫:它的处方名华佗愈风散,用荆芥穗子,微焙为末,每服三钱,豆淋酒调服,或童便调服。如牙关紧闭则挖齿灌服或鼻饲,其效如神。大抵是产后气血俱虚,毛孔开放而易于中风的缘由。此方诸古医书盛称其妙,效果极好。

治崩中不止:将荆芥穗在麻油灯上烤焦研成末,每次服二钱,用童便服下。

治因酒色太过所致的口鼻血如涌泉:荆芥烧研成末,用陈皮汤调服二钱,服后有效。

治淋巴结核溃烂:延至胸前两肩,如茄子大,四、五年不,愈者,皆可治疗,其效如神。颈部活动受限,用此药数日减轻。如疮烂破者,用荆芥根下段切碎,煎汤温洗,良久,看烂破处紫黑,以针刺去血,再洗三四次可愈。用樟脑、雄黄各等分为末,麻油调后,外敷上,反复多次,以治愈为止。

治中风,头项强直:八月后以荆芥穗作枕及铺席下,立春后病可缓解,逐渐治愈。

(3)石草类

仙人草

【释名】生长在庭院间,高二、三寸,叶细有齿,像离鬲草。北方不能生长。

【主治】治小儿酢疮、疮头小而硬的,则煮汤洗浴,同时捣烂后敷搽。丹毒入腹的,可饮冷药,并用此药洗浴。另外,将成汁滴目,可聪耳明目、轻身,使人肌肤润泽,精力旺盛,不易衰老,去翳。

景 天

【释名】二月长苗,脆茎,微带赤黄色。高一、二尺,折断它有汁流出。叶子呈淡绿色,光泽柔厚,形状像长匙头以及胡豆叶但没那么尖。六、七月份开小白花,结的果实如连翘但要小些,内中有像粟粒一样的黑籽。叶子的味道稍微有点甘苦,炸熟以后用水淘净可以食用。又名:慎火、戒火、救火、辟火、火母等。

【性味】味苦,性平,无毒。

【主治】治大热火疮,去机体烦热及邪恶气。疗金属外伤,止血。煎水给小儿洗澡,去烦热惊气。风疹恶痒,小儿丹毒及发热狂,赤眼头痛,寒热游风,女人带下。

【附方】治小儿中风:用景天干者半两,麻黄、丹参、白术各二钱半,为末,每服半钱,浆水调服,三四岁服一钱。

治婴孺风疹:风疹在皮肤不出,以及疮毒。取景天苗叶五大两,和盐三大两,同研绞汁。以热手摩涂。隔日再上之。

治惊风烦热:景天草煎水浴之。

治热毒丹疮:用景天捣汁拭之,日夜拭一二十遍。

治眼生花翳:眼睛涩痛,难以睁开,用景天捣汁,日点三五次。

花

【主治】治女人白带不断赤白,聪耳明目、轻身,使人肌肤润泽,精力旺盛,不易衰老。

酢浆草

【释名】此小草苗高一、二寸,丛生布地,极易繁衍。一枝有三叶,每叶分成两片,晚上自动合贴在一起,如一整体。四月开小黄花,结小角,角长一、二分,内有细籽。冬季也不凋谢。又名:酸浆、三叶酸、三角酸、酸母、醋母等。

【性味】味酸,性寒,无毒。

【主治】治各种小便淋沥,白带浊黄,杀虫种寄生虫。捣烂后敷涂,治恶疮痔瘘,治烧伤、烫伤及蛇蝎咬伤。食用,解热渴。同地钱、地龙一起治尿路结石。煎汤洗痔、脱肛,很有效。洗后研末暖酒眼。治妇人血结。

【附方】治二便不通:用酸浆草一大把,车前草一小把,共捣汁,加砂糖一钱调服一盏。不通再服。

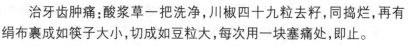

酢浆草

治牙齿肿痛:酸浆草一把洗净,川椒四十九粒去籽,同捣烂,再有绢布裹成如筷子大小,切成如豆粒大,每次用一块塞痛处,即止。

治小便血淋:用酸浆草捣汁,煎五苓散服。

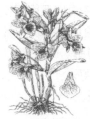

金钗石斛

石　斛

【释名】多生长在山谷中。五月生苗,茎像小竹节一样,节间长出碎叶。七月开花,十月结果实。它的根细长,为黄色。只有生长在石头上面的最好。又名:金钗、禁生、林兰、杜兰、霍石斛等。

【性味】味甘,性平,无毒。

【主治】养胃生津、热病伤津症,胃阴不足症;滋阴除热、阴虚津亏虚热不退,消渴;耳聪明目、轻身,使人肌肤润泽,精力旺盛,不易衰老,强腰,阴虚视弱,阴虚腰膝软弱。

【附方】治睫毛倒入:川石斛、川芎䓖等分,为末,口内含水,随左右嚙鼻,每日二次。

治飞虫入耳:石斛数条,去根如筒子,一边插入耳中,四边用蜡封闭,用火烧石斛,尽则止。

石 韦

【释名】蔓延长于石上,叶子长得像皮,所以得名为石韦。多生在背阴的崖缝处,它的叶子大的长近尺,宽有寸余,柔韧如同树皮,背面有黄毛。又名:石皮、石兰。

【性味】味苦,性平,无毒。

【主治】治劳热邪气,利小便,可以治愈烦下气,通膀胱,补五劳,安五脏,去恶风,益精气。治遗尿淋沥,炒后为末,用冷酒调服,治背部的痈疽。主崩漏金疮,清肺气。

【附方】治小便淋痛:石韦、滑石等分,为末,每饮一匙,效佳。

治崩中漏下:石韦为末,每服三钱,温酒服,很有效果。

治便前有血:石韦为末,茄子枝煎汤下二钱。

治气热咳嗽:石韦、槟榔等分,为末,姜汤服二钱。

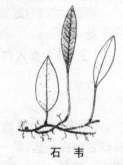

石 韦

(4)蔓草类

葛

【释名】到处都有生长,江浙一带尤其多。它的根外紫里白,长七八尺,叶子有三尖,花成穗,紫色荚如小黄豆荚。现在人用它来解酒。又名鹿霍。

【加工】在五月五日午时采根曝晒干,以入土深的为最好。现代人多作粉吃。

根

【性味】味甘、辛,性平,无毒。

【主治】有解机体各种大毒、大热,解肌发表,出汗,开胃下食,排除淤血,通小肠,散郁的功能。可治糖尿病、发热、呕吐、呃逆上气、伤气感冒头痛、各种痹症、皮肤疮毒以及腹泻便血等病症。还助消化,解酒醉,利大小便,去烦热。外敷可治小儿热疮,蛇虫咬伤。捣成汁喝,可治小儿热病、关节红肿、疯狗咬伤等。解野葛、巴豆的药毒,生的可以堕胎。

【附方】治心火上升、吐血不止:用新鲜葛捣汁半升,一次服下,立即就好。

治数种伤寒:葛根四两,水二升,入豆豉一升,生姜汁少许,煮取半升服。

治金疮:五月五日午时,取葛根晒干为末,遇有刀斧伤,敷患处有效。

治鼻中出血不止:生葛捣汁,每次服一小盅,一日服三次。

治破伤风,痉强欲死:生葛根四两,以水三升,煮取一升,去滓分服,牙关紧闭者灌服。

解各种毒药、上吐下泻:葛根煮成汁,时常服用。

治酒醉不醒:生葛根汁饮二升便愈。

治中鸩鸟大毒,它的羽入酒杯一拂,饮后即烂肠胃:急用葛粉三合,水三盏调服,气绝欲死牙关紧闭的,挖开灌入。

谷

【性味】味甘,性平,无毒。

【主治】治小儿腹泻及下痢十年以上。可解酒毒。

花

【主治】消酒,治肠风下血。

叶

【主治】治金疮止血,可敷。

蔓

【主治】治咽喉肿痛,烧研,水服方寸匕。

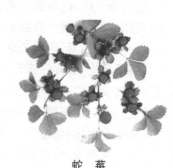

蛇莓

蛇 莓

【释名】因它靠近地面生长,所以叫地莓。蚕老时成熟,果红遍地,其果实中空的,叫蛇莓,果实中极红的小蛇残莓,人不敢吃,恐怕有蛇的残莓存在。又名:蚕莓、蛇泡草、三匹风、龙吐珠、三爪龙。

【性味】味酸,性平,无毒。

【主治】安五脏,益精气,增强体魄。长期服用能使人年轻不老。另可治疗严重的中风、身热大惊。养益颜色,长发,使人耐寒湿。

苗、叶

【性味】味甘、酸,性微寒,有小毒。

【主治】清热解毒,散结。用于痢疾、肠炎、白喉、颈淋巴结核、水火烫伤、蛇咬伤、疔疮肿毒。

何首乌

【释名】三四月生苗,然后蔓延在竹木墙壁间。茎为紫色,叶叶相对,像薯蓣但没有光泽。夏秋开黄白花,如葛勒花。结的籽有棱角,似荞麦但要细小些,和粟米差不多大。秋冬采根,大的有拳头般大,各有五个棱,瓣似小甜瓜,有赤色和白色两种,赤色的是雄的,白色的为雌的。三四月采根,八九月采花,九蒸九晒,可以当粮食。又名:首乌、地精、红内消、马肝石、小独根、交藤、夜合。

根

【性味】味苦、涩,性微温,无毒。

【主治】瘰疬,消痈肿,疗头面风疮,治五痔,止心痛,益血气,黑髭发,悦颜色,久服长筋骨,益精髓;延年不老,亦治妇人产后及带下诸疾。久服令人有子,治腹脏一切宿疾,冷气肠风,泻肝风。

【附方】治结核,破或不破,下至胸前:何首乌洗净,每日生嚼,并取叶捣烂涂,疗效非常好。

七宝美髯丹:此方是用何首乌赤、白各一斤,同前面的制作方法一样九蒸九晒后研为末。赤、白茯苓各一斤,去皮研末,以水淘去筋膜及悬浮物,取沉淀的捻成块,以人乳十碗,浸匀晒干研末;牛膝八两,酒浸一日,同蒸了七次的何首乌蒸到第九次时止,然后晒干;当归八两,酒浸一日后晒干。枸杞子八两,酒浸后晒干,菟丝子八两,酒浸生芽,研烂晒干;补骨脂四两,同黑芝麻一起炒香。将上药合在一起,忌用铁器,用石臼桁成末,炼蜜和成弹子大的丸,共一百五十个。每日服三丸,清晨温酒送下,午时姜汤送下,卧时盐水送下。其余的和成梧子大的丸,每日空腹用酒送服一百丸。服一剂后,乌须发,壮筋骨,固精气,续嗣延年,妙处难以尽述。

治破伤血出:何首乌末,敷之,立止,效果神奇。

治大风疠疾:何首乌大而有花纹者一斤,米泔浸一七,九蒸九晒,胡麻四两,九蒸九晒,为末,每酒服二钱,日服二次。

茎叶

【性味】味甘,性温,无毒。

【主治】各种内外痔、腰膝之病,寒气胸痛,积年劳瘦,胁痛。长筋力,益精髓,壮气,驻颜,黑发延年。妇人恶血痿黄,产后各种疾病,白带带血,毒气入腹,久痢不止,其功效之多不能一一陈述。

何首乌

土茯苓

【释名】楚蜀山树木丛生的山谷很多。像蓣一样蔓生,茎上有细小的斑点。它的叶不对生,形状颇似大竹叶但厚滑些,如瑞香叶但要长五六寸。它的根圆大像鸡鸭蛋,连缀而生。相距远的有一尺左右。相距近的只有几寸,它的肉柔软,可以生吃。有赤、白两种,以白的为佳。它也叫冷饭团。又名:土草薢、刺猪苓、山猪粪、禹余粮、冷饭团等。

根

【性味】味甘淡,性平,无毒。

【主治】食之当谷不饥,调中止泻,健行不睡、健脾胃,强筋骨,去风湿,利关节,止泄泻,泻拘挛骨痛,恶疮痈肿,解汞粉、银朱毒。

【附方】治颈部淋巴结结核溃烂:冷饭团切片,水煎服,或放入粥内食用,须多食为妙。江西出产的白色的较好。忌铁器及发物。

治艇肉抽搐跳动及结毒,因服轻粉,致伤筋骨疼痛,或溃烂恶臭,终身成病:用土茯苓一两,有热,加芩、连;气虚,加人参、白术、甘

土茯苓

草、白茯苓;血少,加当归、生地黄、白芍药、川芎。水煎代茶,月余即愈。又方,用冷饭团四两,加四物汤一两,皂角子七个,川椒四十九粒,灯草七根,煎水每日饮。

治杨梅疮:用冷饭团四两,皂角子七个,水煎代茶饮,一月见效。

治小儿杨梅疮,起于口内,主全身:将土茯苓末用乳汁调服,月余自愈。

覆盆子

【释名】四五月份变红成熟,山中人及时采来卖。它的味酸甜,外形像荔枝,大小如樱桃,软红可爱。过于成熟就会在枝条上腐烂生蛆,吃后多热。又名大麦莓。

【加工】有五六分成熟就可以采收,在烈日下曝晒干。今人取汁煎成果。采时不要着水,否则经不起煎。

【性味】味甘,性平,无毒。

【主治】治益气轻身,令头发不白。补虚,强阴健阳,悦泽肌肤,安和五脏,温中益力。

【附方】治疗劳损风虚、补肝耳聪明目、轻身,使人肌肤润泽,精力旺盛,不易衰老、男子肾精虚竭,每天用水服三钱,女子吃它,可治不孕。使人颜色变好。榨成汁涂头发,不会变白。益肾,缩小便。取汁同少许蜜糖煎成稀膏点服,治疗肺气虚寒。

叶

【性味】味酸、咸,性平,无毒。

【主治】绞取汁滴在眼里,去肿赤,耳聪明目、轻身。使人肌肤润泽,精力旺盛,不易衰老,止泪,收湿气。治眼睛昏暗看不见东西、冷泪常流不止,及青光眼、天行目暗等病。禁酒、面、油物。

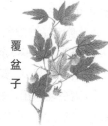

覆盆子

根

【主治】治痘后白内障或伤后瘢痕,取根洗捣,澄粉晒干,和少许蜜糖,点入眼中,每天二、三次自然可消散。百日内易治,久了就难以治疗。

【附方】治阳事不起:取覆盆子,用酒浸泡后焙干,再研为末。每天早晨用酒服三钱。

五味子

【释名】初春生苗,红蔓沿乔木而生,叶尖而圆三四月份开花,七月结食,因其皮肉甘酸核辛苦咸,故称五味子。秋季果实成熟时采摘,晒干或蒸后晒干,除去梗及杂质,生用或经醋、蜜拌蒸晒干用。又名:茎藉、玄及、会及。

【性味】味酸,性温,无毒。

【主治】益气,咳逆上气,劳伤羸瘦,补不足,强阴,益男子精。养五脏,除热,生阴中肌。治中下气,止呕逆,补虚劳,令人体悦泽,明目,暖水脏,壮筋骨治风消食,反胃霍乱转筋,痃癖奔豚冷气,消水肿心腹气肿,止渴,除烦热,解酒毒。生津止渴,治泻痢,补元气不足,收耗散之气,瞳子散大,治喘咳燥嗽,壮水镇阳。

【附方】治久咳不止:用五味子五钱,甘草一钱半,五倍子,风化消各二钱。为末,干噙。

治久咳肺胀:五味子二两,粟壳(白饧炒过)半两,为末,白饧丸弹子大。每服一丸,水煎服。

治阳事不起:新五味子一斤,为末,酒服方寸匕,日三服,忌猪鱼蒜醋,尽一剂,即得力。四时勿绝,药功能知。

五味子

菟丝子

【释名】夏天开始生长、刚开始生长的时候如同细丝,遍地不能自起,碰到其他草梗则缠绕而上,寄生在空中。无叶、有白色微红的花,非常香,结的果实如秕豆而细,为黄色,生长在地梗上的最佳。又名:菟缕、菟累、菟芦、赤网、玉女,野狐丝、金线草等。

子

【性味】味辛、甘,性平,无毒。

【主治】续绝伤,补不足,益气力,肥健人。养肌强阴,坚筋骨,主茎中寒,精自出,溺有余沥,口苦燥渴,寒血为积。久服明目轻身延年。治男女虚冷。添精益髓,去腰疼膝冷,消渴热中。久服去面上黑斑。悦颜色。补五劳七伤。治鬼交泄精,尿血,润心肺。补肝脏风虚。

【附方】治阳气虚损:用菟丝子、熟地黄等分,为末,酒糊梧子大。每服五十丸。气虚,人参汤下。气递,沉香汤下。

治肝伤目暗:菟丝子三两,酒浸三日,暴干为末,鸡子白和丸梧子大,空腹温酒下三十丸。

治白浊遗精:茯菟丸治思虑过度,心肾虚损,真阳不固,渐有余沥,小便白浊,梦寐频泄;菟丝子五两,白茯苓三两,石莲肉二两,为末,酒糊丸梧子大,每服三、五十丸,空腹用盐汤送服。

治消渴不止:菟丝子煎汁,任意饮之,直到治愈。

苗

【性味】味甘,性平,无毒。

【主治】研汁涂面,去面黑干。挼碎煎汤,浴小儿,疗热痱。

【附方】治目中赤痛:菟丝子草,捣汁点之。

治小儿头疮:菟丝子苗,煮汤频洗。

治面疮粉刺:菟丝子苗,绞汁涂之,不过三次即愈。

(5)隰草类

恶实

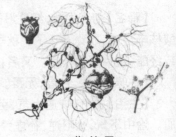

菟丝子

【释名】三月长苗,长出来的茎高的有三四尺。四月成丛状开花,淡紫色,结的果实像枫球但要小些,花萼上的细刺百十根攒聚在一起,一个有几十颗籽。它的根粗的有手臂大,长的近一尺,为浅青灰色。在七月采子,十月采根。现在很少有人食用。又名:鼠黏、牛蒡、大力子、蒡翁菜、便牵牛。

子

【性味】味辛,性平,无毒。

【主治】聪耳明目、轻身,使人肌肤润泽,精力旺盛,不易衰老补中,除风伤,风毒肿,各种瘘管。研末浸酒服,每日服二、三盏,除各种风证,去丹石毒,利腰部。在吃饭前揉捏三枚恶实子吞服,可散各种结节筋骨烦热毒。吞一枚,出痈疽根。炒研煎饮,通利小便,润肺散气,利咽膈,去皮肤过敏,通十二经,消斑疹毒。

【附方】治蛇蝎蛊毒:恶实煮汁服。

治头痛连睛:恶实子,石膏等分,为末,茶清调服。

治风龋牙疼:恶实子炒,煎水含,冷吐之。

治风水身肿:恶实子二两,炒研为末,每温水服二钱,每日三服。

牛 蒡

根茎

【性味】味苦,性寒,无毒。

【主治】伤寒热出汗,中风面肿,口渴,尿多。久服会轻身耐老。治齿痛劳疟,各种风证引起的双脚无力,慢性湿疹,咳嗽伤肺,肺脓疡和腹内积块,冷气积血。浸酒后服用可以去风和恶疮和着叶子捣碎,敷贴在杖疮、金疮上,永不畏风。又治面目烦闷,四肢不健;通十二经脉,洗五脏恶气,可常作菜吃,令人身体轻灵。把根切细,拌上豆、面粉煮饭吃,可消胀壅。把茎叶煮汤,洗浴身体,可消除皮肤瘙痒。还可加入盐花生捣烂,消除一切肿毒。把根做成果脯食用效果非常好。茎叶适宜煮汁酿酒服。

【附方】治咽喉肿痛:牛蒡子八分,马蔺子六分制成末,每次空腹用温水服方寸匕,隔日再服。用牛蒡子三两,盐二两,研匀炒热,频繁包熨咽喉部。

治水蛊腹如瓮大:鼠黏子一两,微妙研末制成梧子大的面糊丸,每次用米汤送下十丸。

治积年恶疮,反花疮,肛漏不逾:牛蒡根捣烂,和腊月猪油,每日封患处。

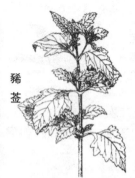

豨 莶

治老人风湿:恶实根一升切,生地黄一升切,大豆二升炒,以绢袋盛,浸一斗酒中,五、六日,任性空腹温服二、三盏,每日两服。

治一切风疾:恶实根一升,生地黄、枸杞子、牛膝各三升,用袋盛药,浸无灰酒三升内,每任意饮之。

治妇人乳房硬块:鼠黏二钱,麝香少许,温酒慢慢吞下。

治热攻心烦:以恶实根捣汁一升,食后分为二服。

治月经不通,胀痛欲死:牛蒡根蒸三遍,浸酒饮服。

豨 莶

【释名】到处都有。三、四月长苗叶,似芥菜但细长些,纹理较粗。茎高二三尺。初秋开花像菊花,结的果实颇似鹤虱。又名:希仙、火枕草、猪膏莓、虎膏、狗膏、黏糊菜。

【性味】味苦,性寒,有小毒。

【主治】治热邪犯胃不能食,取生的捣汁服三盒,过多会令人呕吐。又治金疮,止痛,断血生肉,除各种恶疮,消浮肿,捣烂敷贴患处,或用水泡散敷疗效都很好。治疟疾兼郁痰,捣汁服用让人呕吐。将它捣烂敷虎伤、狗咬、蜘蛛咬、蚕咬、蠼螋尿疮。治肝肾阴虚,四肢麻痹,骨痛膝弱,风湿诸疮。

【附方】治疔疮肿毒:在端午节采莶草晒干研末,每次服用半两,热酒调下,出汗后即愈。又方,用一两端午节时采的莶草,乳香一两,烧过的白矾半两一同研末,每次服二钱,热酒调下。毒重的人,连服三次,出汗即愈。

治膈气:莶草焙干研末,和成桐子大的蜜丸,每次服用五十丸。

甘 蕉

【释名】每株有一围多大。叶,宽有二尺多。它的茎部虚软如芋,它的根像芋头,青色,果子各有一个花房,果实随着花生长,每朵花都各自完整地闭合着,花中有六个果子,先后有序,但果子并非都能成熟,花自然也不是全都凋落。又名:芭蕉、天苴、芭苴。

【性味】味甘,性大寒,无毒。

【主治】生吃止渴润肺,止金疮溃烂流脓,有解酒精中的作用。晒干的甘蕉,可解热闷口渴,去小孩咳嗽,发热、口渴、舌红、便秘等症,压丹石毒。蒸熟晒裂,舂出果仁吃,可通血脉,长骨髓。甘蕉性冷不利人,常吃会动冷气。

根

【性味】味甘,性大寒,无毒。

【主治】治痈肿结热。捣烂后敷在溃烂处,可清热解毒。把根捣烂后服汁,主治产后出血、下腹胀闷。另外,治黄疸以及天行热狂,消渴烦闷,患痈疽热毒并金石发动,燥热口干,都把根绞烂服汁。又治游风头痛。

【附方】治伤寒发狂:用芭蕉根捣成汁饮服。

治疮口不合:用芭蕉根取汁,抹在患外。

治脊背毒疮:芭蕉根捣烂涂在患处,能愈合疮口。

治消渴饮水:用芭蕉根捣成汁,时常饮一、二合。

治产后宫内血胀:捣烂芭蕉根,绞汁,温服二、三合。

治小便血淋涩痛:芭蕉根、旱莲根各等分,加水煎熬,口服,每天二次。

治小儿惊风:用芭蕉汁、薄荷汁煎熬混匀,涂在头顶,但留卤门不涂;涂在四肢,但需留手心足心不涂。十分有效。

叶

【主治】治疮肿热毒初发,研成粉末和生姜汁涂在疮肿处。

芭
蕉

花

【主治】治胸闷心痛,则烧存性研成末,用盐汤小口服二钱。

益 母 草

【释名】喜爱生长在近水的湿处。春天开始发芽,好像嫩蒿一样。进入夏季后高三、四尺,茎呈方形如黄麻茎,它的叶如艾叶但背面是青色的。一梗有三叶,叶有尖细的分叉。一节长一寸左右,节节生穗,丛簇抱茎。四、五月间穗内开小花,红紫色,也有淡白色的。每片萼内有细子四粒,粒的大小如同蒿子,有三个棱,褐色。又名:茺蔚、益明、贞蔚、野天麻。

益母草

子

【性味】味辛、甘,性微湿,无毒。

【主治】聪耳明目、轻身,使人肌肤润泽,精力旺盛。除水肿。长期服用可以轻身。治血逆高烧、头痛心烦,产后血胀。春内仁生食,补中益气,通血脉,增精髓,止渴润肺。治风解热,顺气活血,养肝益气,安魂定魄,调妇女经脉,治非经期大出血或出血不断、产后胎前各种病。长期服用令妇女有孕。

茎叶

【性味】味辛、微苦,性寒,无毒。

【主治】治荨麻疹,可作汤洗浴。捣汁服用,主治浮肿下水。消恶毒疔肿,乳痈及丹毒等,都可用益母草茎叶涂拭。另外,服汁,可下死胎,治产后血胀闷。将汁滴入耳内,主治耳聋。捣碎可敷蛇虫毒。用来作驻颜的药,可令人容颜光泽,除粉刺。活血破血,调经解毒。治流产及难产,胎盘不下,产后大出血、血分湿热、复感风邪,血痛,非经期大出血或出血不断,尿血、泄血,泻血痢疾痔疮,跌打后内伤及淤血,大小便不通。

【附方】治粉刺黑斑:五月五日收带根的益母草,晒干烧灰,用商陆根捣汁后加醋,和入搜集来的灰做成饼,在炭火上烤。贮藏半年后才使用,可作养颜的药,极能润滑肌肤。

唐武则天炼益母草法:五月五日采根苗完整的益母草,不要黏土,晒干。再作一炉子,四面开口,上下置火。将益母草捣细,取面和水成团,如鸡蛋大,放在炉火中央。用大火烧一顿饭的功夫,便熄灭大火,用小火文烧,但不要让火熄灭经过一个伏时后取出,在磁中研磨,细筛后再研,三日后收藏待用,像洗头那样洗面。

济阴返魂丹:治妇女孕前产后诸多疾病,及一切疑难病症,在端午节采开紫花的益母草,连根茎花籽阴干;或用新鲜的,煎成膏,根据病症的差异,用汤调下:如前脐腹痛,用米汤送下。胎动不安,或流血不止,用当归汤送下。产后,用童便调下二、三服,能安魂定魄,调顺血气,百病不生。如死胎及胎盘不出,或横生难产,都可用炒盐汤送下。产后大出血,眼发黑,血热口渴,烦闷如见了鬼神,狂叫不省人事,用童便和酒化下。其中产后流血不止,积血成块刺疼,上冲心胸的,也用此法。产后大出血,用糯米汤送下。产后红白带多,煎阿胶艾草汤送下。产后大便频繁,用枣汤下。产后痢疾,用米汤下。产后中风,牙关紧闭,半身不遂,失音不能说话,用童便调酒下。

艾

【释名】艾生长在田野间,到处都有,但以覆盖在上及向阳的为最好。初春遍地生苗,茎似蒿,叶背呈白色,以苗短的为良。三、五月采叶晒干,陈久方可用。又名:冰台、医草、黄草、艾蒿。

叶

【性味】味苦,性微温,无毒。

【主治】用于灸百病。也可煎服。主吐血腹泻,阴部生疮,妇女阴道出血,利阴气,生肌肉,辟风寒,使人有生痛能力。煎时不要见风。

【附方】治中风口噤:熟艾炙承浆穴,颊车穴,各五壮。

治鼻血不止:用艾灰吹入鼻中,也可将艾叶煎服。

治误吞铜钱:艾蒿一把,水五升,煎一升,顿服便下。

治伤害时气:干艾叶三升,水一斗,煮一升,顿服取汗。

治咽喉肿瘤:用青艾和茎叶一小把,用醋捣烂,敷于喉上。

治盗汗不止:用熟艾二钱,白茯神三钱,乌梅三个,水一盏,煎八分,临睡前温服。

治中风口喎:用五寸长的苇筒,一头放入耳内,四面密封,外用艾灸次。患左灸右,患右灸左。

治风虫牙痛:化蜡少许,摊在纸上,铺开艾叶,用筷子将艾叶卷成筒,烧烟,左右熏鼻吸烟满口,呵气,即终止肿消。

实

【性味】味苦、辛,性暖,无毒。

【主治】耳聪明目、轻身,使人肌肤润泽,精力旺盛,不易衰老,治疗一切鬼气,助肾强腰膝,暖子宫。

艾

鸡冠花

鸡冠花

【释名】三月长苗,入夏后高的有五、六尺,矮的才几寸。它的叶青而柔,颇似白苋菜。可用油盐炒食,很爽口。六、七月茎梢间开花,有红、白、黄三色。它的穗圆长,花朵宛如鸡冠,有围长达一、二尺的,层层卷出甚是可爱。穗中有籽,黑细光滑,与白苋子一样。它的穗如秕麦的形状,花期最长久,霜降后才开始凋谢。又名:鸡枪花、鸡公花。

苗

【性味】味甘,性凉,无毒。

【主治】治痔疮及血病。

子

【性味】味甘,性凉,无毒。

【主治】治便血,痢脓血、赤白相杂,妇女非经期阴道出血。

花

【性味】味甘,性凉,无毒。

【主治】治痔疮出血,痢脓血、赤白相杂,非经期阴道出血。

【附方】治吐血:将白鸡冠花用醋泡后煮七次,研末,每服二钱,用热酒送下。

治月经不止:红鸡冠花一味,晒干为末,每次服二钱,空腹用酒服下。同时,忌鱼腥猪肉。

治妇人白带:白鸡冠晒干为末,每天早晨空腹酒服二钱。治赤带是用红鸡冠花。

苎 麻

【释名】它的苗高七八尺,叶如楮叶但没有分叉,叶面青背白,有短毛。夏、秋间长出有细穗的青色花,根是黄白色的,很轻虚。二、八月可采。

根

【性味】味甘,性寒,无毒。

【主治】安胎、敷丹毒热。治胸膈发热,胎漏止产后大出血,产前产后心烦,邪热,大渴,大狂,服金石药的人。暗箭毒、蛇虫咬伤。

【附方】治产后腹痛:将苎麻放在腹上,即止。

治脱肛不收:苎根捣烂煎汤,倒入盆中坐浴,效果良好。

治小便不通:用麻根、蛤粉半两为末,每次服二钱,空腹用新鲜水送下。

治痰哮咳嗽:取苎根煅烧存性研为末,用生豆腐蘸三、五钱,食后效果甚佳。如未痊愈,可用猪肉二、三片,蘸末后食用,效果更好。

苎 麻

叶

【主治】金疮伤折血出,淤血。

【附方】治骤然水泻:日夜都不停,快要死了,不管男女,用五月五日采麻叶,阴干为末,每月二钱,冷水调下,勿吃热物,只吃冷物,小儿半钱。

木 莲

【释名】在树木墙垣上蔓延生长,四季不凋零。叶片厚实坚硬,不开花就结果。果实如杯子般大,形状有一点像莲蓬但稍长些,正如没有花果的果实。六、七月果实里空而红。八月后里面就结满了细小的子,大如稗子,每一颗子都有一根须。味道微微有点涩。又名:薜荔、木馒头、鬼馒头。

叶

【性味】味酸,性平,无毒。

【主治】背痛,干末服之,下利即愈。主风血,暖腰脚,变白不衰。治血淋痛涩。藤叶一握,甘草炙一分,日煎服之。

汁

【主治】白癜风,疬疡风,恶疮疥癣,涂之。

木莲

【性味】味甘,性平、涩,无毒。

【主治】壮阳,固精消肿,散毒排脓,催乳。治久痢,肠痔,心痛,治背上恶疮,把干叶研末服用,下利即愈。另外,还主风血,暖腰脚。

木 莲

【附方】治疝如斗:木馒头烧研为末,用酒送服二钱。

治血淋痛涩:用藤叶一把,炙甘草一分,每天煎服。

治脱肛:木馒头连皮、子切炒,茯苓、猪苓各等分研末,每次二钱,用米汤送下。也治梦中遗精,名锁阳丹。

治乳汁不通:木馒头两个,猪前蹄一个,煮烂食用,并将汤喝完,一日即通。

治惊悸遗精:木莲炒、白牵牛等分,为末。每服二钱,用米饮调下。

菊

【释名】到处都有,以南阳菊潭者为佳。初春时出生细苗,夏天特别丰茂,秋天开花、冬天结果。它的种类特别多,只有有紫茎的气味劳香,叶厚而柔软的,嫩时可吃,花比较微小,味道很甜的是正品。它的茎有株蔓、紫赤、青绿之殊;叶有大小、厚薄、尖秃之异,花有千叶单叶、有蕊没有蕊、有子没有子、黄白红紫、杂色深浅、大小之别;味有甘、苦、辛之辨。还有夏菊、秋菊、冬菊之分。又名:节华、女节、女华、女茎、日精、更生等。

花、叶、根、茎、实

【性味】味甘,性平,无毒。

【主治】治各种风症及头眩肿痛,流泪,死肌,恶风及风湿性关节炎。长期服用利血气,轻身延年益寿。治腰痛,除胸中烦热,安肠胃,利五脉,调四肢。还可治头目风热、晕眩倒地、脑颅疼痛、全身浮肿,用菊作枕头可聪耳明目、轻身,使人肌肤润泽,精力旺盛,不易衰老。生熟都可食。能养目血去翳膜,主用于肝气不足。

白菊

【性味】味苦、辛,性平,无毒。

【主治】治风眩,能使头发不白。可用来染胡须和头发。同巨胜、茯苓制成蜜丸服用,去风眩,延年,益面色。

【附方】服食菊花 《玉函方》载王子乔养颜延寿方:用甘菊,在三月的前五天采它的苗,叫玉英;六月的前五天采它的叶,叫容成;九月的前五天采它的花,叫金精;十二月前五日采它的根茎,叫长生。将上述四物一起阴干一百天后,各取等分,捣杵千次后成末,每次用酒送服一钱。或者将末炼熟后做成梧子大的蜜丸,用酒送服七丸,每日三次。服百日后会身轻而润,服一年令白发变黑。服二年,齿落更生。服五年,八十岁的可返老还童。

治膝关节肿大疼痛:用菊花、陈艾作护膝,长期使用则自愈。

治饮酒过量,大醉不醒:将九月九日采的真菊研末,饮服一匙。

治风热头痛:用菊花、石膏、川芎各三钱为末,每次服一钱半,用茶调下。

治妇女阴肿:用甘菊苗捣烂熬汤,先熏后洗。

服食白菊 《太清灵宝方》引:九月九日采菊花二斤,茯苓一斤,一同捣碎后筛出末。每次服二钱,温酒调下,一日三次;或者用炼过的松脂,和末做成鸡蛋大的丸,每次月一丸。久服令人延年益寿。

菊

治肿恶疮垂死之症:用菊花一把,捣汁一升,入口中即活。这是神验方。冬月采根用。

治痘疮入目生翳:用白菊花、谷精草、绿豆皮各等分捣成末,每次取一钱,用干柿饼一个,淘粟米水一盏一起煮,待水煮干时吃柿饼,每日三个。少则五、七日,多则半月见效。

天 名 精

【释名】江湖泽间都有。嫩苗呈绿色,类似皱叶菘荠,微有狐臭,淘洗浸泡焙熟后也可食用。一生长便抽茎,开小黄花,像野菊花。结的果实如同蒿子,最粘人的衣服。狐臭很重,炒熟后却很香。又名:天蔓菁、天门精、地菘、玉门精、麦句姜等。

叶、根

【性味】味甘,性寒,无毒。

【主治】治淤血及经期腹胀腰痛欲死,下血,止血痢,利小便,除小便,祛麻木,除胸中积热,止烦渴,消水肿。生肌血,止鼻出血,杀寄生虫,除各种毒肿、疔疮、瘘痔,刀枪内伤。身体搔痒不止的人,用天名精叶和根擦拭,立即止痒。

实

【性味】味苦,性辛,有小毒。

【主治】杀蛔虫、蛲虫。研为末,用肥肉汁调服。

【附方】治毒蛇咬伤:用天名精捣烂敷在患处。

治脊背痛疽:用天名精捣汁一升,每日服二次,即愈。

治大肠生虫不断,坐卧不安:用水调鹤虱末加半两服用,自愈。

治男女吐血不止:用天名精,又叫皱面草,也叫地菘,晒干为末,每次服一、二钱,用茅花泡汤调下,一日二次。

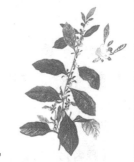

天 名 精

治疔疮:用天名精叶、浮在表面的酒糟一同捣烂后敷患处,立刻见效。

治咽喉堵塞,痰涎壅滞,饮水困难:用天名精,连同叶捣烂,用鹅毛扫入咽喉,祛痰即愈。另一方法,用天名精,春夏用茎,秋冬用根一把,与青矾半两一同研,点患处,令吐脓血痰沫即愈。

本草纲目 白话精解

治急性咽喉炎:用天名精,研细后,再用生蜜和成弹子大的丸,每次含化一、二丸,即愈。

治骨鲠:用天名精、马鞭草各一把去根,同白梅肉一个,白矾一钱,捣碎做成弹子大的丸,用绵布包裹后在嘴里咽汁,骨刺便自软而脱下(白梅:就是用盐腌成的白霜梅)。

紫菀

【释名】三月内开始遍地生苗,叶子三、四个连在一起,五、六月开黄白紫色的花,结黑色的子,为治肺病的要药。又名:青菀、紫倩、夜牵牛、返魂草等。

根

【性味】味苦,性温,无毒。

【主治】治咳嗽气喘,胸中寒热结气。能去腹内寄生虫及双足萎弱无力,安五脏。疗咳嗽吐脓血,止哮喘、心悸、五劳体虚,补中气不足、小儿惊痫。还可治高烧休克,补虚顺气,劳气虚热,各种邪恶怪气。能调中消痰止渴,润肌肤,填骨髓,益肺气,主治右胁下包块。

【附方】治吐血咳嗽:吐血而后咳者,用紫菀、五味子炒为末,蜜丸芡子大,每含化一丸。

治肺伤咳嗽:紫菀五钱,水一盏,煎七分,温服,日三次。

治小儿咳嗽:咳而不出声者,用紫菀末、杏仁等分,入蜜同研,炼丸如芡子大,每服一丸,五味子汤化下。

治久嗽不愈:紫菀、款冬花各一两、百部半两,捣罗为末。每服三钱、姜三片,乌梅一个,煎汤调下,日服二次,效果很好。

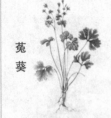

紫 菀

菀 葵

【释名】苗如石龙芮,叶有光泽,花呈白色而像梅花,它的茎为紫黑色,煮来吃很爽口。生长在低凹的沼泽和田间。又名:天葵、雷丸草等。

菀
葵

苗

【性味】味甘,性寒,无毒。

【主治】治尿中带石的各种淋症,止虎蛇毒。患各种疮,可捣汁饮用。涂在疮上,能解毒止痛。

【附方】治诸疮:菀葵捣汁饮之。

龙 葵

【释名】龙葵、龙珠,为同一类的两个品种,到处都有。四月生苗,嫩时可食,柔软而润滑。五月以后开小白花,五开五谢,花蕊呈黄色。结的果实浑圆形,大如五味子,果上长有小蒂,数颗同缀。果实味酸,里面有细籽,也像茄子的子。但果实生青熟黑的是龙葵,生青熟赤的为龙珠,性味相差不多。又名:苦葵、苦菜、天茄子、水茄、天泡草等。

苗

【性味】味苦、微甘,性滑、寒,无毒。

【主治】食之解劳少睡,去虚浮肿,治风,补益男子元气。妇人败血,消热散血。

【附方】治去热少睡:龙葵菜同米,煮做羹粥食之。

茎、叶、根

【主治】将茎、叶、根捣烂,和土敷疗疮、火丹疮,效果良好。

【附方】治脊背痈疽:用龙葵一两为末,麝香一分,研匀涂。

治火丹:用老鸦眼睛草,即龙葵的叶子,加入醋研细后敷。

治辟除蚤虱:用龙葵叶铺在席子下面,次日蚤虱即死。

治跌打损伤,从高处坠下垂死的人:取龙葵的茎叶,捣汁服,再用滓敷患处。

治临产时产妇直肠脱出,肠出不收:用龙葵一把,煎水,先熏后洗,肠收而愈。

龙葵

子

【主治】治疗肿。用来耳聪明目、轻身,使人肌肤润泽,精力旺盛,不易衰老轻身,治疗效果非常好。还能治风疾,益男子元气,妇女败血。

荭 草

荭草

【释名】生长在水边,像马蓼但略大些,它的茎粗如拇指,有毛。叶大如商陆叶。花色浅红,成穗。深秋子成熟,形状扁如酸枣仁稍微小些,颜色赤黑而子仁白,微有辛味。熟后可食。又名:茏古、游龙、石龙、天蓼、大蓼。

实

【性味】味咸,性微寒,无毒。

【主治】消渴,去热,耳聪明目、轻身,使人肌肤润泽,精力旺盛,不易衰老,益气。

【附方】治瘰疬:用水荭花子,不论多少,一半微炒,一半生用,一同研末,饭后用好酒调服二钱,一日三次。不管是否溃烂,坚持服,自然会见效。

治癖块坚硬如石:用水荭花子一升,再研三十个去皮的独颗蒜,刚取的狗脑一个,皮硝四两,入在石臼内捣烂,摊在患处,益上一层油纸,再用线捆好。在酉时贴上,次日辰时取。若不见效,再贴二、三次。如果化脓溃疡,不要见怪,再看虚实,每天兼服消积类的药,双管齐下。服至半月,最多一个月,没有不愈的。有喘满不止的为实,不喘的为虚。

花

【主治】散血、消积、止痛。

【附方】腹中痞积:水荭花或子一碗,以水三碗,用桑柴文武火煎成膏,量痞大小摊贴,仍以酒调膏服。忌腥荤油腻之物。

胃脘血气作痛:水荭花一大撮,水二盅,煎取一盅服。

(6)苔草类

卷 柏

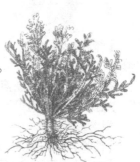

卷 柏

【释名】丛生于石土上面,叶细得好像柏叶,像鸡足一样卷曲起来,呈青黄色。五、七月采、阴干。又名:万岁、长生不死草、豹足、交时等。

【性味】味辛,性温,无毒。

【主治】治五脏邪气,女子阴中因寒热侵袭作痛。久服可轻身,润泽颜色。止咳逆,脱肛,散淋结,头中风眩,强阴益精。通月经,镇心,除面部头风,暖肾,生用破血,炙用止血。

【附方】治远年下血:卷柏、地榆焙等分,每用一两,水一碗,煎数十沸,口服。

治大肠下血:卷柏,侧柏、棕榈等分,烧存性为末。每服三钱、酒下,亦可饭丸服。

陟　厘

【释名】陟厘有生长在水中及石上的两种,蒙茸如发。有种独自长在没有石头的、停积不流的污水中,缠牵如丝绵的形状。又叫水苔。生长在江南池泽地方。又名:侧梨、水苔、石发、石衣、水衣、水绵等。

【性味】味甘、性大温、无毒。

【主治】治心腹大寒,温中消谷。助消化不良,止腹泻。捣成汁服,治天行病心闷,制成脯吃,止渴病,禁食盐。捣烂后外敷治丹毒。

石　蕊

【释名】生长在兖州蒙山石上。因烟雾熏染,日久结成,属苔衣类。那里的人在初春刮取来曝晒干后馈赠人,称它为云茶。它的状呈白色,轻薄如花蕊。它的气味芳香,如同香菇,它的味道甘涩如同茶水。又名:石濡、石芥、云茶、蒙顶茶。

【性味】味甘,性温,无毒。

【主治】聪耳明目、轻身,使人肌肤润泽,精力旺盛,不易衰老,益精气,使人不饥渴,轻身延年。生津润喉,解热化痰。

(7)山草类

人参

人　参

【释名】人参生在上党山谷及辽东。二、四、八月上旬采根,竹刀刮暴干,不要使之见到风,根像人形者最好。以百济、高丽、新罗所产人参为最好,也就是今天的朝鲜。人参容易被虫蛀,要放在新容器中密封保存,可以存放好多年而不坏。又名:黄参、血参、人衔、鬼盖、神草、地精等。

根

【性味】味甘,微寒,无毒。

【主治】补五脏,安精神,定魂魄,止惊悸,除邪气,聪耳明目、轻身,使人肌肤润泽,精力旺盛,不易衰老开心益智。久服可轻身延年。又治五劳七伤,虚损痰弱,保中守神,消痰,治慢性肺病,体虚,梦多而杂乱,肺脾元气不足,短气少气,止渴,生津液。治土火旺的病,就适宜用有凉薄之气的生人参,来泻火补土,这是纯用它的气。脾虚肺怯的病,则适宜用有甘温之味的熟参,以补土生金,这是纯用它的味。

【附方】治开胃化痰:不思进食,不论是大人或小儿,人参焙二两,半夏姜汁浸焙五钱,为末,飞罗面做糊,做成绿豆大小的丸,饭后用姜汤服用三、五十丸,每日三次。

治嗽化痰:人参末一两,明矾二两,以酽醋二升,熬矾成为膏状,入参末炼蜜和收,每以豌豆大一丸,放舌下,就不会再咳嗽。

治离魂异疾:一人睡觉,自觉身外有身,与自身一样没有区别,但不说话,其属怪涎。入睡觉时魂归于肝,这是由于肝虚邪气侵入,造成魂不归舍的原因,所以病名叫离魂。用人参、龙齿各一钱,赤茯苓八分,水一盏,煎至半盏水时,撒上朱砂末一钱,每晚睡时服。十服后,真身气爽,假身即去。

治上吐下泻:人参、黄连各一钱,水煎,细细呷服。

治口干、饮水多、小便多:将人参制成末,用鸡蛋清调服一钱,每日服三次,有效。

治产后血运:人参一两,紫苏半两,以童尿酒水三合煎服。

治产后喘急:乃血入肺窍,危症。苏木煎汤,调人参末三钱,服用有奇效。

甘　草

【释名】甘草生在陕西、山西、内蒙古,春天生发青苗,有一、二尺高,叶子好像槐树的叶,七月份结紫花,果实像毕豆,根长的有三、四尺,粗细不等,皮是红色的,采集后去掉芦头及红色的皮,阴干后用,以坚实断理者为上品。又名:生甘草、炙甘草、粉甘草、美草、灵通等。

【性味】味甘、性平、无毒。

【主治】补脾益气脾胃气虚证,心虚动悸脉结代症,脏躁症;润肺止咳嗽气喘症;缓急止痛脘腹或四肢挛急作痛;清热解毒痈疽疮毒,咽喉肿痛,食物、药物及农药中毒;缓和药性调和百药。

【附方】治小儿羸瘦:甘草三两,炙焦为末,做成绿豆大小的蜜丸,每次用温水服五丸,每日服两次。

治气虚血亏之心动悸、脉结代等症:甘草,常与人参、茯苓、白术同用,此即为四君子汤。本品益气又能养心。

治肺痿久嗽:鼻涕、唾液多,骨节烦闷,寒热,以甘草三两炙,捣为末状,每日取小便三盒,调甘草末一钱,服之。

治伤寒心悸:可用甘草二两,水三升,煮一半,服七合,每日服一次。

治冻疮发裂:甘草煎汤洗之,次以黄连、黄柏、黄芩末,入轻粉、麻油调敷。甘　草

治润肺益气兼祛痰咳喘:有止咳平喘作用。所以无论寒热虚实有痰没有痰皆宜。治风寒犯肺之喘咳,甘草与麻黄、杏仁合用,如三拗汤;治风热犯肺之喘咳,甘草与桑叶、菊花、桔梗、杏仁等合用,如桑菊饮;治肺有郁热之咳喘,甘草与麻黄、生石膏、杏仁等同用,如麻杏石甘汤;治外感风寒、内有停饮之咳喘,常与麻黄、细辛、干姜、五味子等合用,如小青龙汤。

甘草与芍药合用,即芍药甘草汤,可治营血受伤、四肢挛急作痛、屈伸不利;若与芍药、桂枝、饴糖、生姜等同用,即小建中汤,可治中焦虚寒、脘腹挛急作痛。

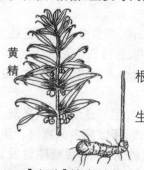

黄精

黄 精

【释名】二月开始生长,一枝上有多个叶,形状像竹子但略短。根象萎蕤,其叶与钩吻相似,只是茎不发紫,花不发黄。

黄精的根、叶、花、实都可以食用,但是以对生的是正精,不对生的叫偏精。又名:黄芝、鹿竹、救穷草、野生姜、仙人余粮等。

根

【性味】味甘,性平,无毒。

【主治】补中益气,除风湿,安五脏。久服轻身延年不感到饥饿。补五劳七伤,助筋骨,耐寒暑,益脾胃,润心肺。单单只吃九蒸九晒的黄精,便可驻颜。补各种气虚,止寒热,填精髓,打下三种尸虫。

【附方】治大风癞疮:营气不清,久而久之,风邪侵入血脉,因此成癞,鼻坏色败,皮肤溃疡。用黄精根去皮洗净二斤,在太阳下晒软,放入粟米饭中蒸熟,经常食用。

补肝明目:黄精二斤,蔓菁子一斤淘洗,放在一块,九蒸九晒,为末,空复每次服下二钱,每日两次,可延年益寿。

补精益气:黄精、枸杞子等分,捣末作饼,晒干为末,再炼成梧桐子大小的蜜丸,每次用汤服五十丸。

黄耆

黄 耆

【释名】根长二、三尺,独茎,或做丛生,枝干离地二、三寸,叶子稀疏像羊齿,又像蒺藜苗,七月中旬开黄紫花,其果实结小尖角。长约一寸,八月采根用。又名:黄芪、戴椹、芰草、五孙等。

根

【性味】味甘、微温、无毒。

【主治】治痈疽、烂疮,排脓止痛,麻风病,内外及混合痔、瘘管,补虚,小儿百病。治妇人子宫邪气,逐五脏间恶血,补男人虚损,五劳瘦弱,止渴,腹痛泄痢,益气,利阴气。治虚喘、肾衰耳聋,疗寒热,治发背。助气,壮筋骨,长肉补血,破腹内积块、淋巴结核、大脖子,非行经期间阴道内大量出血,湿热痢,产前后一切病,月经不调,痰咳,头痛,热毒赤目,治虚劳白汗,补肺气,泻肺火心火,益胃气,去肌热及诸经痛。黄耆的茎、叶,主治口渴及筋脉痉挛,痈肿疽疮。

【附方】治吐血不止:黄芪二钱半,紫背浮萍五钱制成末,每次一钱,用姜、蜜水送下。

治饮酒过多面色发黄,上腹痛,足胫胀,小便黄,或发赤黑黄斑,因大醉吹风淋雨所致:黄芪二两,木兰一两制成末,用酒送服一方寸匕(注:方寸匕为古代量药的器具。匕,即匙;方寸,指其大小为一寸见方。一方寸匕的容量,相当于十粒梧桐子大),每日三次。

　　治胎动不安腹痛：下黄汁,黄芪、川芎各一两,糯米一合,水一升,煎至半升,分两次服。

　　治老人秘塞：绵黄芪、陈皮去白各半两,为末,每服三钱,用大麻子一合,研烂,以水滤浆,煎到有白乳时,加入白蜜一匙,再煎至沸腾,调药空腹服,厉害的也不过二服即愈,此药不冷不热,常服无秘塞之患,效果神奇。

　　治阴囊湿痒：绵黄芪,酒炒为末,以熟猪心蘸来吃治疗效果非常好。

　　治小便尿血：黄芪、人参等分制成末,用大萝卜三个,切如指厚,蜂蜜二两拌炙令干,勿使焦糊,蘸末吃,再用盐水送下。

　　治咳血：黄芪四两,甘草一两制成末,服二钱。

　　治小便不通：绵黄芪二钱,水二盏,煎至一盏,温服,小儿减半。

　　治白浊因气虚而致：黄芪盐炒半两,茯苓一两制成末,每次一钱。

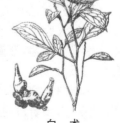

白　术

白　术

　　【释名】春天开始生苗,青色没有枝桠,茎好像蒿干状,青红色,大约高二、三尺。夏天开花紫绿色,也有黄白色的,根的形状像姜,皮是黑色的,心是黄白色,中间有紫色的膏液。它的根可以吃,嫩苗也可以吃。又名：山蓟、马蓟、山姜、山连等。

　　【性味】味甘、性温、无毒。

　　【主治】治风寒湿痹,颈强直,背反张,止汗除热消食。做成煎饼久服,可使身体年轻延年益寿不感到饥饿。主血虚阴亏、气血逆乱引起的眩晕头痛,流眼泪,消痰水,逐皮间水肿性结肿,除腹胀满,霍乱呕吐腹泻不止,利腰脐间的血,益津液,暖胃助消化嗜食。治腹部胀满,腹中冷痛,胃虚下利,多年气痢,除寒热、止呕逆、反胃,利小便。主五劳七伤,补腰膝,长肌肉。治潜匿于两胁之间的积块,妇人腹内积块,除湿益气,和中补阳,消痰匿于两胁之间的积块,妇人腹内积块,除湿益气,和中补阳,消痰逐水,生津止渴,止泻痢,消足胫湿肿,除胃中热、肌热。辅佐于积实,可消气分痞满；辅佐于黄芩,可安胎清热。服用白术的人忌吃桃、李、菘菜,雀肉、青鱼。

　　【附方】治中风口噤：不醒人事者,可用白术四两、酒三升,合煮一升,顿服。

　　治自汗不止：白术末,饮用方寸匕,每日两次。

　　治脾虚盗汗：白术四两,切片,以一两与黄耆炒,一两同牡蛎炒,一两同石触炒,一两同麦麸炒,将白术拣出,研末,每服三钱,食远粟米汤下,每日三次。

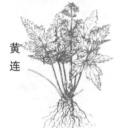

黄连

　　治脾虚泄泻：白术五钱,白芍药一两,冬月用肉豆蔻煨为末,用米饭做成梧子大的丸,每次用米汤饮下五十丸,每日两次。

　　治胸膈烦闷：白术末,水服方寸匕。

　　治产后中寒：全身寒冷强直,口不能言,不识人,用白术四两,泽泻一两,生姜五钱,水一升,煎服。

黄　连

　　【释名】苗高一尺,叶似甘菊,四月开黄色的花,六月结像芹子的果实,也是黄色的。

生在江南的根像连珠,它的苗经历冬天而凋,叶子像小雉尾草,正月开花像细穗淡白微黄色。六、七月份可以采。又名:王连、支连。

【性味】味苦、性寒,无毒。

【主治】清热燥湿,中焦湿热,湿热泻痢,湿热黄疸;泻火解毒热病烦躁,心火亢盛,胃热呕吐,血热妄行,痈肿疮毒。

【附方】治心惊实热:用黄连七钱,水一盏半,煎一盏,食远温服,小儿减之。

治肝火为痛:黄连,姜汁炒为末,粥糊丸梧子大,每服三十丸,白汤下。

治骨节积热:渐渐黄瘦,黄连四分切,以童子小便五大盒浸经宿,微煎三四沸,去滓,分为二服。

治赤白久痢:没有寒热现象,只是长时间不止,用黄连四十九个,盐梅七个,入新瓶中,烧烟尽,热研,每服二钱,盐米汤下。

治破伤风病:黄连五钱,酒二盏,煎七分,入黄蜡三钱,溶化热服之。

治鸡冠痔疾:黄连未敷之,加赤小豆末,尤良。

治牙痛恶热:黄连末掺之,主止。

治口舌生疮:用黄连煎酒,时含呷之。

治中巴豆毒:下利不止,黄连干姜等分,为末,水服一匙。

胡
黄
连

胡黄连

【释名】出自波斯国,其功用性味似黄连,故名之,初生时似芦苇,干了就像杨柳的枯枝,里边是黑的,而外边是黄的,不拘时月收采。又名:割孤露泽。

根

【性味】味苦、性平、无毒。

【主治】退虚热——阴虚发热;除虚热——小儿疳热;清湿热——湿热泻痢,痔疮肿痛。本品苦寒沉降,偏于走下,功能退热除蒸消疳,清热解毒,治阴虚骨蒸发热,小儿疳积发热,以及湿热火毒诸证,尤其善治中下二焦湿热之泻痢、痔疮肿痛。

【附方】治伤寒劳复:身子发热,大小便红如血色,用胡黄连一两,栀子二两,去壳,入蜜半两,拌和,炒令微焦为末,用猪胆汁和丸梧子大。每服十丸,用生姜二片,乌梅一个,童子小便三合,浸半日去滓,食后暖小便加温吞之,卧时再服。

治小儿自汗:盗汗,潮寒往来,胡黄连、柴胡等分,为末,蜜丸芡子大,每用一两丸,水化开,入酒少许,重汤煮一、二十沸,温服。

治痔疮疼肿:痔疮疼痛不可忍者,胡黄连末,以鹅胆汁调搽之。

治五心烦热:胡黄连末,米汤饮服一钱。

桔
梗

桔 梗

【释名】根如小指大小,黄白色,春生苗,茎有一尺多高,叶像杏叶,稍有点长椭圆形。四叶相对而生,嫩时可煮食。六、七月开小花,紫绿色,颇似牵牛花。秋后结子。根细如小指,黄白色的。八月采根,它的根有心。若没有心的便是荠苨。又名:白药、梗草。

根

【性味】味辛,性温,有小毒。

【主治】治胸胁如刀刺般疼痛,腹满肠鸣,惊恐悸气。利五脏肠胃,补血气,除寒热风痹,温中消食,治疗咽喉痛,下蛊毒,治下痢,祛瘀积气,消聚痰涎,去肺热气促嗽逆,除腹中冷痛,治小儿真气衰弱及惊风,下一切气,止霍乱抽筋,胸腹胀痛。补五劳,养气,能除邪气,辟瘟,破复内积块和肺脓疡,养血排脓,补内漏及喉痹,利窍,除肺部风热,清咽嗌,胸膈滞气及痛。除鼻塞,治塞呕,口舌生疮,赤目肿痛。

【附方】治妊娠中恶:心腹疼痛,桔梗一两,水一钟,生姜三片,煎六分,温服。

治伤寒腹胀:此为阴阳不和所致。桔梗、半夏、陈皮各三钱,姜五片,水二钟、煎一钟。

治胸满不痛:桔梗,枳壳等分,水二钟,煎一钟,温服。

治牙疳臭烂:桔梗,茴香等分,烧研敷之。

治鼻出血:桔梗为末,水服一匙,一日四服。

桔梗芦头

【主治】李时珍说:主治吐上膈风热痰实,生研末,白汤调服一、二钱,探吐。

地　榆

【释名】老根在三月里长苗,独茎直上,高三、四尺。三月叶子对分长出,似榆叶但稍狭窄、细长一些,像锯齿状,颜色为青色。七月开花,紫黑色。根外黑里红,可用来酿酒。它的叶可以泡茶,味很美。又名:玉豉、酸赭。

根

【性味】味苦,微寒,无毒。

【主治】治妇人乳产,带下五漏,止痛,止汗,除恶肉,疗金疮,止脓血,诸瘘恶疮热疮,补绝伤,产后内塞,可做金疮膏,消酒,除渴,耳聪明目、轻身,使人肌肤润泽,精力旺盛,不易衰老,止冷热痢、疳积有良效。止吐血、鼻出血,肠风,月经不止,非经期阴道内大量出血,产前后各种血疾水泻。治胆虚气怯。地榆汁酿的酒,可治风痹,补脑。地榆捣成汁,可涂虎犬蛇虫咬伤。

【附方】治下痢赤白相兼骨瘦如柴:地榆一斤,水三升,煮至一升半,去滓,再煎直至如稠汤,每日服三次。

治虎犬咬伤:地榆煮汁饮,并为束敷之。

治毒蛇伤人:新鲜地榆根捣汁饮,兼泡患处。

治胃肠风热:地榆三钱,苍术等分,用水煎服。

治男女吐血:用地榆三两,米醋一升,煮开十余次,去滓,饭前服一次。

治血痢不止:地榆晒干研细,每次二钱,掺在羊血上炙熟吃,以捻头煎汤送下。

叶

【主治】作饮代茶,甚解热。

地榆

萎蕤

【释名】它的根横生,似黄精但稍微小些,黄白色,性柔多须。它的叶像竹叶,两两相对。可以采根来种植,很容易繁殖。嫩叶和根都可煮淘食用。它生长在山谷,又叫玉竹,地竹。又名:女萎、葳蕤、委萎、萎香等。

根

【性味】味甘,性平,无毒。

【主治】治中风急性热病,身体不能动弹,跌筋结肉,久服可消除黄褐斑,容光焕发,面色润泽,使身体年轻不易衰老。疗胸腹结气,虚热湿毒腰痛,阴茎受寒,及眼痛眦烂流泪。时疾寒热,内补不足,去虚劳客热。头痛不安,加量用,很有效。补中益气,除烦闷,止消渴,润心肺,补五劳七伤虚损,腰热疼痛,天行热狂。服食不用忌讳。服诸石人有不适反应的,可煮萎蕤水喝。

【附方】治小便萃淋:萎蕤一两,芭蕉根四两,水二大碗,煎一碗半,入滑石二钱,分三服。

治眼见黑花:用萎蕤焙四两,每服二钱,水一盏,入薄荷二叶,生姜一片,蜜少许,同煎七分,卧时温服,日一服。

治赤眼涩痛:萎蕤、赤芍药、当归、黄连等分,煎汤熏洗。

治发热口干:小便涩,可用萎蕤五两,煎汁饮之。

柴胡

【释名】二月生苗、非常芳香,茎青紫色,而且坚硬,微有细线,叶子像竹叶而稍紧小。也有似斜蒿者,似麦门冬叶但是较短。七月开黄色的花。根为淡红色,像前胡而强。又名:芸蒿、山菜、茹草。

根

【性味】味苦、性平,无毒。

【主治】治腹部胃肠结气,饮食积聚,寒热邪气,推陈致新。久服可以轻身聪耳明目,使人肌肤润泽,精力旺盛,不易衰老益精,除伤寒胃中烦热,各种痰热结实,胸中邪气,五脏间游气,大肠停积水胀及湿痹的拘挛。治虚劳发热,骨节烦疼热气,肩背疼痛,劳之羸瘦,下气消食,宣畅气血。补五劳七伤,除烦止惊益气力,消痰止嗽,润心肺,添精髓,健忘,除虚劳,散肌热,去早晚潮热,寒热往来,胆热。妇人胎前产后各种热,腹部包块,胸胁痛。治阳气下陷,平肝胆热气,及头痛眩晕,目昏赤痛障翳,耳鸣耳聋,各种疟疾及痞块寒热,妇人热入血室,月经不调,小儿痘疹余热,面黄肌瘦,腹部膨大。

【附方】治小儿阴虚内热:十五岁以下,遍身如火,日渐黄瘦,盗汗咳嗽烦渴,用柴胡四两,朱砂三两碾成末,雄猪胆汁搅和,饭上蒸熟,制成绿豆大的丸。每次服一丸,用桃仁乌梅汤送下,每日三次。

治湿热黄疸:柴胡一两,甘草二钱半,白茅根一把,水一碗,煎至七分,随时可以服用。

治积热下痢:柴胡、黄芩各等分,酒水各半升煎至七分。浸冷后服用。

治虚劳发热:柴胡、人参各等分,每次服三钱,用姜、枣水煎服。

治伤寒余热:柴胡二钱半,甘草一钱,水一盏,煎服。

前 胡

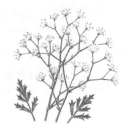

前胡

【释名】它三、四月长苗,为青白色似邪蒿。初生时的芽是白色的,长三、四寸,味道非常香美。又像芸蒿,七月里开白花,与葱花相似。八月结果实。根是青紫色,叶像野菊但细瘦些,嫩时可食用。二、八月采根晒干,即可入药。

根

【性味】味苦,性微寒,无毒。

【主治】治痰满、胸胁包块,胸腹结气,头痛,去痰下气。治伤寒热,推陈致新,聪耳明目、轻身,使人肌肤润泽,精力旺盛,不易衰老益精。能去热实,及时气内外俱热。治一切邪气,破腹内结块,开胃下食,通五脏,主治霍乱转筋,骨节烦闷,反胃呕逆,气喘咳嗽,安胎,小儿疳疾、清肺热,化痰热,散风邪。

【附方】治小儿夜啼:前胡捣筛,蜜炼如小豆大丸,日服一丸,熟水送下,至五、六丸,以搓为度。

防 风

【释名】茎和叶子都为青绿色,茎的颜色稍深一点,叶的颜色稍淡一点,有点像青蒿,但显得短小。春初呈嫩紫红色,五月开细白花,中心攒聚作大房,有点像莳萝花。果实像胡荽荽子但比较大,根为土黄色,与蜀葵根相类似,二、十月采之。使用时以黄而润者为佳,白者多沙条,效果不佳。又名:铜芸、茴芸、茴草、屏风、百枝、百蜚等。

【性味】味甘,性温,无毒。

【主治】治风症眩痛,能除恶风风邪,目盲不能看物,风行周身,骨节疼痛,久服可使身体轻盈。烦满胁风,偏头风,四肢挛急,虚风内动。治三十六种风症,男子一切劳伤,补中益神,风赤眼,因冷引起流泪不止及瘫痪,通利五脏关脉,治五劳七伤,嬴损盗汗,心烦体重;能安神定志,匀气脉。治上焦风邪,泻肺实,散头目中滞气,经络中留湿,主上部见血。搜肝气。

叶

【主治】治中风热汗出。

花

【主治】四肢拘急,行履不得,经脉虚嬴,骨节间痛,心腹痛。

子

【主治】疗风更优,调食之。

防 风

【附方】治自汗不止:防风去芦为末,每服二钱,浮麦煎汤服。

治睡中盗汗:防风二两,芎䓖一两,人参半两,为末,每服三钱,临卧饮下。

治消风顺气:老人便秘,可用防风,枳壳麸炒一两,甘草半两,为末,每食前白汤服二钱。

治偏正头风作痛:防风、白芷等分制成末,炼成弹子般大小的蜜丸,每次嚼一丸,用茶送下。

治妇人崩中:独圣散,用防风去掉芦头,烤红后碾成末,每服一钱,和以面糊,用酒调服,或者是把末放入面糊、酒中一同服下。此药屡经效验,不可等闲视之。

(8)毒草类

凤 仙

【释名】二月下种子,五月可以再种,苗高二、三尺,茎有红白色,大的如指头粗细,中间是空的,比较脆。叶子长而尖,像桃柳的叶但有锯齿,桠间开花,有黄、白、红、紫等诸色、形状像飞禽一样,自夏初到秋末,随谢随开、连续不断。结的果实堆叠的样子,大如樱桃,它的形状稍长一些,颜色如毛桃,生时呈青色,成熟后变黄色,碰触到它就自己裂开,皮卷起如拳头一样,苞中间有籽,像萝卜子但小些,呈褐色。又名:急性子、早珍珠、金凤花、小桃红、夹竹桃等。

子

【性味】味微苦、性温、有小毒。

【主治】治难产,骨刺卡喉,软骨散积块。厨师烹调硬肉时,投入几粒,容易煮烂。

【附方】治骨鲠得很危险的人:白凤仙子研在水里,用竹筒灌入咽喉中,其物立即变软,不可以碰着牙齿。或者用根捣成汁灌服,更好。

花

凤仙花

【性味】味甘,性滑,无毒。

【主治】蛇伤,擂酒服即解。另治腰胁引痛不可忍。晒干研成粉末,空腹时用酒每次服用三钱,活血消积。

【附方】治风湿卧床:用金凤花、柏子仁、朴消、木瓜煎汤洗浴,每日二、三次。内服独活寄生汤。

根叶

【性味】味苦、甘、辛、有小毒。

【主治】散血通经,软坚透骨。治鸡鱼骨刺卡在喉咙里,误吞铜铁,跌打肿痛。

【附方】治咽喉物哽:金凤花根嚼烂噙咽,骨自下,鸡骨尤其有效。随后即用温水漱口,以免损伤牙齿。也可用来治疗误吞铜铁等物。

治杖打肿痛:凤仙花、叶捣如泥,涂肿破处,干后又上,夜间结血自散,即愈,冬季则收采干的研末,用水和涂。

甘 遂

【释名】陕西、江东均有。苗像泽漆,茎短小而叶含有汁液。根皮是红色的,而肉是白色的,做连珠状,大的如指头。又名:甘藁、陵藁、甘泽、重泽、苦泽、白泽等。

根

【性味】味苦、性寒,有毒。

【主治】本品苦寒降泄,能通过二便而泻水逐饮。用治水湿壅盛所致水肿胀满、二便不能,形证俱实的阳实水肿证,以及痰饮积聚,胸满气喘,或痰涎壅盛,癫痫发狂者。外用还可消肿结以治痈肿疮毒。

【附方】治正水胀急:大小便不畅,胀急欲死,用甘遂五钱,半生半炒,胭脂坯子十文,研匀,每以一钱,白面四两,水和作棋子大,水煮令浮,淡食之,大小便利后,用平胃散加熟附子。每以二钱煎服。

治麻木疼痛:用甘遂二两,蓖麻子仁四两,樟脑一两,捣做饼贴之。内饮甘草汤。

治耳卒聋闭:甘遂半寸,绵裹插入两耳内,口中爵少甘草,耳卒自然通也。

附　子

【释名】苗高三、四尺,茎为四棱,叶像艾叶,紫青色的花是穗状的。果实细小如桑葚,呈黑色。一般认为,春天采摘的叫乌头,而冬天采摘的为附子。又名:乌头。

【性味】味辛,性温,有大毒。

【主治】回阳救逆亡阳;补火助阳肾阳虚诸症,脾肾阳虚症,阳虚水肿症,阳虚外感症;散寒止痛寒湿痹痛。

【附方】治头风斧劈:头疼难忍,川乌头末烧烟熏碗内,温茶泡服之。

治十指疼痛:感到麻木不仁者,生附子去皮脐,木香等分,生姜五片,水煎温服。

治小便虚闭:附子一个,炮去皮脐,盐水浸良久,泽泻一两,每服四钱,水一盏半,灯心半茎,煎服即愈。

治经血不调:熟附子去皮,当归等分,每服三钱,水煎服。

治小便白浊:熟附子为末,每服二钱,姜三片,水一盏,煎六分,温服。

半　夏

【释名】二月生苗,长一茎,茎顶端有三片叶子,浅绿色。很像竹叶,而长在江南的像芍药叶,根下相重,上大下小,皮黄肉白。五、八月采根,以灰裹二日、汤洗晒干。又名:守田、水玉、地文、和姑。

根

【性味】味辛,性平,有毒。

【主治】燥湿化痰,痰多咳嗽气逆,痰饮眩晕,风痰肢麻不遂;降逆止呕胃气上逆呕恶;消痞散结胸脘痞闷,梅核气,瘿瘤痰核,痈疽肿毒,又治胃不和卧不安等。

【附方】治化痰镇心:辰砂半夏丸:用半夏一斤,汤泡七次,为末筛过,以水浸三日、生绢滤去滓,澄清去水,晒干,一两,入辰砂一钱,姜汁打糊丸梧子大。每姜汤下七十丸。

治老人风痰:半夏泡七次焙,消石各半两,为末,入白面一两捣匀,水和丸绿豆大,每姜汤下五十丸。

治肺热咳嗽：制半夏、栝楼仁各一两、为末、姜汁打糊丸梧子大。每服二三十丸。白汤下。

治白浊梦遗：半夏一两，洗十次，切破，以木猪苓二两，同炒黄，出火毒，去猪苓，入煅过牡蛎一两，以山药糊丸梧子大，每服三十丸，茯苓汤送下。肾气闭而一身精气无所管摄，妄行而遗者，宜用此方。

治小儿惊风：生半夏一钱，皂角半钱，为末，吹少许入鼻，名嚏惊散，即愈。

鬼 芋

【释名】出产于吴、蜀，闽中的人也栽种它。经过二年生的，根大得像碗和芋魁。它的外表纹理为白色。味道麻人。秋后掘出根，必须擦洗干净，捣烂或者切成片状，以灰汁煮沸十几次，再用水淘洗五遍，即成冻子。不用灰汁就不能制成。切成细丝，用沸水烫后，再放入五味调和后吃，它的形状像水毒丝。又名：蒟蒻、蒻头、鬼头。

根

【性味】味辛，性寒，有毒。

【主治】痈肿风毒，磨烂敷在患处。捣碎用灰汁煮了制成饼，加五味调和后吃，主消渴。

大 戟

【释名】春天生红色的芽，逐渐长成一丛，高一尺多，叶像初生的杨柳小团，三、四月开黄紫色的花，团圆似杏花，又似芜荑。根像细苦参，秋冬季可采根阴干。又名：下马仙、邛巨。

根

【性味】味苦，性寒、有小毒。

【主治】本品苦寒下泄；通利二便，而为泻水逐饮之峻药，功同甘遂而药力稍逊，适用于水肿胀满、痰饮积聚等症。又具辛散之性，能消肿散结，用治痈肿疮毒、瘰疬痰核，内服、外用均可。

【附方】治水气肿胀：大戟一两，广木香半两，为末，五更酒服一钱半，取河水后，以粥补之，忌咸物。

治牙齿摇痛：大戟咬于痛处，非常有效果。

治水肿喘急：大戟炒二两，干姜炮半两，为散，每服三钱，姜汤下，以大小便顺畅为度。

治中风发热：大戟、苦参四两，白酢浆一斗，煮熟洗之，寒乃止。

第九卷　谷　部

李时珍说:太古生民无食粒,只茹毛饮血。人以吃谷为主,五谷杂粮是我们赖以生存的主要食品,我们每天都食用,可是你了解吗? 它还有药的功效。

(1)菽豆类

大　豆

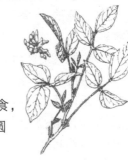

黑大豆

【释名】大豆几个品种,分黑黄褐等颜色,可榨油,做豆豉,炒食,做豆腐等,其营养很高。在夏至前后播种,苗长达三、四尺,叶呈圆形但有尖。秋季开出成丛的小白花,结成豆荚长达一寸。

黑大豆

【性味】味甘,性平,无毒。

【主治】将它研碎,涂在疮肿处,有一定疗效。将它煮成汁喝,能杀邪毒。它能治水肿,消除胃中热毒,伤中淋露,去瘀血,散去五脏内寒,除乌头毒。将它炒黑,趁热放入酒中饮用,能治风痹瘫痪口吃,及产后伤风头痛。吃完饭后生吞半两黑大豆,可以耳聪明目、轻身,使人肌肤润泽,精力旺盛,不易衰老,镇心,滋补人。长时间服用,可以润肌肤,使人长生不老。服食黑大豆可以填腹度饥,每天饭后吃黑大豆三十粒,可以令人长生不老。刚开始服用时好像身体沉重,但一年左右,便可感觉身姿轻盈。黑豆加入盐煮,经常吃,能补肾,这大概是豆的形状像肾,而又因黑色通肾,再加上少计盐,所以补肾。

【发明】李时珍说:黑豆古代药方中称它能解百药之毒,每次试验,结果却不是这样,但加上甘草后,便出奇灵验,这些事情,不能不知晓。

大豆皮

【主治】生用,治疗痘疮和目视物不清。嚼烂敷涂治小儿痘疮。

大豆花

【主治】治目盲,翳膜。

大豆叶

【主治】能治蛇咬,捣碎敷在伤处,常更换,可愈。

黄大豆

【释名】黄豆的苗高一、二尺左右,它的叶像黑豆叶,但比黑豆叶大,结的豆角略微肥大些,它的叶嫩时可以吃。叫黄豆芽。

【性味】味甘,性温,无毒。

【主治】治宽中下气,利于调养大肠,消水胀肿毒。研成末,加开水调和涂在出痘后有感染的地方。

豆油

【性味】味辛、甘,性热,微毒。

【主治】治疮疥,解发。

【附方】服食大豆:令人长肌肤,益颜色,填骨髓,增气力,补虚能食,不过两剂。大豆五升,如作酱法,取黄豆捣末,以猪炼膏和丸如梧桐子大。每服五十丸到百丸,温酒服下,神验秘方。

豆淋酒法:治产后血热,产后余血水肿,或中风瘫痪,或肌肉强直不能语,或烦热口渴,或全身肿,或身痒呕吐,或手足顽痹,头旋眼眩,这些都是虚热中风的症状。用大豆三升熬熟,至微烟出,入瓶中,以酒五升泡。泡一日以上。服酒一升,盖被令汗出,身润即愈,不能说话者,加独活半斤,微微捶破,同泡。产后宜常服,以防风邪。又男子中风,口眼歪斜,也用此方。

治眼球上生白膜,视物不见:用黑豆每月初一以淡盐汤下一粒,初二初三逐日增一粒,至十五日十五粒,十六日也十五粒,十七日十四粒,十八、十九逐日减一粒,至月底仍归一粒,若月小,十六日便服十四粒,十七日便服十三粒,连服三月,眼病愈。

治突发中风,四肢挛急不能行:取大豆三升,淘净后湿蒸,以醋二升,倾入瓶中,铺于地上,设席豆上,令病人卧。仍重盖五六层衣,豆冷渐渐去衣,仍令一个被内外引挽挛急处,又蒸豆重复上述方饮荆沥汤,如此三日三夜即愈。

治中风入脏:以大豆一斗,水五斗,煮取一斗二升,去滓。入美酒一斗五升,煎至九升。晨服,以汗出愈。

治中风不语及失声:用大豆煮汁,煎稠如饴,含,并饮它的汁。

治阴毒、伤寒笃者:用黑豆炒干投酒,热饮或灌,吐则复饮,汗出为宜。

解巴豆毒,下痢不止:大豆一升煮汁,饮,又可解砒石毒、河豚毒。

治腰胁疼痛:大豆炒二升,酒三升,煮至二升,顿服。

治突然腰痛:大豆六升,加水湿炒热,布熨之,冷即换。

治身面浮肿:用黑豆一升,水五升,煮汁三升,入酒五升,再煮为三升,分三次温服。

治身面浮肿:用黑豆炒干,研为末,每次二钱,用米饮下。

治水肿:用大豆一斗,水一斗,煮至八升,去豆,加酒八升,再煮为八升服用,水能从小便中排出。经验证明很有效。

绿 豆

【释名】它的用途很广,可以做绿豆糕,可以生绿豆芽。三、四月间下种,它的苗高一尺左右,它的叶小而且有细毛,到八、九月开小花,它的豆荚像赤豆荚。

【性味】味甘,性寒,无毒。

【主治】可消肿通气,清热解毒。将生绿豆研碎绞成汁水吞服,可医治丹毒,烦热风疹,药石发动,热气奔腾。补肠胃。可作枕头,使眼睛清亮。可治伤风头痛,消除呕吐。经常吃,补益元气,和调五脏,安神,通行十二经脉,除去皮屑,滋润皮肤,煮汁汤可解渴,解一切药草、牛马、金石之毒。但不可与鲤鱼同吃,否则令人肝黄形成渴病。

【发明】李时珍说:绿豆肉性平,皮性寒,能解金石、砒霜、草木一切毒,适宜连同豆皮生研后和水服下。曾经有人喝附子酒太多,头肿得如斗一般大,嘴唇干裂流血。急忙用绿豆、黑豆各数碗嚼来吃下,同时熬成汤喝下,才解了酒毒。

绿豆粉

【性味】味甘,性凉、平,无毒。

【主治】能清热,补益元气,解酒食等毒。治发于背上的痈疽疮肿,烫伤烧伤,痘疮不结痂,湿烂有腥臭味的,用干豆粉扑在上面,很有效。治霍乱抽筋,解蘑菇毒、砒霜以及各种药物引起的中毒,心窝尚热的人,都可用刚打的井水调和绿豆粉灌服,就能救活。

【发明】李时珍说:绿豆消肿治痘的功用虽然和赤豆一样,但解热解毒的作用却超过了赤豆。而且绿豆补元气、厚肠胃,通经脉,长期服用也不会令人枯瘦。但用它做凉粉,造豆酒,则偏冷,或者偏热,使人生病,这都是人为的,并非绿豆本身的错。绿豆粉要颜色呈绿色带有黏性的才是真的绿豆粉。外科医生用来治疗痈疽保护内脏,散去毒气,说它的效果极好,若三天内吃十几次,可免除毒气侵五脏六腑。

皮

【性味】味甘,性寒,无毒。

【主治】清热解毒,能退眼睛内的白翳。

荚

【主治】治疗长期血痢,经久不愈的,用绿豆荚蒸来吃,治疗效果非常好。

花

【主治】能解酒毒。

芽

【性味】味甘,性平,无毒。

【主治】解酒毒和热毒,利于滋养上、中、下三焦。但因绿豆芽是闷在很湿的器具里生长的,所以很容易发疮动气,与绿豆之性稍有所不同。

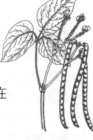

绿 豆

叶

【主治】治呕吐下泄,用绿豆绞出汁和些醋,温热时服下。

【附方】护心散:凡是有毒,食用害人生疮的,一到三天内,应连吃十多次,方能免却症变,使毒气排出体外。服稍迟,则毒气攻入内脏,渐渐产生呕吐的症状,有的鼻内生疮,食

本草纲目白话精解

欲不振就危险了。等到过了四五天后,也应该服用。用绿豆粉一两,乳香五钱,和灯心草一起研细和均匀,用生甘草煎成浓汤调一钱服用,时而喝一口。如果出现毒气攻心,有呕吐的症状,特别应该服用此药。大概因为绿豆能清热顺气,消肿解毒,这样服完一两后,绿豆的药性就渗透到疮孔中去了,真是仙丹妙药。治喝烧酒过量醉酒将死:可用绿豆粉蒸成糕取皮,吃后即能解酒。

解砒霜之毒:取绿豆粉,寒水石等量,和蓼蓝的根榨汁水调服三钱到五钱。

解毒药中毒将死:只要心窝还是热的,用绿豆粉和水调服。

治官刑损伤:用炒熟的绿豆粉研细,加鸡蛋清调后涂在伤口上。

治外肾生疮:用绿豆粉,蚯蚓屎和后涂在疮上。

治跌打损伤:把绿豆粉炒成紫色后,用刚打来的井水调和敷在受伤之处,外面用杉木绑好,它的效果很灵。

治一切肿毒初发:用绿豆粉炒至黑色,用醋调和敷在肿块上。

治眼中目翳:取绿豆皮、白菊花、谷精草等量研末,每一次取一钱,再用干柿一枚,粟米水一盏,一起煮到水干,然后吃饼,每天服三次,半个月就能见效。

白 豆

【释名】它的苗嫩的时候可以当菜吃,吃生的也很好。有的是白色,也有的是土黄色,像绿豆一般大,但比绿豆长。四五月间下种,它的苗比赤豆苗稍尖些。又名饭豆。

【性味】味甘,性平,无毒。

【主治】可补五脏,调中,助十二经脉。还可暖肠胃,驱除鬼气。是补肾食物,患肾病的人应该吃。

叶

【主治】煮来食用,利于调养五脏。

豌 豆

【释名】它的苗,弯弯曲曲,因此叫豌豆。又名胡豆。

【性味】味甘,性平,无毒。

【主治】清煮吃,治消渴,除去呕吐,止下泄疾病。可调颜养身,益中平气,催乳汁。煮成汤喝,可驱除毒心病,解除乳食毒发作。研成末,可除痈肿痘疮。用豌豆粉洗浴,可除去污垢,面色光亮。

【发明】李时珍说:豌豆属土,所以主治脾胃之病。元时饮酒用膳,每次都将豌豆捣碎除去皮,与羊肉同食,说是可以补中益气。现在已成为家常的食物。

蚕 豆

【释名】豆角很像蚕的形状,所以叫蚕豆,四川蚕豆最多。蚕豆在八月份下种,十一、十二月生长的嫩苗可以吃,它的茎呈四方形,中间是空的。叶子的样子像饭勺头,靠进叶柄处微圆而末端由较尖,面向阳光一面呈绿色,背着阳光的呈白色,一根茎上生三片叶子。二月开花,像豇豆花。

【性味】味甘、微辛,性平,无毒。

【主治】利胃肠排泄,调和五脏六腑。炒来吃,或作茶点,没有不适宜。由此也可以证明,蚕豆有调养脏腑之功效。

苗

【性味】味苦、微甘,性温。

【主治】治酒醉不醒,用油盐将苗炒熟加上水煮成汤灌进醉酒之人的嘴里,效果良好。

蚕豆花

豇　豆

【释名】它的花有红色,白色两种。在三四月间下种。有一种是蔓生的,茎长约一丈有余,还有一种是藤蔓较短的。它的叶嫩时可以吃。

【性味】味甘、咸,性平,无毒。

【主治】治理中益气,补肾健胃,和五脏,调养颜身,生精髓,止消渴,治呕吐,痢疾,止尿频,可解鼠蛇之毒。

【发明】李时珍说:豇豆开花结荚,一定是两两一起下垂,有习坎的意思。豇豆果实微微变曲,像人肾的形状。人们所说的豆是肾的粮食,应该是指豇豆。昔日卢廉夫教人补充肾气,每天空腹吃煮熟的豇豆,加入少量的盐,大概就是根据这种道理。吃豇豆补肾与其他疾病不相克,只有患水肿的人不能补肾,不适宜吃豇豆。

扁　豆

扁　豆

【释名】在二月间下种,枝叶蔓生缠绕,叶子圆而带尖。花形像小飞蛾,豆荚共有十余种,长,有的圆,层层叠叠地结在茎上。人们把它种在篱笆边。

【性味】味甘,性温,无毒。

【主治】补养五脏,止呕吐。长久服食,可使头发不白。可解一切草木之毒,生嚼吃和煮汁喝,都有效。使人体内的风气通行,治女子白带过多,又可解酒毒,河豚鱼之毒。可以治愈痢疾,消除暑热,温暖脾胃,除去湿热,止消渴。研末和醋一起服下,可治疗霍乱呕吐腹泻不止。

【主治】将干花研成末,同米一起吃下去,可医治女子月经不调和白带过多。可做馄饨吃,治疗痢疾。干花粉擂水喝,解中一切药毒要死之人。它的功用同扁豆相同。

叶

【主治】治霍乱呕吐不止,呕吐泻下后抽筋,捣烂一把生扁豆,加入少许榨绞出汁液下,立即就愈。浇上醋炙烤后研成末服用,可治结石。杵烂后敷在被蛇咬伤的地方解毒。

藤

【主治】治霍乱,同芦(也就是芦柴外部的老壳),人参,仓米等量一起煎服。

毛 豆

【释名】夏初就可以吃,但豆荚尚未饱和,可以用油、盐、花椒、海椒、酒来煮,作为菜肴。

【性味】味甘,性平,无毒。

【主治】能驱除邪气,止痛,消水肿。能除胃热,通瘀血,解药物之毒。吃多了会滑脾。因为它的豆荚上有毛,所以叫毛豆。

刀 豆

【释名】三月下种,藤蔓可长到一二丈长,叶子像豇豆的叶子但比豇豆 的叶子稍长些,稍大些,五六月开紫色的花像飞蛾一样,结豆荚,它的豆荚长接近一尺,有点儿像皂荚。豆荚的形状像刀,所以取名刀豆。

刀 豆

【性味】味甘,性平,无毒。

【主治】治温中通气,利于调养肠胃,止呃逆,益肾补元气。

赤 豆

【释名】一般用它来做豆包、粽子的馅。在夏至后播种,豆苗茎高一尺左右,它的枝叶像豇豆的枝叶,到秋季开花,比豇豆的花小,颜色呈银褐色,有异味。结的荚长约二三寸,比绿豆荚稍大,皮色微白带红,半青半黄时就收割。

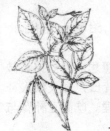

赤小豆

【性味】味甘,性平,无毒。

【主治】治下水肿,排除痈肿和脓血。消热毒,止腹泻,利小便,除胀满、消渴,催乳汁。常吃使人虚弱,令人枯瘦。可以解除小麦毒。和鲤鱼一起煮来吃,可以治疗脚气水肿。拉痢疾后,气胀不能吃东西,宜将赤豆煮来吃,但不能同腌制的鱼一起吃。

叶

【主治】可去烦热,止尿频。煮食,可耳聪明目、轻身,使人肌肤润泽,精力旺盛,不易衰老。

芽

【主治】治漏胎和房事伤胎,则用芽为末,温酒送服,每日三次。

【附方】治水肿:用赤豆半升,蒜一颗,生姜五钱,陆根一条,一起研碎,加水煮烂,除去药,空腹吃赤豆,慢慢将红汁喝完,水肿现象很快消失。又一方:治水肿从脚起,若水肿至腹就会致命。取赤豆一斗,加水煮到极烂,取其汁水五升,温热时浸泡足膝;若已肿至腹部,就吃赤豆,不要吃其他的东西,也会好。又一方:治腹肿、腹水,皮肤出现黑色。用赤

本草纲目白话精解

豆三升,白茅根一把,同水煮后吃赤豆,以消尽腹水为宜。又一方:治水肿。用东行花、桑枝烧灰一升,淋上汁,煮赤豆一升,用来当饭吃,治疗效果非常好。

治热毒下血,或因吃烫的东西而发作:将赤豆末和水调和后服用。

治痔疮出血:取豆二升,苦酒五升,煮熟后在太阳下晒到酒干为止,研成末,和酒服一钱,每日三次。

治舌头上出血的症状:用赤豆一升,和三长升水,绞汁服下。

治尿痛、尿血:用赤豆三合,炒后研末,再加一葱用微火煨好,加酒调服二钱。

治小儿鹅口疮:将赤豆末和醋涂于患处。

治丹毒如火:将赤豆末和鸡蛋清时常涂于患处。

治肋颊热肿:用赤豆和蜂蜜涂于患处,一夜就能消肿,若再加蓉叶末就更好。

治风疹瘙痒:将赤豆、荆芥穗等量,研成末,用鸡蛋清调和涂患处。

治胞衣不下:用赤豆,男七粒,女十四粒,取东流之水送服。

治乳汁不通畅:用赤豆煮汁喝下。

治怀孕期间来月经,叫做漏胎;有的是由于行房事所致,叫伤胎;用赤豆芽研成末,以温酒送服少许,每日三次,有效即停止服用。

治小儿遗尿:用赤豆捣汁服下。

(2)麻 类

胡 麻

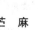

苎麻

【释名】古时中国只有大麻,汉朝时张骞从胡取得油麻种植,所以又称胡麻,和大麻相区分。又名巨胜。

【性味】味甘,性平,无毒。

【主治】治伤中虚亏,补五脏,增气力,长肌肉,长智力。它又能润养五脏,滋实肺气,止心惊,利大小肠,耐寒暑,驱逐湿气、游风、头风,能催生使胞衣尽快剥离,补产后体虚疲乏。将它研成细末涂抹在头发上,可以使头发生长。将胡麻和白蜜蒸成糕饼,可治百病。用它来炒着吃,使人不生风病。精神错乱者长期食用会行走正常,不胡言乱语。将它嚼烂涂抹在小孩的头疮上,有一定疗效。也可将它煎成汤用来洗恶疮和妇女的阴道炎。

白油麻

【释名】白油麻即芝麻。

【性味】味甘,性寒,无毒。

【主治】可以治疗体虚,劳累过度,滑肠胃,疏经络,通血脉,去除头皮屑,滋润肌肤。饭后生吃一杯胡麻,使人终身受益。将它做成汁饮用,可治外来邪热。生嚼胡麻,用它敷治小孩头上的各种疮,治疗效果非常好。

【发明】胡麻可以使人延年长寿,入口回甜。根据苏东坡给程正辅的信中说:凡患有痔疮的人,宜禁吃酒、肉、盐酪、酱菜、大味和粳米饭,只能吃淡面和蒸过九次的胡麻即黑芝麻,和去皮的茯苓,加入少许白糖,做成面吃。长期食用可使人气力不衰,百病自行除去,痔疮渐消,这是长寿的要诀。但说起来容易,做起来难。依照这种说法,那么胡麻即是芝麻就有依据了。现在有人将芝麻捣烂去渣滓,和入豆腐吃。它的性平滑,对老人最有益。

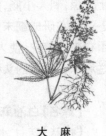

脂　麻

青蘘

【释名】青蘘就是胡麻叶。

【性味】味甘,性寒,无毒。

【主治】治五脏邪气,风寒湿痹。益气,补脑髓,使人耳聪明目,不感饥饿不衰老,可延长人的寿命。用它熬汁来洗头,可去头屑,润滑肌肤,增添血色。用它来治疗月经不调,方法是将一升蘘捣烂,用热水淋汁,服用半升,立即可愈。

胡麻花

【主治】能使秃顶生发,润滑大肠。人身上的赘肉,用它来擦,就能治愈。可以令肌肤光滑有弹性。

麻秸

【加工】麻秸烧灰,可加到点痣去恶肉的药方中使用。

【附方】服食胡麻法:用胡麻三斗,淘净入罐,令蒸气透。晒干,以水淘去沫再蒸,如此九次,用热水脱去皮,簸净,炒香研末,和白蜜或枣膏制成丸弹子大。每次温酒化下一丸,每日三服。忌毒鱼、狗肉、生菜。服至百日,能除一切病疾。

治腰脚疼痛:用新胡麻一升,炒香杵成末。温酒、蜜汤服,日服一盒,服完一斗永不复发。

治风寒:用芝麻炒焦,乘热擂酒饮,暖卧出汗则愈。

治中暑:用炒黑芝麻摊冷研末,新汲水调服三钱。

解小儿胎毒:初生时,嚼生芝麻,用绵包,让儿吮吸,它的毒自下。

治肿恶疮:用胡麻烧灰,针砂等量,研末,醋调和敷,每日三次。

治小便尿血:胡麻三升杵末,以东流水二升浸一宿,绞汁,顿热服。

治乳疮肿痛:用芝麻炒焦,研末,以灯窝油涂调。

治烫火伤:胡麻生研如泥,敷。

治妇女外阴生疮作痒:胡麻嚼烂敷涂,效果佳。

治牙齿痛肿:胡麻水煮汁,含漱吐出。

大 麻

大　麻

【释名】形状像益母草叶,一枝有七片或九片叶。五六月开花抽穗,结果。大麻即火麻,也称黄麻。可以榨油。

麻

【性味】味辛,性平,有毒。

【主治】治五劳七伤。多服,使人产生幻觉,但它对五脏有利,能破积下血,止痹散脓。长时间服用,可以通神明,使人年轻。

麻仁

【释名】麻仁就是去壳的果实。

【主治】补中益气。长时间服食,轻身健康强壮,犹如神仙。它能治中风出汗,治水肿,利小便,破积血,疏通血脉,治妇女产后的疾病。用它来洗头发,可以生发润发。将它炒香后,用小便浸泡,绞成后服用,可令人心情舒畅。孕妇胎位不正,吞下二十七枚麻仁即能生产。还可以滋润五脏,治大肠热,便秘。男子食多了,会滑精,阳痿。妇女吃多了,立即引起白带不正常。

麻勃

【释名】麻勃就是麻花。

【性味】味辛,性温,无毒。

【主治】可治疗一百二十种恶血,人周身发黑发痒;驱各种血,治疗女子月经不调。

叶

【性味】味辛,有毒。

【主治】将它捣成汁服五合,可驱蛔虫;将它捣烂敷在蝎毒处,有一定疗效。用它浸泡后洗头,能滋养头发,使人不生白发。

根

【主治】治破血,通小便。捣汁或煮汁服主治瘀血和尿路结石。治难产、破血壅胀,崩中带下不止,则用水煮服。

【附方】服食麻仁法:麻子仁一升,白羊脂七两,蜜蜡五两,白蜜一合,和杵蒸食,使人不饥耐老。

大麻仁酒治骨髓风毒疼痛,不能运动,用大麻仁浸水,取沉者一升曝干,于银锅中缓慢炒香熟,入木臼中捣碎,待细如白粉即止,分为上贴,每用一贴,取家酿无灰酒一大碗,和麻粉,用柳槌蘸入砂盆中擂,滤去壳,煎到减半。空腹温服一贴。轻者四五贴见效,重者不出十贴必失所苦,效不可言。

麻仁粥治腹水,腰脐肿痛,不能转动:用麻子半升,研碎,水滤取汁,如粳米二合,煮稀粥,下葱、椒、豉、空腹食。又可治老人风痹,及小便失禁涩痛,大便不通,俱用此方。

治产后便秘:许学士说:产后汗多则大便秘,难于用药,只有麻仁粥恰当。不仅产后可服,凡老人诸虚风秘,皆可服食。用大麻子仁,紫苏子各二合,洗净用水研细,滤取汁,分两次煮粥服食。

(3)稷粟类

粱

【释名】有黄粱、白粱、红粱几个品种。是谷类中的良种。

黄粱米

【性味】味甘,性平,无毒。

【主治】益气,和中,止泄痢。除邪风顽痹,止霍乱,得小便,除烦热。

白粱米

【性味】味甘,性寒,无毒。

【主治】除热,益气,舒缓筋骨。凡是患有胃虚并且呕吐的人,用二碗米汁,一碗姜汁,一起服用,治疗效果非常好。做成饭食用。有和中,止烦渴的作用。

青粱米

【性味】味甘,性寒,无毒。

【主治】治胃痹,热吐,消渴。有止泄痢,利小便,益气补中,使人年轻长寿的作用。煮成粥吃,能健脾,治泄精。粟中颗粒大且色呈青黑色的就是青粱米。它的谷芒多而米少,因它承受金水之气,所以性最凉,而对病人有宜。

可以将米用纯醋连泡三天,蒸晒一百次,然后把它贮藏好,远行时,白天吃一顿,可以度过十天。

【附方】治霍乱大渴不止,多饮则对人有害:黄粱米五升,水一斗,煮成三升,稍稍呷饮。

治小儿鼻干没有涕,脑热:用黄米粉,生研末,每次一钱,水调后贴囟门上,每日二次。

治小儿丹毒:用土番黄米粉,和鸡蛋清敷,即愈。

治小儿遍身生疮,面如火烧:以黄粱米研粉,用蜜水调涂搽,治好即停用。

治霍乱不止:用白粱米五合,水一升,一起煮粥食。

治手足生疣:取白粱米粉,铁桃炒红研成末,以众人唾沫和之,厚一寸,涂上立即消。

治脾虚泄痢:用青粱米半升,神曲一合,日日煮粥食,即愈。

治老人血淋:用车前子五合,绵裹煮汁,加青粱米四合,煮汁常食。

治中一切药毒,烦闷不止:用甘草三两,水五升,煮剩二升去渣,加入青粱粉一两,煎食。

黍

【释名】有黏性的稷,就是黍米。它又有红、白黄、黑几个品种。白黍米黏性次于糯米,红黍米黏性最强,可以煮粥。可以包粽子吃。

【性味】味甘,性温,无毒。

【主治】益气,补中。长时间食用使人发热,心烦;引发旧病,搅乱五脏;使人瞌睡,筋骨乏力。小儿不适宜多吃,否则会使他行走能力延迟。小猫、小狗吃了,可使它的脚弯屈。将黍米和葵菜、牛肉同食,可以使人易患寄生虫病。将它烧成灰后,用油调和,涂抹于棒伤处,可以止痛。还可以将它嚼成浓汁,涂治小孩的鹅口疮。

丹黍米

【性味】味甘,性寒,无毒。

【主治】可以治疗咳嗽哮喘、霍乱,止泄痢,除热,止烦渴。

【附方】主治疗食鳖引起的包块,用新收的红黍米的淘米水,生服一升,不超过二、三天就可以治愈。但它不能和蜜及葵菜一起吃。

丹穰、茎并根

【性味】味辛,性热,有小毒。

【主治】煮成汁喝,可解苦瓠毒,用它来洗浴身体,可去浮肿,将它和小豆煮成汁服用,可利尿。把它烧成灰和酒服送,可以治疗妊娠尿血。有人家取用它的茎穗和成扫帚扫地。用它的腐茎煮水来沐,可治浮肿。

【附方】主治男子阳痿:黍米二两,煮成稀粥,和酒同饮,发汗至足即愈。

治心痛久不愈:黍米淘汁服用。治骨关节脱臼:用黍米粉,铁浆粉各半斤,葱一斤,同炒存性,研成末。用醋调服三次后,水调入再加少许醋贴之,大效。

治小儿鹅口疮,不吃乳:丹黍米嚼汁涂搽。

饮酒不醉:赤黍渍以狐血,阴干。饮酒时,取一丸置舌下含之,令人不醉。

令女人不妒:赤黍同米仁为丸,服用。

粟

【释名】有黏性的是秫,没有黏性的是粟。所以称它为黏粟,北方人称它为小米。粟就是梁。谷穗大并且毛长时颗粒大的就是高粱;小的就是粟。又叫籼粟。

粟米

【性味】味咸,性寒,无毒。

【主治】养肾气,脾胃中热,益气。陈粟米,味道苦,性寒。主治胃热消渴,利小便,止痢,抑制丹石毒。加水服用,能治热腹痛和鼻出血。制成粉末,用水过滤成汁,能解多种毒,能治霍乱以及转筋入腹,又以镇静安神。能解小麦毒,发热、反胃和热痢。用它煮成粥食用,对丹田有好处,可以补虚损,开肠胃。但不能和杏仁一起吃。否则会让人上吐下泻。

粟泔汁

【主治】治霍乱突然发热,心烦渴,喝了粟泔汁可立即病愈。

臭泔

【主治】止消渴,特别有效。

酸泔和淀

【主治】用来洗浴瘙疥,能杀虫。喝它,治痔。把它和臭樗以煎熬眼用,能治小孩消化不良和腹泻。

粟糖

【主治】治痔漏脱肛,配合各种药薰患处。

粟奴

【主治】粟苗抽穗时长出煤黑色的就是粟奴。有利小肠,除烦闷的作用。

【附方】主治异物进目不出:用粟米七粒,嚼烂取汁,洗后即出。

治汤火灼伤:将粟米炒焦加水,澄清后取汁,煎稠如糖。频敷患处,能止痛,消瘢痕。

治熊虎爪伤:嚼粟米涂患处。

治鼻衄不止:粟米粉同水煮服用。

治小儿丹毒:嚼粟米敷患处。

治反胃吐食,脾胃气弱,消化不良,汤饮不下:用粟米半升磨粉,加水调成梧桐子大的丸七枚熟,放点盐,空腹和汁吞下。有的认为纳入糖醋吞更好。

治胃热消渴:以陈粟米煮饭,干后食用,治疗效果非常好。

秫米

【性味】味甘,性寒,无毒。

【主治】治寒热,利大肠,可治疗漆疮。能治筋骨挛急,除疮疥毒热。

【发明】宋代元嘉年间,有个人吃鸭成癖,医生用秫米粉调水让他服用,开始烦闷急躁,过了一会儿,吐出一团鸭毛,病就好了。秫米性太黏滞,很不容易消化,小孩不适宜多吃。

【附方】将生秫米捣碎和上鸡蛋清,敷于青肿患处,治疗效果非常好。被狗咬伤或生冻疮,将秫米嚼碎于伤处,也很有好处。它又治阳盛阴虚、失眠,以及吃鹅鸭积成症结。

根

【主治】煮汤可以用于洗风疾。

【附方】主治赤痢:秫米一把,鲫鱼一条,煮粥食用。

治筋骨挛急:用秫米一石,曲三斗,地黄一斤,菌陈蒿炙黄半斤,按照酿酒法服用,效果不错。

治肺疟寒热,痰聚胸中,病时令人心寒,寒热交替伴惊恐不安:常山三钱,甘草五分,秫米三十五粒,水煎,于发病时分作三次服。治妊娠下水,黄色如胶:秫米、黄芪各一两,水七升,煎成三升,分三次服。

稷

【释名】稷与黍,属同一类的两个品种。又叫稷米,也称粢。质黏的是黍,不黏的是稷,稷可以作为饭食,黍可以用来酿酒。

稷米

【性味】味甘,性寒,无毒。

【主治】益气,补不足,可以治疗热毒、解苦瓠毒。也可作为饭食,安中利胃益脾,凉血解暑。

根

【主治】治心气痛,难产。

【附方】主治背部痈疽:将米粉熬黑,以鸡蛋清调和涂于绢帛上,剪孔贴患处,干了则换,治疗效果非常好。

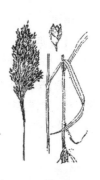

稷

稗

【释名】它的茎叶和穗的颗粒都像黍稷,秭稗的苗像稗而它的穗像粟,有紫色的毛,就是乌禾。稗有水稗、旱稗两种。水稗生在田中,旱稗的颜色是深绿色的,根上的叶带紫色,梢头生出扁穗,结的果实像黍粒,是野生植物。可以食用。和秋苗极为相似。

稗米

【性味】味辛、甘、苦,性寒,无毒。

【主治】做成饭食用,益气宜脾。

根、苗

【主治】能治跌打损伤,出血不止。方法是将它们捣碎或将末敷在患处,立即可以止血。

菰 米

【释名】生于湖泊中,结的果实像米。很稀有。九月抽出茎,开的花像苇。果实长一寸多,秋霜过后采摘,皮呈黑褐色。它还有一名叫雕菰。又名就是茭白。

【性味】味甘,性寒,无毒。

【主治】止渴,解烦热,调理肠胃。

薏 苡

【释名】它的米呈白色像糯米,它们的根都是白色的,根须相互交结,味甜。薏苡到处都有种植,二、三月间老根自己长出。五、六月间抽出茎杆开花结果。它有两个品种:一种黏的,另一种不黏。

仁

【性味】味甘,性寒,无毒。

【主治】治筋急拘挛、不能伸展弯曲,长时间患有风湿麻痹的患者。可通气。长时间食用,使人舒爽益气。消除筋骨中的邪气,有利于肠胃,消水肿,使人开胃。做饭或面食,能使人不饿。将它煮粥喝,能解渴,杀蛔虫。还可以治肺部慢性疾病,积脓血、咳嗽流鼻

本草纲目白话精解

涕、气喘。将它煎服用,能解毒肿。它还可治脚气,健脾益胃,补肺清热。

【发明】古人辛稼轩曾长一疝,大小像杯子,重重地往下垂。有一个道人把薏苡仁用东墙上的黄土炒后,用水煮成膏状服用。经过几次服食后,疝便消了。程沙后来也得了这种病,辛稼轩将这种方法教给他,也很有效。《济生方》中记载:将猪肺煮熟切成片,蘸薏苡仁末,空腹吃,可治肺损咯血。这是因为薏苡仁可以补肺,猪肺可以疏通经脉。赵君依照这个药方多次服用,很有效果。

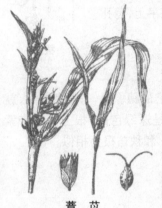

薏 苡

根

【性味】味甘,性寒,无毒。

【主治】治除肠虫。用它煮汁至烂后很香,可以打蛔虫,很有效。也能用它来堕胎。以及治疗心急腹胀,胸胁痛,只需将它锉破后煮成浓汁服下三升即可。将它捣成汁和酒服用,能治黄疸。

叶

【主治】将它作为饮料,味道清香,益中空膈。在夏季煎熬饮服,能暖胃益气血。刚生下来的小孩用它来洗浴,可以使孩子不生病。

【附方】主治久患风挛痹痛,补正气,利肠胃,消肿,除胸中邪气,治筋急拘挛:将薏苡仁研末,同粳米煮粥食用。

治砂石热淋,痛不可忍:用薏苡仁的子、叶或根,水煎后热饮,夏月冷饮,以通为度。

治消渴饮水:用薏苡仁作粥,食用。

治天阴后风湿身疼:麻黄二两,杏仁二十枚,甘草、薏苡仁各一两,水四升,煮至二升,分三次服。

治肺肿喘急:用郁李仁二两研末,以水滤汁,煮薏苡仁饭,天天食用。

治肺脓肿咳脓血:薏苡仁十两杵粉,加水三升,煎至一升,酒少许,送服。

肺痈咳唾,心胸甲错者:用醇酒煮薏苡仁至浓,微温时顿服,肺有血者,吐出后即愈。

治肺痈咳血:米仁三合捣烂,水二大盏,煎为一盏,入酒少许,分两次服。

治痈疽不溃:薏苡仁一枚,吞后有效。治喉肿疼痛,吞米仁一、二枚。

阿芙蓉

【释名】罂粟结成青苞时,中午过后用大针刺破它外面的青皮,但不要伤损里面的硬皮,刺破三五处,第二天早晨津流出,用竹刀刮取,收集到瓷器中阴干后可用。它是一种毒品,人吸食后会上瘾。又叫鸦片,它就是罂粟花的津液。

【附方】罂粟粥治反胃吐食:白罂粟米三合,人参末三钱,生山药五寸细切研末,三物以水二升三合,煮至六合,用生姜汁及盐花少许匀分服。

治久痢不止：罂粟壳醋炙为末,制成蜜丸弹子大。每次服一丸,用水一盏,姜三片,煎至八分,温服。又方：粟壳十两去膜,分作三分,一分醋炒,一分蜜炒,一分生用,一并研成末,制成蜜丸芡子大。每服三十丸,米汤下。

治久嗽不止：粟壳去筋,蜜炙为末。每次服五分,蜜汤送服。

治久痢：阿芙蓉小豆大小,空腹温水服下。若渴,饮蜜水解。

罂子粟

【释名】叶子形状像白苣。三、四月间出茎结青苞,花开后青苞就脱落。它的花有四瓣,果就在花中,被花裹着。花开了三天过后就凋谢了,而罂果还长在茎头,长一、二寸,像马兜铃大小,上面有盖,下面有蒂,它的果实中有很小的白米,可以食用,也可以榨油。又叫御米。

米

【性味】味甘,性平,无毒。

【主治】驱风通气,驱逐邪热,治疗反胃胸中痰滞,丹石发动,吃东西不能下咽。将罂粟米和竹沥煮成粥吃,治疗效果非常好。能治疗泻痢,有润燥的功能。但不能多吃,否则会动膀胱气。

壳

【性味】味酸,性寒、涩,无毒。

【主治】它能止泻痢,固脱肛,治疗遗精和长时间的喘咳,敛肺涩肠,止心腹筋骨各处的疼痛。

嫩苗

【性味】味甘,性平,无毒。

【主治】具有除热润燥、开胃厚肠的作用。

罂粟

(4)稻 类

稻

【释名】它的种类也很多,谷壳有红、白两种颜色,有的有毛,有的没有毛。米也有红、白两种颜色,颜色红的糯米用来酿酒,酒多糟少,就是糯米;它的性温,所以可以酿酒。

【性味】味甘,性温,无毒。

【主治】温中,使人发热,大便干结。使人气血充足;通畅,可解莞毒、斑蝥的毒。有益气止泄的功能,把一碗糯米碾碎后和水服用,可以止霍乱后呕吐不止的情况。把它与骆驼脂调和后做成煎饼服食,可以治痔疮。把它做成粥服食,可以消渴。

米泔
【性味】味甘,性凉,无毒。

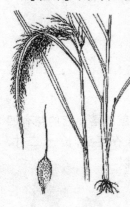
稻

【主治】益气,止烦渴霍乱解毒。食鸭肉不消化者,立即饮一杯,即可消除病症。

稻花
【加工】放置阴凉处晾干。
【主治】有白牙、乌须作用。

稻秆
【性味】味辛、甘,性热,无毒。
【主治】治黄疸,将它煮成汁,浸洗,接着将谷芒炒黄,研为末,和酒服用。将它烧成灰,可以医治跌打损伤。烧成灰浸水渴,可以止消渴。将稻秆垫在鞋内,可以暖脚,去寒湿气。
【发明】湖南李某从马上跌下受伤,就曾用糯稻秆烧成灰,将新熟酒连酒糟放点盐,取汁过滤后,浇在痛处,立即就好了。还有一人虫虫进入耳内,头痛难忍,用了很多种药都不见改。改用稻秆灰煎成汁滴进耳内,虫虫马上死后随汁流出。

谷芒
【主治】治黄疸病。制成粉末,和酒服用。煎成汁饮用,又可解虫毒。

糯糠
【主治】治牙齿发黄,烧后取它的白灰,天天擦牙。
【附方】主治鼻出血不止,服药没有效:用糯米炒成微黄,为末。新井水调服二钱,再吹少许入鼻中。

治噤口痢:用糯谷一升爆出白花,去壳,有姜汁拌湿再炒,研为末。每次用白开水服下一匙,三次即止。

竹刺入肉:用糯米三升,于端午前四十九日,冷水浸之。一日换两次水,轻轻淘转,勿令搅碎。于端午日取出阴干,用绢袋盛好,挂通风处。每次用时即取,炒黑研为末,冷水调如膏药,贴一夜,刺即拔出留在药内。木入肉亦同。一切痛肿金疮贴之都有效。

治疯狗咬伤:糯米一碗,斑蝥黄去之,再入七个,蝥黄又除去,又入七个,待米出烟,去斑蝥研为末,油调敷于患处,小便利,恶物下,就痊愈了。

粳

【释名】有早、中、晚三季,有黏性的是糯稻,南方雨水多,适宜种植水稻。北方土地平坦,只有润泽的地方适宜种植早稻。和大米相同,是稻谷的总称。

粳米
【性味】味甘,性平,无毒。

【主治】益气,止烦,止渴,止泄痢。温中、和胃气,长肌肉。健壮筋骨,益肠胃,通血脉,调和五脏,益精强志,聪耳明目、轻身,使人肌肤润泽,精力旺盛,不易衰老。

【附方】用粳米和芡实一起煮粥食用更好。初生的小孩,将粥煮成乳汁状适量地喂食,可以开胃、助食。经常吃干粳饭,可以使人不噎。新米刚开始吃,会动风气。陈米下气,以病人尤为适宜。但不能和苍耳一同吃,否则叫人猝然心痛,这时应赶快烧仓米灰和蜜浆服用,不然可置人于死地。粳有早、中、晚三季,以晚白米居第一。各地出产的种类很多,气味必有相异,但也相差不远。天生五谷,之所以养人,得到它能生存,得不到就会死亡,是因为谷米得了天地中和之气,与造化生育的功效相同,所以不是其他东西可以相比的。

光粳米

【性味】味甘,性平。

【主治】可助胃益精。

白粳米

【性味】味甘,性寒、稍软。

黄茎籼

【性味】味甘,性温。

【主治】养容健身,健脾调和中气。煎汤服用可以止痢疾。

天落黄

【性味】味甘,性平,性软。

【主治】它益胃功效与上述的米相同,陈米养胃不滞。

红莲米

【性味】色赤,味甘,性平、软。

【主治】能健胃和脾,大补人的元气,是半中佳品。

淅二泔

第二次的淘米水,清澈可用,所以称为淅二泔。

【性味】味甘,性寒,无毒。

【主治】可清热,止烦渴,利小便,凉血。

炒米汤

【主治】益胃除湿但不驱火毒,使人口渴。

粳谷奴

谷穗呈煤黑色即是。

【主治】治奔跑后气喘喉痛,将它烧后研碎,和酒服用,立即见效。

禾秆

【主治】可解砒霜毒。先将它烧成灰,然后以刚打出的井水淋汁,所得汁再过滤清澈,冷服一碗,毒即可排除。

【附方】主治米瘕,嗜吃生米,久亦毙人:可用白米五合,鸡屎一升,一同炒焦研为末,用水一升顿服。不一会便可吐出瘕,如研米汁或白沫淡水,即可以治疗。

治自汗不止:有绢包粳米粉,频频扑上。

治小儿初生没有皮,色赤,但有红筋,乃是早产的新生儿:用早白米粉扑上,肌肤自生。

治吐血、流血不止:都以陈米淘水,温服一杯,每日三次。或以麻油或萝卜汁滴入鼻孔。

治赤鼻酒齄:淘米水每日食后饮用。外以硫黄放入大菜头内,煨烂后研成末,涂搽。

籼

【释名】和粳相似但颗粒小。现在的品种也有很多,有红、白两种颜色,和粳米大同小异。又名早稻。

籼米

【性味】味甘,性温,无毒。

【主治】温中益气,养胃和脾,除湿止泄。

米秕

【性味】味甘,性平,无毒。

【主治】能润肠开胃,下滞,磨积块,作为粮食,可充饥,能使人皮肤光滑,可作为疗养之品。

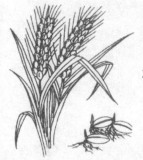

舂杵头细糠

【性味】味辛、甘、性热。

【主治】治呃噫,可以刮了舂杵头细糠含之。把它烧成灰,和水服用,可使孕妇顺产。

(5)麦类

小 麦

小 麦

【释名】是五谷中价值最高的。小麦秋季播种,冬季生长,春季开花,夏季结实。

【性味】味甘,性寒,无毒。

【主治】新麦性热,陈麦性平。它可以除热,止烦渴,咽喉干燥,利小便,补养肝气,止漏血唾血,可以使女子易怀孕。补养心气,有心病的人适宜食用。将它煎熬成汤食用,可治淋病。磨成末服用,能杀蛔虫,将陈麦煎成汤饮用,还可以止虚汗。将它烧成灰,用油调和,可涂治各种疮及汤火灼伤。

浮麦

【性味】味甘、咸,性寒,无毒。

【主治】益气除热,止自汗盗汗。治大人、小孩结核病虚热,妇女劳热。

面

【性味】味甘,性温,有微毒。

【主治】补虚,长时间食用,使人肌肉结实,养肠胃,增强气力。它可以养气,补不足,有助于五脏。将它和水调服,可以治疗中暑、马病肺热。将它敷在痈疮伤处,可以散血止痛。

麦麸

【主治】治瘟疫和热疮、汤火疮溃烂、跌伤折伤的瘀血,用醋和麦麸炒后,贴于患处即可。将它醋蒸后用来熨手脚风湿痹痛,寒湿脚气,交替使用直到出汗,效果都很好。将它研成末服用,能止虚汗。凡人身体疼痛及疮肿溃烂流脓,或者小孩夏季出痘疮,溃烂不能睡卧,都可以用夹褥盛麦麸缝合来垫铺,因麦麸性凉并且柔软,这的确是个好方法。

麦粉

就是用麸皮洗筋澄出的浆粉。现在的人多用它来浆衣服。

【性味】味甘,性凉,无毒。

【主治】补中,益气脉,和五脏,调经络。炒一碗麦粉和汤服下,能止痢疾。熬成膏状,能消一切痈肿、火烫伤。

面筋

【性味】味甘,性凉,无毒。

【主治】治解热和中,有劳热之人适宜将它煮吃,能宽中益气。它是麸在水中揉洗而成,是素食的主要物品,煮着吃性凉,现在人们多用油炒而食,则性热。

麦

就是糗,是将小麦蒸熟后磨成的面。

【性味】味甘,性寒,无毒。

【主治】消渴,止烦。

麦苗

【性味】味辛,性寒,无毒。

【主治】消除酒毒暴热、黄疸目黄。将它捣烂绞成汁,每日饮用。它还可以解虫毒,方法是将麦苗煮成汁服用。此外,可以解除瘟疫狂热,除烦闷消胸膈热,利小肠,将它制成粉末吃,可使人面色红润。

麦奴

麦穗将要成熟时,上面有黑霜的就是麦奴。

【主治】治热毒,能解丹石毒,及各种阳毒温毒,发热口渴温疟病症。

麦秆

【主治】可治疣痣,去除坏死组织。

【附方】治消渴:小麦做饭及粥食。

治老人小便五淋:小麦一升,通草二两,水三升煮至一升,饮后即愈。

治颈上长瘤：用小麦一升，醋一升浸泡，晒干后为末，海藻磨末三两和匀，酒送服，每日三次。

治白癜风：用小麦摊在石上，烧铁物压出油，搽患处甚效。

治小便尿血：麸皮炒香，用肥猪肉蘸食。

治中暑猝死：井水和面一大把，服。

治吐血：用面粉略炒，京墨汁或藕节汁，调服二钱。

治衄血，口、耳、鼻皆出者：白面加盐少许，冷水调服三钱。

治咽喉肿痛，不能进食：白面和醋，涂喉外肿痛处。

治妇女乳腺炎：白面半斤炒黄，醋煮为糊，涂后即消。

治折伤：白面，栀子仁同捣，水调敷伤处即散。

治小儿口疮：寒食面，硝石水调，涂足心，男左女右。

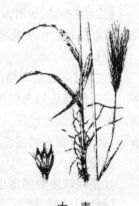

大麦

大 麦

【释名】它和小麦的功效大致相同。麦粒比其他麦都大，所以叫大麦。有黏性的大麦，叫糯麦，可以用来酿酒，作糖。

【性味】味咸、甘，性温、寒，无毒。

【主治】消渴除热毒，益气调中。滋补虚劳，使血脉强壮，对肤色有益，充实五脏，消化谷食，止泄，不动风气。长时间食用，可使人长得又白又胖，肌肤滑腻。

面

【主治】能平胃止渴，消食治疗腹胀。长时间食用，可使人头发不白。用它和朱砂、没石子等药物，还可以将头发染成黑色。它还能宽胸下气，凉血，消食开胃。大麦性平凉，口感滑腻。曾有人患喉炎，吃东西难以下咽，用大麦面做成稀糊，吃后助胃气。平和三伏天，朝廷将面赏赐给下臣，也是因为它性凉，能消暑热，对脾胃有益。

【发明】丹溪说：大麦刚成熟的时候，人们因缺粮所以多将它炒着吃，因它炒吃性热，所以会使人发热。另一种说法：长时间食用会伤肾，应戒掉。

大麦苗

【主治】将其捣汁每天服用，能治各种黄疸，利小便。冬季手脚长冻疮，可将大麦苗煮成汁浸洗。

大麦奴

【主治】能解发热疾病，消除药毒。

【附方】主治刀剑椎戳，腹破肠出：可用大麦五升，水九升，都以取四升，棉布过滤取汁待极冷，令患者卧席上，含汁喷肠，肠渐入，再喷它的背。不要让病人知晓及旁人看见和说话，否则肠不入，就抬席四角轻摇，使肠自入。十日内，进少许流质饮食，慎勿惊动。

治麦芒偶入目中：大麦煮汁洗，即出。

雀 麦

【释名】就是燕麦。苗和麦相同,但穗细长得稀少。苗叶像小麦但比小麦小。果实比麦细。

【加工】雀麦去皮,作面蒸着吃,也可作饼吃。现今的人们在正月、二月间,将刚生的青叶捣成汁,和米粉做成饼,蒸着吃,颜色青翠味道香。

米

【性味】味甘,性平,无毒。

【主治】充饥滑肠。

苗

【性味】味甘,性平,无毒。

【主治】将它煮成汁饮用,主治女人难产。

【附方】主治胎死腹中及胞衣不下用雀麦一把,水五升,煮为二升,温服。

荞 麦

【释名】南方种植较少,只能做成粉或做成糕饼吃,是农家冬季的粮食。苗高达一二尺,红茎绿叶,开白色的小花,繁密点点,果实累累,立秋播种,九八月收割,磨成面食用,不如麦面好。

【性味】味甘,性平、寒,无毒。

【主治】充实肠胃,增长气力,提精神,除五脏的滓秽。做饭吃,能解丹石毒,治疗效果非常好。用醋和粉调好,可涂治小孩丹毒红肿热疮。它能降气宽肠,消积滞,消热肿风痛,除白浊白带,脾积止泻。用砂糖水调和炒面二钱服食,能治痢疾。将它炒焦用热水服,能治肠绞痛。

叶

【主治】能下气,对耳目有好处。吃多了,可使人轻微腹泻。

秸

【主治】将它烧成灰淋汁用碱熬干,用等量的石灰和蜜收炼,治溃烂的痈疮,去除坏死组织和面痣,效果最好。

【附方】主治水肿喘满:生大戟一钱,荞麦面二钱,加水做饼,烘熟研末,空腹用茶服,以大小便利出为度。

治男子白浊,女人带下:用荞麦炒焦研末,鸡蛋清调和制成丸。每服五十丸,盐汤送服,每日三次。

治噤口痢:荞麦面每次服二钱,砂糖水调下。

治背部痈疽,及一切肿毒:荞麦面、硫黄各二两,研为末,再用井花水和做饼,晒干收藏。每吃一饼,磨水敷,很快止痛而痊愈。

治烫火伤:用荞麦面烽黄,研末,水和敷之。

治颈淋巴结结核:用荞麦炒去壳,海藻,白僵蚕炒去丝等分研为末,白梅浸汤,取半量的肉,和丸呈绿豆大,每次服六七十丸。饭前服用,每日五服,它的毒从大便泄去。若与淡菜连服尤妙。忌豆腐,鸡,羊肉,酒,面。

治痘疮溃烂:荞麦粉反复敷涂。

治痘黑凹陷不起:荞麦面煮食,即发起。

治肠绞痛:荞麦面一撮炒后,加水调服。

(6)腌 造 类

陈廪米

【释名】用它来酝酿,胜过用新粳米。也叫陈仓米,就是粳米因长期存放,所以称为廪米。

【性味】味咸、酸,性温,无毒。

【主治】通气,除烦躁口渴,调养胃止下泄。滋五脏,但不易消化,可暖脾,除去疲劳,适宜煮汤吃。如果烧饭吃,可以治愈痢疾,补中益气,壮骨,通血脉,壮阳。用饭和醋,捣碎敷于毒疮上,马上就会好。北方人把饭放有瓦缸里,用水浸泡,令它发酸,然后再拿来吃,可暖五脏六腑的气。研碎廪米服下,可以治愈突然心绞痛,宽中消食。吃多了会有饥饿的感觉。用陈廪米煮米汤不浑,开始时没有气味,清淡可以滋养胃。古人多用来煮水煎药,也由于它能调养肠胃,利于小便,除去湿热的功效。

【发明】《千金方》一书中说:痢疾不停,就炒廪米研成末和开水喝下也是取它的这种功能。但不能同马肉一起吃,否则引发旧病。

酒 曲

【释名】有用麦、用面、用米来制作的,这都是造酒、醋所需要的东西。又名酒母。

【主治】能消积化食,功效相差不大。

小麦曲

【性味】味甘,性温,无毒。

【主治】消积食止痢疾,平胃气消痔疮。可治小儿不消化,霍乱,心膈之间闷气及积痰。除去烦热,破结石,除肠胃阻塞,吃不下食物;落胎,并打死胎。解除河中鱼的毒。

大麦曲

【性味】味甘,性温,无毒。

【主治】能消食和中,能催生,破血。

【附方】取五升大麦曲,用一斗水煮沸三次,分五次服下。使胎儿顺利生下,使母亲身体肥胖。

(7)炊 蒸 类

寒 具

【释名】冬春季节可贮存几个月,到寒食禁烟时当干粮用,所以名叫寒具。环饼,像耳环、镯子的形状。馓,容易消散之名叫馓子,用来供奉菩萨。又名饼。

【加工】或用糯米粉和面,加少许盐,揉搓后捻成环钏的形状,用油煎来吃。

【性味】味甘、咸,无毒。

【主治】利大小便,能润肠,温中补气。

馒 头

【释名】用小麦面和曲母与清水做成馒头,称为笼炊,吃起来轻软适口。

【性味】味甘。

【主治】补益脾胃,调和脏腑。烧成灰服下,可消面食沉积。

豆 腐

【释名】豆腐是人们常见的食品。黑豆、黄豆、白豆、豌豆和绿豆等,都可用来制作。制法是:用水浸泡发胀,用石磨磨碎,滤去豆渣,将豆浆烧沸,用盐卤汁或山叶、酸浆、醋淀放入锅中制成。还有将烧沸的豆浆装入缸内,用石膏粉来制作。豆浆面上凝结的可揭取晾干,叫豆腐皮,做菜很好。

【性味】味甘、咸,性寒,无毒。

【主治】治宽中益气,调和脾胃,消除胀满,通大肠浊气,清热散血。

【附方】喝烧酒过多,全身出现红紫病重:用热豆腐切成片,贴满全身,冷了就再更换,又贴,直到人苏醒为止。

杖疮青肿:用豆腐切一块贴在疮上,不停地换。另一种方法是:用烧酒煮豆腐后再贴在疮上,看到豆腐干了就换一片,到不红才停止。

麻 腐

【加工】是素食中的好菜。用芝麻捣烂滤去渣,加入绿豆粉煮熟,放入瓦缸中,等到冷后凝结成膏状时,再调入油、盐、辣椒、花椒、生姜、蔬菜等。

【性味】味甘,性平。

【主治】利于调养肠胃,解除热毒,滋补精髓。

豆 炙

【释名】豆炙用水浸泡后去掉皮,和水一起磨细,煎成糕饼。可同椒、盐、油炒后食用。

【性味】味甘,性平,无毒。

【主治】益元气,利三焦,调和脾胃,解各烦热,通小便。

粉 皮

【释名】用绿豆粉和水调行稀稠适当,每次用少许放入锡锅内,随沸汤旋转,一会儿就做成了,用来做素菜,或者同青菜、生姜、竹笋、酱、油一起煮,是极美妙的食品。

【性味】味甘,性滑。

【主治】可清热解毒,调和五脏,安养精神润泽肌肤,其性稍带寒凉,脾泄的不要吃。

蒸 饼

【释名】和小麦做成的食品很多,只是蒸饼出现得最早,它是由酵糟发酵而成。在饼中包上果肉、蔬菜、糖、蜂蜜等东西,是日常小吃佳品。有蒸饼、汤饼、胡饼、索饼、索饼、酥饼等种类,都是根据它们形状来命名的。

【性味】味甘,性平,无毒。

【主治】能消积食,调养脾胃,温中化滞,补益气血,止出虚汗,利三焦,利尿。

【发明】一书上说:宋宁宗为郡王时,小便失常,一夜要解无数次。国医茫然失措,不知怎么办,有人推荐孙琳给他治病。孙琳用蒸饼、大蒜、淡豆豉三种物品捣碎捏成丸子,叫宋宁宗用水服下三十丸,并说:"今天服用三次,病应该减轻三分之一,明天也服三次,这样坚持三天,病就除去了。"果然如此。宋宁宗赐给他一千匹绢。有人问到这传说时,孙琳说:小儿为何尿床? 这是尿道失禁,而蒸饼、大蒜、淡豆豉三种物品都能调理泌尿系统。

索 粉

【释名】用绿豆粉搓成线条放在沸水中煮,吃起来滑腻味美。

【性味】味甘,性凉,无毒。

【主治】可以滋养脏腑,益于肠胃,凉血。解各种毒,凉大肠,止便血。

油 堆

【释名】在元宵节那天,用糯米粉和水捻成饼,用糖、水等物品和作馅,放在沸油里煎熟,吃起来味道很美。

【性味】味甘。

馄 饨

【释名】用清水和面做皮,皮内包上菜、肉、糖、蜂蜜等作馅,用水煮熟。

【性味】味甘。

【主治】在农历五月初五吞服五个。可镇鬼邪。在农历六月初六用茄子作馅的馄饨，吃了可以治疗各种病。

蜂 糕

【释名】吃蜂糕来助登高之兴。民俗在九九重阳节那天，用麦面和酒发酵，再加上各种水果，用笼蒸好后切开，像蜂窝一样。

【性味】味甘。

【主治】在农历九月初九取糕角半两。阴干。取寒饭二百粒、豆豉一百粒、独蒜一颗、怀山一两、水两盅，浸泡一夜。五更时煎至一盅服下，可治疗疟疾病，服下即愈。

粥

【释名】把米煮成糜，使它糜烂。粥是我们现在主要的佐餐食品，尤其以早饭为主。各种粮谷均可做粥，更有用药物，果品来做粥，能治各种病。又名糜。

小麦粥

【主治】止消渴烦热。

寒食粥

【加工】用杏和各种花制成。

【主治】益气，治脾胃虚寒，下泄呕吐，小儿出痘疮面色苍白。

粳米 籼米 粟米 粱米粥

【性味】味甘，性温、平，无毒。

【主治】利小便，止烦渴，滋养脾胃。

【发明】依照罗天益在《宝鉴》一书中记载：粳米、粟米做成的粥，气味淡薄，阳中带阴，所以清淡舒畅，能利小便。有一人病危，但从不吃药。医生叫他吃粟粥，杜绝他的其他食物，十天过后病情好转，一个月过后痊愈。这就是五谷都能治病的原理。吃粥既节省时间，味道又美，喝完粥后睡一觉，妙不可言，人们都称粥有很大的益处。

粽

【释名】古人用菰芦叶裹上黍米煮熟即成粽，尖角，像棕榈树的叶，取名叫粽，或者叫有角黍。近年来多用糯米做成。现习惯在农历五月初五作为节日的礼物互相馈赠。有的说是为了祭祀屈原，人们做粽子投于江中来喂蛟龙。又名角黍，俗称粽子。

【性味】味甘，性温，无毒。

【主治】作为治疟疾的药，效果好。

饭

【释名】是我国南方的主要食品，他们以食米饭为主。

各种粮食都可用来做饭,米性各不相同。而各种饭食以治的疾病,又是不相同的,应当特别提出。大概都是用粳米、籼米、粟米罢了。

新炊饭

【主治】治人尿床,用一盏热饭,倒在尿床之上,拌好后给病人吃,不要让他知道。还可趁饭热时来敷毒肿,效果良好。

寒食饭

清明节前两天的饭,称为寒食,也就是祭奠了祖先的剩饭。

【主治】除瘢痕和杂疮,研成末敷在上面。烧成灰和酒服下,治食物成积而面黄肌瘦。和寒食饭烧后研成末,可治伤寒复食,用米汤饮服二、三钱,有效。

祀灶饭

【主治】治突然哽噎,取一粒祀灶饭服下,就消去哽噎。烧后研成灰,可搽鼻中生的疮。

盆边零饭

【主治】治鼻同内生疮,烧研后敷在疮上。

齿中残饭

【主治】治被蝎子咬后中毒疼痛,敷上就能止痛。

飧饭

飧音同孙,即是水饭。

【主治】热食,解渴除烦。

荷叶烧饭

【主治】治厚脾胃,通三焦,资助生发之气。枳术丸,就是用荷叶包好烧成的饭做成的丸子。大概荷叶这种植物,颜色青翠而中间空直,很像八卦中震卦的风木。用荷叶烧饭和药,与白术相配合,可以滋养元气,使胃变结实不至于再被食物所伤,它的作用非常广泛。用荷叶烧饭,就是用新鲜荷叶煮水,再放入粳米、白术做成饭,各种东西的气味都有。

糕

【释名】和黍、糯米加上粳米屡蒸成,形状像凝膏。用糯米粉做成的糕叫粢。用米粉和豆末、糖、蜜一起蒸成的糕叫饵。又名粢。

【性味】味甘,性温,无毒。

粳糕

【主治】养胃厚肠,益气和中。

粢糕

【主治】能益气暖中减少小便,使大便成形。粳米糕容易消化,糯米糕却最难消化,能损害脾胃,有的形成积食,小孩尤其不能吃。

第十卷　菜　部

李时珍说:草本中凡是可以吃的都叫菜。有韭、薤、葵、葱、藿五类。人吃了蔬菜肠胃通畅,很是养人,所以是我们的主要副食,可每种菜对人的作用都不同,在本篇中,详细介绍了菜的性味和功效,以便让我们更好地利用它。

(1)水菜类

石莼

【释名】石莼的形状像豆,叶子比铜钱大,像慈姑叶。石莼出自海边,附石而生。茎长二、三寸,颜色青而滑,又很光莹。茎间有桠,桠中生花。

【性味】味甘,性平,无毒。

【主治】治下水,利小便。治风秘不通,五膈气,小腹结气,可煮汤饮用。所以人用它来治疳疾。

鹿角菜

【释名】味道极其滑美。鹿角菜生长在海中的石崖间,长三四寸,紫黄色。如果让它在水里长时间浸泡或在开水里泡,就会深化成胶状。

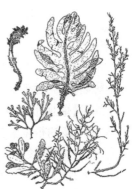

鹿角菜

【性味】味甘,性寒,滑,无毒。

【主治】能下热风气,疗小儿肺疾。从事炼丹的人吃后,能抵御丹石的侵害。解面热。但男子不可经常食,否则发旧病,损腰肾经络血气,令人脚冷痹痛,面色不好。

石花菜

【释名】石花菜,生长在海和沙石之间,有二三寸高,形状如珊瑚,有红、白两种颜色。它的枝上有细齿。如将它的根埋在沙地中,可再生枝,有一种稍粗像鸡爪的枝,叫鸡脚菜,味道更好。这两种如长时间浸泡,会化成胶而凝固。

【性味】味甘、咸,性寒、滑,有毒。

【主治】可去上焦浮热,发下部虚寒。孕妇不宜经常吃。

紫 菜

【释名】紫菜生长在海中,附在石头上。纯青色,取来晒干后则变成紫色。

【性味】味甘,性寒,无毒。

【主治】将其煮汁后饮用,用治咽喉炎。患有甲状腺肿大结气的人适宜吃紫菜。但经常吃会令人腹痛发气,吐白沫。若饮热醋少许,即消。紫菜中有小螺蛳,误食后会损人,必须拣出。

龙 须 菜

【释名】龙须菜生长在海边的石头上。丛生叶的形状像柳,根须长的有一尺多,呈白色,它的名字还叫石发。

【性味】味甘,性寒,无毒。

【主治】治甲状腺肿大热气,利小便。

(2)柔滑类

蕨

【释名】二月生芽,形状卷曲。长成后则像展开的凤尾,有三、四尺高,生长在山中。

【加工】蕨茎嫩时可采,在石灰汤里煮去涎滑,然后晒干作蔬菜,味道甘美滑。也可以和醋食用。蕨的根呈紫色,皮内有白粉,捣烂后再三洗净,待沉淀后,取粉做饼,或刨掉皮做成粉条吃,粉条颜色淡紫,味道非常滑美。

【性味】味甘,性寒、滑,无毒。

【主治】去暴热,利水道,令人睡,补五脏不足,气壅塞在经络和筋骨间。

蕨根

【主治】烧成灰后和油调匀,敷蛇咬伤。但不能经常食用,否则令人目暗,落发。小儿食后,会脚软没有力,不能行走。而且长期吃,会使妇女脐下长硬块。吃得过多,消阳气,使人昏昏欲睡,脚软没有力。

苋

【释名】苋都是三月撒种,六月以后就能吃。长老了能抽出很高的茎,开小花结成花穗,穗中有细籽,籽呈扁形有黑色的光泽,有六种:赤苋,白苋,人苋,紫苋,五色苋,马苋。又名苋菜。

【性味】味甘,性冷利,无毒。

【主治】白苋补气除热使九窍畅通。

赤苋

【主治】治赤痢,箭伤和虫病。

紫苋

【主治】消除虫毒,治气痢。

六苋

【主治】利大小肠,治初痢,滑胎。苋动气,所以令人烦闷,性寒损伤脾胃,不能和鳖一起吃,容易产生结石。五月五日收苋菜子,和马齿苋一起研为末,两者分量相等,孕妇常服,容易分娩。

苋实

【性味】味甘,性寒,无毒。

【主治】治青光眼,并可聪耳明目、轻身,使人肌肤润泽,精力旺盛,不易衰老。除眼中邪恶之物,利大、小便排泄,去除寒热。经常服用增加元气和体力,使身体感觉轻松,不容易饥饿。又可治眼疾,杀死蛔虫,增加精气。

根

【主治】捣烂外敷可治下腹及阴部疼痛。

芋

【释名】芋的种类很多,有水、旱二种:旱芋可种在山地上,水芋可种在水田中,叶都相似,但水芋的味更佳。芋茎也可以吃。芋不开花,有偶尔在七八月间开的,抽茎开黄花,很像半边莲花。芋又名土芝。

芋头

【性味】味辛,性平、滑,有小毒。

【主治】可宽肠胃,养肌肤,滑中。吃冷芋头,疗烦热,止渴。令人肥白,开胃,通肠闭。破瘀血,去死肌。产妇吃了芋头,破血;饮芋头汤,止血渴。和鱼煮食,很能下气,调中补虚。白色的芋吃来没有味,紫色的芋吃了破气。煮汤饮,止渴。十月后将芋晒干收藏,到冬季吃不会发病。但在其他的季节却不能吃。

【附方】芋和鲫鱼、鲤鱼一同煮羹很好。但长期吃芋,会令人虚劳没有力。将煮芋的汤用来洗脏衣,会使衣服洁白如玉。

茎、叶

【性味】味辛,性冷、滑,无毒。

【主治】治除烦止泻,疗妊妇心烦迷闷,胎动不安。另外将茎叶和盐一同研碎,敷蛇虫咬伤和痈肿毒痛及毒箭处。

梗

【主治】用来擦蜂刺毒特别有效。

本草纲目白话精解

汁

【主治】涂蜘蛛咬伤。

【发明】处士刘汤隐居在王屋山时,曾看见一只大蜂误入蛛网,蜘蛛便过来想缚它,却反而被大蜂刺伤坠地,不久只见蜘蛛腹胀欲裂,便徐徐爬入草丛中,咬开芋梗,将伤处对着芋梗磨,磨了很久,腹胀才渐渐消散,最后,恢复到原来轻盈的样子。从此后,凡是有被蜂刺伤的人,将芋梗敷在伤处,即愈。

藜

【释名】也就是红心的灰涤。只不过藜的茎、叶稍微大一点。也叫胭脂菜。

【性味】味甘,性平,有微毒。

【主治】杀虫。煎汤,洗虫咬,漱齿痛。把胭脂菜捣烂,可涂各种虫咬伤,去白癜风。

茎

【主治】烧成灰,加入荻灰、蒿灰各等分,再用水调和,蒸后取汁煎成膏。点疣、雀斑,可脱去恶肉。

荠

【释名】它的茎坚硬而且有毛,不好吃。开白色的小花,许多小花集在一起。结出的荚只有三只角。四月收摘,因为它的茎能避蚊子和飞蛾,所以又叫护生草。

荠菜

【性味】味甘,性温,无毒。

【主治】利肝和中,益五脏。

根

【主治】可治眼睛疼痛,具有聪耳明目、轻身,使人肌肤润泽,精力旺盛,不易衰老益胃的功效。

根叶

【主治】将荠菜的根叶烧成灰后饮用,治赤白痢非常有效。

实

【加工】采摘它的籽和水调成块状,或煮成粥,做成饼都很黏滑。

【性味】味甘,性平,无毒。

【主治】它能使眼睛明亮,治眼痛、青光眼,同时可以滋补五脏不足。也可治腹部胀痛,去除风毒邪气,治疗眼内积尘,白翳并解热毒。如果长期服用,会使眼睛看物更加清晰。

花

【主治】放在床席下面,可以驱臭虫。又能避蚊子、飞蛾。把花阴干研细成末,用枣汤送服,每次两钱,可以治慢性腹泻。

本草纲目白话精解

水 蕨

【释名】和蕨是一类,生长在水中。

【性味】味甘、苦,性寒,无毒。

【主治】治腹中积块,清淡地煮食,一、二天即下恶物。同时忌吃杂食一个月为好。

竹 笋

【释名】竹笋十天之内为笋,嫩而能食,而十天之后则成竹了。各种竹笋中,苦的味道也特别苦,不有中吃。

诸竹笋

【性味】味甘,性寒,无毒。

【主治】消渴,利尿,益气,可经常食。还利膈下气,清热消痰,爽胃口。

苦竹笋

【性味】味苦、甘,性寒。

竹 笋

【主治】治失眠,去面目及舌上热黄,消渴,聪耳明目、轻身,使人肌肤润泽,精力旺盛,不易衰老,解酒毒,除热气,使人健康。理心烦闷,益气力,利尿,下气化痰。理风热脚气,治出汗后伤风失音。将干的苦竹笋烧研后加盐,可擦牙疳。

淡竹笋

【性味】味甘,性寒。

【主治】治化痰,除狂热壮热,头痛头风,及妊妇头晕、颠仆惊悸,瘟疫迷闷,小儿惊痫天吊。

冬笋

【性味】味甘,性寒。

【主治】可解毒,治小儿痘疹不出。

青笋

【性味】味甘。

【主治】可以治愈慢性肺病、吐血和出血。还可治五痔及妊娠反应。

土 芋

【释名】叶像豆叶,像鸡蛋大小。南方人叫做香芋,北方人称为土豆。土芋又名土豆。

【性味】味甘、辛,性寒,有小毒。

【主治】解诸药毒,如生研水服,吐出恶物就止。煮熟了吃,则味道甘美,养人肠胃,去热嗽。

菠 菜

【释名】叶子是绿色,细腻而且柔厚,茎柔脆而且是空心的。根有数寸长,大如桔梗而且是红色,味道甘甜香美。

菜及根

【性味】味甘,性冷、滑,无毒。

【主治】利五脏,去除肠胃的热,饮酒过量而中毒。服用丹石的人吃它更好。具有疏通血脉,开胸下气,调涩,止口渴润燥的功效。但它不能和各种鱼一同煮来吃,容易引起腹泻。北方人吃肉、面食时,吃菠菜就会起平衡的作用;南方的人吃鱼、虾米时,吃它便于降温。多吃了伤及大、小肠,使人生病,大便涩滞不

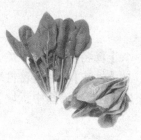

菠 菜

通或有痔疮的人,应该常常吃菠菜,葵菜之类的食物。性滑可以护养窍穴,自然通利肠道,而没有枯涸的害处。

山 丹

【释名】根,味稍差,不如开白花的百合。山丹的花似百合,但小而瓣少,茎也短小;它的叶子很像柳叶,与百合的叶有别。四月,山丹开红花,花有六瓣但不向四面垂下,也结小的子。开红花的百合叫山丹。

山丹根

【性味】味甘,性凉,无毒。

【主治】治肿疮、惊邪、女子非经期大量持续出血。

花

【主治】活血。

蕊

【主治】敷疔疮恶肿。

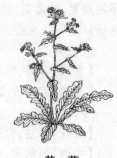

苦 菜

苦 菜

【释名】春季生长幼苗,有红茎,白茎两种。苦茎中空而脆,折断后有白汁流出。叶像花萝卜菜叶一样,颜色绿中带碧。叶柄依附在茎上,每片叶子有分叉,相互交撑挺立,开黄花,像野菊。一枝花结子一丛。当花凋谢时就可以采集。苦菜子上有茸茸的白毛,随风飘动,花落的地方就带有子落地,就会生长出来。又叫苦苣。

菜

【性味】味苦,性寒,无毒。

【主治】治五脏邪气,厌食胃痛。经常服用安心益气,精神饱满轻身耐老,耐饥饿和耐寒,豪气不减,增强体力。虽然苦菜性冷但对人有好处。可治腹泻,清热解毒,及恶疮疾病。调节十二经脉,治霍乱后胃气烦胀。捣汁饮用,可清除面目和舌头下的湿热。汁是白色,涂抹在疔疮肿痛之处,能拔出病根。把苦菜汁滴在痛上,立即使痛溃烂,脓汁排出。能耳聪明

本草纲目白话精解

目、轻身,使人肌肤润泽,精力旺盛,不易衰老,治各种痢疾和血淋痔瘘疾病。野苣不能和蜂蜜一起吃,容易使人患内痔,脾胃虚寒的人不可以食用。凡是患痔疮的人,适宜用苦菜,新鲜或晒干的都可以,放入锅中煮到熟烂的程度,把热的苦菜汤放在器皿中,人横坐在凳上,先用热苦菜汤熏,再用苦菜汤洗,直到汤冷,每天洗数次,数日后见效。

根

【主治】治赤痢,白痢和骨结核,三种病都可以煮汁用。同时苦菜根还能治血淋,利于小便的排泄。

花、子

【加工】主治黄疸病时,可用苦菜籽加上莲子一起研细,每次取二钱加水煎服后服用,每天两次,效果良好。

【性味】味甘,性平,无毒。

【主治】祛中暑,安定神。

【附方】治口腔恶疮:用野苦菜捣烂取汁水一盏,加入姜汁一匙,调和后用酒服用,用渣敷患处,一、二次即可。

治喉痹肿痛:用野苦菜捣烂后取汁半盏,再用灯心加热浸泡,将灯心汁水半盏,与野苦菜汁调匀拌和后服用。

甘　薯

【释名】二月栽种,十月收采。甘薯的根似芋根,个头很大。大的像鹅蛋,小的像鸡蛋、鸭蛋。

【加工】把它的紫皮剥去,里面的肉则纯白如脂肪。南方人把它当作粮食、水果,蒸烤后,味道都十分香美。

【性味】味甘,性平,无毒。

【主治】补虚乏,益气力,健脾胃,强肾阴,功效同薯蓣一样。

藏　菜

【释名】在八、九月和初冬季节长得特别茂盛胜过冬仲。茎是白色,如果茎是青色,那么味则更香美。

【性味】味甘,性平,无毒。

【主治】调和脾胃,利于脏腑,把它煮吃或腌制食用,即使吃多了也不会伤害身体,因为它在生长之时已得阳气,有的人把它蒸后晒干作干菜食用,更好。

萱　草

【释名】五月抽茎开花六瓣。花有红、黄、紫三种颜色,结的果实有三个角,里面有子,且有梧桐子那样大,黑颜色,有光泽。生长在潮湿的地方,一丛一丛的,叶子柔弱而且颜色翠绿,新旧不断相替,所以四季青翠。它也叫忘忧草。

苗花

【性味】味甘,性凉,无毒。

【主治】煮来食用,治小便赤涩,身体烦热,除酒疸,消食,利湿热。制成酸菜吃,利胸膈,安五脏,令人欢乐没有忧,轻身耳聪明目、轻身,使人肌肤润泽,精力旺盛,不易衰老。

根

【主治】治砂淋,下水气。满身酒疸黄色的人,可将根捣汁服用。如大热而引起鼻出血,可研汁一大杯,加生姜汁半杯,细细咽下。将根捣碎后用酒送服,并将滓敷在乳头上,可催乳,治乳痈肿痛。

萱　草

百　合

【释名】百合只有一茎向上,叶向四方伸长。五六月时,茎端开出大白花,花瓣有五寸长,花有六瓣,红蕊向四周垂下,颜色也不红。红的叶子像柳叶,叫做山丹。

根

【性味】味甘,性平,无毒。

【主治】治邪气所致的心痛腹胀,利大小便,补中益气。除浮肿胪胀,胸腹间积热胀满、阻塞不畅全身疼痛、乳难和咽喉肿痛,吞口涎困难,止涕泪。辟百邪鬼魅,涕泣不止;除膈部胀痛,治脚气热咳。还可安心、定神,益志,养五脏,治癫邪狂叫惊悸,产后大出血引起的血晕,杀血吸虫,胁痛、乳痛发背的各种疮肿。也可治百合病,温肺止嗽。如心下急黄,宜将百合同蜜蒸食。

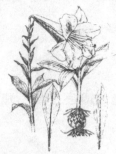

花

【主治】将百合花晒干后研成末,和入菜油,可除天气引起的小儿湿疮,治疗效果非常好。

子

【主治】加酒炒至微红,研成末用汤服,可治肠风下血。

【附方】治天泡湿疮:生百合捣烂涂搽,一、二日即安。

治肺病吐血:将新鲜的百合捣成汁,和水饮或煮食。

治百合病:可用百合知母汤。因为此病是因伤寒引起的,百脉一宗,全身受邪,行、住、坐、卧不安,像有鬼神附身似的。如已发汗的,可将百合七枚,用泉水浸泡一夜,次日凌晨再取泉水二升煮至一升,然后将知母二两,同泉水二升煮取一升,再同百合汤煮取一升半,分次服下。百合鸡蛋汤可治百合病已经呕吐的人,用泉水将百合七枚浸泡一夜,次日凌晨再用泉水二升,煮取一升,加入鸡蛋黄

百　合

一个服用。百合代赭汤,治百合病已经恶化的,用百合七枚,按上面的方法浸泡后煮取汁,然后将代赭一两,滑石三两,水二升,煮取一升后,再同百合汤煮取一升半,分次服下。百合地黄汤,治百合病人未发汗、呕吐泻泄的,依照上述方法,加入地黄汁一升,同百合汤煎取一升半,分次服下。

苜 蓿

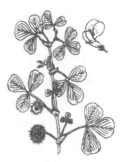

南 苜 蓿

【释名】结圆扁形的小荚,周围有刺,结的荚非常多,老了就变成黑色。荚内有像米的子,可以做饭吃,也可以用它来酿酒。

【性味】味苦,性平、涩,无毒。

【主治】安中调脾胃,有益于人,可以长期食用,轻身健体。去脾胃间的邪热气,去小肠各种热毒,可以加酱油煮吃,也可煮成羹吃,对大、小肠有利。把苜蓿晒干来吃对人有益,功能与新鲜时相同。

根

【性味】性寒,无毒。

【主治】治热病烦闷,眼睛发黄,小便呈黄色,酒精中毒,捣碎后服一升,让人呕吐后就可把病治好。也可以把它捣碎取汁煎来服用,治结石引起的疼痛。苜蓿不可和蜜同吃,令人腹泻。

睡 菜

【释名】叶子像慈姑,根像藕条,夏天生长在池塘沼泽中,据说人吃了常觉思睡,所以也叫冥菜。又叫醉草。

【性味】味甘、苦,性寒,无毒。

【主治】治心膈邪热不能入眠。

白 苣

【释名】像莴苣但叶子是白色,折断叶子后有白汁流出。又名生菜。

菜

【性味】味苦,性寒,无毒。

【主治】壮筋骨,利五脏,开利胸膈,疏通经脉,益脾气,吃了令人牙齿变白,精神饱满,减少睡眠。煮来吃,具有解热毒,酒毒,止消渴,利大小肠的作用。妇女产后不宜食用,否则令人脾胃受寒,小肠疼痛。患有寒病的人吃了白苣,就会感到腹冷。白苣不能和奶酪同吃,易生肠虫。

薯 蓣

【释名】薯蓣在四月蔓延生苗。在五、六月开花成穗,淡红色,结一簇一簇的荚,荚都由三个棱合成,坚硬没有果仁。子则长在一边,大小不一。山药子皮色土黄肉是白的,非常甘滑,同山药根一样。

根

【性味】味甘,性温、平,无毒。

【主治】伤中,补虚赢,除寒热邪气,补中,益气力,长肌肉,强阴。久食薯蓣,令人耳聪明目,轻身不饥,延年益寿。还可以去头晕目眩,头面游风,下气,止腰痛,治虚劳赢瘦,充五脏,除烦热,补五劳七伤,去冷风,镇心神,安魂魄,补心气不足,开通心窍,增强记忆,还可强筋骨,治泄精健忘。益肾气,健脾胃,止泄痢,化痰涎,润肤养发。把薯蓣捣碎后贴硬肿毒,能使肿消散。凡是体虚赢弱的人,应该多吃薯蓣。将薯蓣和蜜一起煮熟,或煎汤,或做成粉吃,都很好,可壮阳滋阴。把晒干的薯蓣拿来入药更妙。只有把薯蓣和面做成汤饼来吃,会动气,因为它还能抑制面毒。另外,吃山薯可以避雾露。

【附方】治噤口痢:用山药半生半炒,捣为末,每次服二钱,用饭送下。

痰气喘急:用生山药半碗捣烂,加甘蔗汁半碗,和匀,热饮立止。

手足冻疮:用一截山药磨烂,敷冻疮。

莴 苣

【释名】正、二月下种,它的叶像白苣呈尖形,颜色比白苣稍轻点,折断后有白汁流出黏手。四月抽苔,苔有三、四尺高,削去莴苣的皮生吃,味像胡瓜。也可以腌制食用。又名莴菜。

【性味】味苦,性冷,微毒。

【主治】利五脏,通经脉,开利胸膈。种气,壮筋骨,去除口臭,使牙齿变白,使眼睛明亮。又有催乳汁的作用。利小便排泄,解虫毒和蛇咬之毒。但经常食用又令人眼睛浑浊不清。患寒病的人不宜适用。莴苣有毒,食用害人,各种各样的虫不敢靠进它。

子

【主治】催乳汁,又可利小便,治阴部肿胀,痔漏出血和扭伤。

鸡肠草

【释名】结出小果实,果实中有细子。它不如鹅肠味美。生嚼时有滑腻感,可以用来捕捉飞虫。而鹅肠生嚼没有黏性,这样自然就可以分辨。又名鸡肠菜,鸡肠菜生在低洼潮湿的地方。

【性味】味辛、苦,性平,无毒。

【主治】治毒肿和小便次数过多。治疗昆虫引起的疮病。主治遗溺,洗手脚因水毒而糜烂。五月五日将它晒干研成末加入盐调和混匀,可以治疗一切疮和风丹导致的遍身瘙痒症,也可以取其汁液加蜂蜜调和服用,治小儿红、白痢疾,治疗效果非常好。研成末或者烧成灰,擦在牙齿上,具有洁齿,去牙垢的功效。

马齿苋

【释名】在田园野外都有生长。茎柔软并且铺在地上,叶子很小对称性地生长。六、七月开小花,结小的尖形果实,果实中有子。它的苗煮熟晒干食用。另一种叫水马苋,生长在水中,形状和马齿苋相似,也可以洗干净后生吃。也叫长命菜。

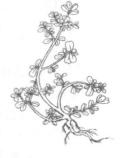

马齿苋

菜

【性味】味酸,性寒,无毒。

【主治】治各种肿瘘疣结。方法是:将马齿苋捣碎后涂在患处。又能消除腹部包块,止消渴,增强肠道功能,令人不饥饿。治女人赤白带。饮用马齿苋汁水,可以治反胃和各种淋证,止金疮流血,破除局部淤血,尤其对小孩效果较好,汁水还可以治口唇紧闭和皮面上的疮疱。将它制成膏,可以涂抹在湿癣,白发秃头处,有效。又主治三十六种风症。将它煮成粥,可以治痢疾及腹部疼痛。使人头发长年不白。用生的马齿苋捣碎取汁服用,还可治痈疮,杀灭各种肠道寄生虫。汁加梳子上的污垢,调后封贴在疔疮处,有消肿的作用。可以将马齿苋烧成灰加入陈醋浸泡,先烤一下后再封贴在疔疮处,有消肿的作用。马齿苋还有散血消肿,利胸滑胎,解毒通淋,治产后出虚汗的功能。这种菜受阴气很多,所以吃它时应该加蒜调和。马齿苋的节叶间粘有白灰的,是最好的一种。

子

【主治】治眼睛明亮,具有聪耳明目、轻身,使人肌肤润泽,精力旺盛,不易衰老的功效。

【附方】多年恶疮,各种药方都治不愈,或者皮肤发炎肿胀疼痛不止:捣马齿苋敷于患处,两三次即愈。

治小便淋沥不畅:用马齿苋汁服用。

治中毒生命垂危:用马齿苋捣碎后取汁饮用。

治妇女产后血痢,小便不通,肚脐腹部疼痛:将马齿苋用木棒捣取其汁三合,煎到沸腾时加上蜂蜜一合,调和匀后服用。

黄芽菜

【加工】与各种荤、素之物同煮食都很好。同萝卜相似。

【性味】味甘,性平,无毒。

【主治】可益元气,补胃,悦容颜。

藕丝菜

【释名】藕丝菜又名鸡头菜,也就是芡茎。

本草纲目白话精解

【性味】味咸、甘,性平,无毒。

【主治】生吃、熟吃都可。能解烦止喝,除虚热。

根

【主治】煮食,主治小腹结气胀痛。

灰涤菜

【释名】四月生苗,茎上有紫红线棱。叶尖而有齿,叶面青色,叶背白色。茎心、嫩叶背面都有白灰,在原野生长。

【性味】味甘,性平,无毒。

【主治】治恶疮,虫、蚕、蜘蛛等咬伤,可将灰涤捣烂后和油敷搽。也可将它煮来食用,或作汤,洗浴治疥癣风瘙。把灰涤烧成灰后放入牙缝中,可消炎。如用来漱口,去疳疮。用灰涤的灰淋汁,可蚀息肉,除白癜风,雀斑。而皮肤接触了生灰汁,会生疮。

子仁

【性味】味甘,性平,无毒。

【主治】做成饭或磨成面食,可杀虫。

桃竹笋

【释名】竹刚生长时,奇形怪状。竹皮黄色,光滑;竹茎很细,有犀纹,每隔四寸左右长有一个节。

【性味】味苦,有小毒。

【主治】如家畜长疮,生蛆,可把笋肉捣碎入进去,蛆就会全部爬出。

豆芽菜

【释名】在夏秋二季之间,将绿豆浸泡三天,绿豆便发一寸左右长的芽,它是蔬菜中最清洁的。

【性味】味甘,性凉,无毒。

【主治】可解毒,清脏腑积热,利肠胃。脾胃虚寒的人不宜常食。

蒲公英

蒲 公 英

【释名】蒲公英生长在平原沼泽的田园之中。它的茎、叶都像莴苣,折断后有白汁流出,可以生吃,花像单独的菊花但比较大。花像头饰金簪头,也叫金簪草,形状一只脚立地的样子,也叫黄花地丁。

苗

【性味】味甘,性平,无毒。

【主治】治妇女乳房痛和水肿,方法是:煮汁饮用和封贴在患处,立刻消肿。解食物中毒,驱散滞气,化解热毒,消除恶肿,结核及疔肿。放入牙中,可以使胡须、头发变得乌黑,滋壮筋骨,用蒲公英的白汁涂在恶刺上立即治愈。这草属土,开黄花,味道甘美。可进入阳明和太阴经,所以能滋阴壮阳。化解热毒,消肿核有奇妙的功用。蒲公英加忍冬藤煎汤,再混入少量的酒调佐服用,可以治乳腺炎。服用后想睡,这是它的一个作用,入睡后感觉出汗,病就治愈了。

【发明】主治恶刺的方法,出自孙思邈的《千金方》。书中序上说:孙思邈在贞观五年七月十五日夜,因左手中指触碰了庭木,到天亮时已很疼痛难忍了。十几天过去后,伤处痛得更加厉害,疮一天天地肿大。经常听长辈说有这个药方,于是用了这个药来治疗。疼痛被止住,疮也好了,没到十日,手恢复了原状。

【附方】用蒲公英一斤,连根带叶将它洗干净,不要让它见阳光,阴干后放入斗中,加盐一两,香附五钱,将这两者研成细末,放入蒲公英里腌上一夜,把它分别做成二十个药丸。用牛皮纸包三、四层捆好扎紧,用六十一条蚯蚓屎把药丸敷贴牢固,再放入灶内烘干,至药丸通红时为限度再取出来,去掉表面蚯蚓泥后把药丸研细为末,早晚用来擦牙漱口,吐出来,咽下去长期使用才有效。此方能稳固牙齿,强筋壮骨,滋润肾脏。

草 石 蚕

【释名】草石蚕花结的子很像荆芥子。草石蚕的根就像珠子相连在一起,形状很像老蚕。草石蚕又名土蛹,也叫甘露子。

【加工】五月,掘它的根来蒸吃煮吃,味道像百合。或者用萝卜卤和盐菹水处理、收藏,使它的根不至变黑。也可用酱汁浸泡或掺入蜜后收藏。既可做菜,又可充当果品。

根

【性味】味甘,性平,无毒。

【主治】和五脏,下气,清神。泡酒喝,除风破血。煮食,治溪涧砂毒。焙干吃,主治走注风,散血止痛。茎叶上的节也可捣成末和酒服。但不宜生吃或多食,否则生寸白虫。如果与各种鱼同食,会使人呕吐。

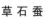

草 石 蚕

(3)荤辛类

菘

【释名】菘菜有两种:一种茎圆厚,微青;一种茎圆薄,白色。它们的叶子都淡青白色。菘菜籽灰黑色的,八月以后下种。第二年二月开四瓣黄花。三月结角,也像芥角。这种菜做腌菜最好。菘就是现在的白菜。

茎叶

【性味】味甘,性温,有小毒。

【主治】主要是利肠胃,除胸中堵塞烦闷,解酒后口渴。消食下气,治瘴疟,止热邪咳嗽,十一、十二月的菘菜汁更好,可和中,利大小便。

子

【性味】味甘,性平,无毒。

【主治】榨油,涂在头上可利于长头发,涂在刀剑上,刀剑不生锈。

葫

【释名】它和小蒜的气味相似。张骞出使西域,大蒜,胡荽才传入中原。因而叫葫蒜。而小蒜是中原本地所产。又名大蒜。

【加工】大、小两种蒜,都在八月下种,三、四月吃蒜苗,夏初则吃蒜苔,五月份则吃它的根,秋季收种。

【性味】味辛,性温,有毒。

【主治】治归五脏,可散痈肿毒疮,除去风邪,消除毒气。又可下气消积食,化腐肉。去除风湿,破冷气,消腹部包块,扶正祛邪,通气温补,治疗毒疮,癣筹病症。另有强健脾胃,助肾气,止霍乱吐泻引起的抽筋和腹痛,驱除邪气和瘟疫,治疗疟疾引起的抽风和寒冷。敷伤风冷痛,治毒疮,蛇虫之毒,溪砂毒、沙虱毒。

【发明】叶石林在《避暑录》一书中说:有一个仆人在六、七月骑马奔跑,忽然倒在地上将要断气。同行的王相叫人用大蒜和路上的热土各一把放在一起研碎,用一杯刚打来的井水调和取它的汁水,扳开牙齿灌进他嘴里,不一会就苏醒过来了。李绛在《兵部手集方》一书中说:毒疮肿毒导致疼痛呻吟,不能睡卧。神志不清的,用独蒜两颗捣烂,和上麻油后厚厚敷疮上,干后便更换再敷。多次用此方法救人,没有不灵验的。卢坦侍郎肩上长疮,撕心胀痛,采用这种方法便治愈了。还有李卜射后脑长疮久治不愈,卢侍郎给他介绍了这种方法也医治好了。葛洪在《肘后方》一书中说:凡是背上疮肿,可用独蒜横切一分厚,贴在肿头上,用梧桐子大的艾灸大蒜一百次,不知不觉红肿渐渐消退,多灸一会更好,不要太烫,如果觉得疼痛就拿开,蒜焦了就再换一块,不要损伤皮肤。

【附方】如果是用熟醋浸泡多年的大蒜更好。将大蒜捣碎用水服下,可治疗因中暑导致的昏迷不醒。捣碎贴在足心,可医治鼻孔流血不止。用大蒜和豆豉丸服下,可治大便突然猛烈出血。将大蒜捣成汁水后喝下,可医治吐血和心绞痛。煮成汁水喝下,可治疗角弓反张之症。和鲫鱼一起做成丸子吃,可治胸闷胀满。和蛤粉一起做成丸子吃,可消水肿。同黄丸子一起吃,可治腹痛。捣成膏敷在肚脐上就能通达下焦消水,利于大小便排泄。贴足心,治急性腹泻,止鼻孔出血。放入肛门中,能使幽门通畅,治疗关格不通,但多吃了会损伤人的眼睛。

治腹胀:大蒜装入自死的黑鱼肚里,再用湿纸包好,放在火中煨熟,蒜连同鱼一起吃。忌放椒、盐、葱、酱,多吃自愈。这种方法有人试过,并非夸大其词。用灸的方法治背上发疮。凡觉得背上有硬肿块疼痛,先用湿纸贴寻疮头,再用大蒜十颗,淡豆豉半合,乳香一钱,研细,根据疮头的大小,用竹片做个圈围起来,将药填在圈内,填至分两厚,用艾灸,由痛灸到痒,再由痒灸到痛,以一百次为一疗程。这种方法与蒜钱灸法有相同的功效。

治疗肿恶毒:用门臼的灰一撮筛细,用独蒜和蒜苔蘸成灰擦疮口,等疮自冒小汗后,再擦,不久红肿便消散了。即使是背上硬块红肿,也可以擦。

治腹部胀满,大小便不通:独蒜烧熟后去掉蒜皮,用布裹好放入肛门,胀气立刻能通。

治干湿霍乱转筋:将大蒜捣碎涂于足心上,立愈。

治气肿:用大蒜、田螺、车前子各等分,熬成膏摊贴在肚脐上,水即随大小便排泄出去,几天就能痊愈。

治痢疾伴饮食不进或呕不能食:用大蒜捣烂贴于足心,也可掩贴在肚脐上。

治妇女阴部红肿发痒:用大蒜水洗阴部,有效时停止。

治中闭口椒毒,气滞欲死:把蒜煮来吃,就能治愈。

治鱼骨头卡在喉咙里:用独蒜塞在鼻孔里,鱼骨头自然就出来了。

芥

【释名】味辛烈,样子像白菜,菜叶上有柔毛。也叫芥菜。

芥 菜

茎叶

【性味】味辣,性温,无毒。

【主治】通鼻,通肾脏经络邪气,利九窍,明耳目,安中。常吃温中。止咳嗽上气,除寒冷气。去头痛,通肺消痰,利膈开胃。叶子大的好,叶子小且有毛的对人有害。

子

【性味】味辛,性热,无毒。

【主治】通鼻,去一切邪恶痊气,咽喉肿痛。治痊气发没有定处,及被毒箭伤,做成药丸或捣为末服,治胃寒吐食,肺寒咳嗽,伤风受寒引起的胸腹腰痛,口噤,消散痈肿淤血。芥子的功用与芥菜相同。它的味辣能散发,利九窍,通经络,治口噤,耳聋,鼻出血的病症;又能消淤血,疗痈肿,祛痛痹的邪气。它的性热而且温中,因而又能利气化痰,治咳止吐,主胸腹各种疾病。白色的芥籽更加辛烈,治病尤为好。

【附方】治伤寒没有汗:用水调芥子末填入肚脐内,然后用热药物隔着衣服熨肚脐处,直至出汗为止。

治身体麻木:芥菜子末,加醋调和后,涂在身体麻木的地方。

治牙龈溃烂出臭水:把芥菜杆烧存性,研细为末,频敷患处就可以治疗。

治飞丝入目：用青芥菜汁点入眼中，功效神验。

治疥疮瘙痒：用芥菜煎汤洗患处。

治咽喉肿痛：用芥菜籽末加水调好后，敷咽喉部，等到药干了再换。又方：将芥菜子研细成末，调醋取汁，点入喉内。等到喉内有响声，再用陈麻杆点烧，烧烟吸入喉内，立即见效。

治夜盲：用紫芥菜籽炒黑研成末，用羊肝一具分作八服；每服用芥子三钱捻在羊肝上，再用竹笋皮裹好，煮熟冷却后服用，并用煮水送下。

治妇女闭经不行已有一年的，脐腹痛，腰腿沉重，寒热往来用芥菜子二两，研成末。每次用二钱，空腹用酒服下。

治阴证伤寒引发，腹痛呕逆：用芥菜子研成末，加水调和后贴在肚脐上。

治颈淋巴结结核：用芥制成末加醋调和后，贴患处。

葱

【释名】葱共有四种：冬葱也就是冻葱，夏衰冬盛，它的茎是白的，叶是绿的，非常柔软。汉葱茎厚实坚硬，而味道很淡，一到十一、十二月叶子便枯萎；胡葱的茎和叶子粗短，还有一种楼葱，叫龙爪葱。每根茎上长出枝丫，像龙爪的形状。冬葱又名太官葱，它的茎柔软细弱而且有香味，可以过冬。汉葱又名木葱，因其形状很粗又很坚硬而得名。冬葱不结子，汉葱春末开花，成一丛丛的，花呈青白色。子是黑色，有皱纹，呈三瓣的形状。收取后阴干，不能在潮湿的地方，可栽苗也可撒种。

葱茎白

【性味】味辛，性平，无毒。

【主治】煮汤，可治伤风寒的寒热，消除中风后面部和眼睛浮肿。药性入手太阴肺经，能发汗；又入足阳阴胃经，可治伤寒骨肉疼痛，咽喉麻痹肿痛不通，并可以安胎。使用于眼睛，可清晴明目、轻身，使人肌肤润泽，精力旺盛，不易衰老，除肝脏中的邪气，通利中焦，调五脏，解各种药物的药毒，通大小肠，治疗腹泻引起的抽筋以及奔豚气、脚气、心腹绞痛，眼睛发花，心烦闷。另可通关节，止鼻孔流血，利大小便。治腹泻不止和便中带血。能达解表和里，除去风湿，治全身疼痛麻木，治胆道蛔虫，能止住大人虚脱，腹痛难忍，及小孩肠绞痛，妇女妊娠期便血，还可以促使乳汁分泌，消散乳腺炎症和耳鸣症状。局部外敷可治狂犬咬伤，制止蚯蚓之毒。

叶

【主治】煨烂研碎，敷在外伤化脓的部位，加盐研成细末，敷在被毒蛇、毒虫咬伤的部位或箭伤溪毒的部位，有除毒作用。还可以治疗下肢水肿，利于滋养五脏，益精聪耳明目、轻身，使人肌肤润泽，精力旺盛，不易衰老，发散黄疸病。

汁

【性味】味辛，性温、滑，无毒。

【主治】喝葱汁可治便血,可解藜芦和桂皮之毒。又可以散瘀血,止流血、疼痛及耳聋。

须

【主治】通气,治饮食过饱的房事过度,治血渗入大肠,大便带血,痢疾和痔疮。将葱须研成末,每次服两钱,用温酒送下。

花

【主治】治心脾如刀割般的疼痛,同吴茱萸一起煎服下,有效。

实

【性味】味辛,性温,无毒。

【主治】能使眼睛明亮,补中气不足,能温中益精,养肺,养发。

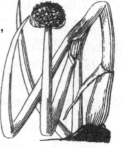

葱

【发明传说】《张氏经验方》一书载:金属外伤后出血,可用葱白连着葱叶煨熟后捣烂敷在疮上,等到冷后换。石城慰戴尧臣,试马时损伤了大拇指,流了很多血,用这种方法,换药两次就能止住疼痛。第二天洗脸时,看不到受伤的痕迹。宋推宫和鲍县尹都知道这个方法,每当有人被杀伤还没有断气时,救活了不少人。

煨葱可以治跌打损伤方法是:将葱放入灰中用火煨熟,剥掉葱皮,中间有液体流出,便将它覆盖在损伤之处,再多煨些葱,连续不断地敷上热葱。昔日李抱真当判官时,被军士用棍棒打伤的大脚指,连指甲都被打落了。开始用金创药裹在拇指上,以饮酒止痛,结果脸色越来越青,痛苦得难以忍受。有个军士就告诉他用煨葱治跌打损伤,他立即采用此法,换了三次药后,脸就呈现出了红色,不一会疼痛消失。一共十几次后,便能在席上谈笑风生。

【附方】治头昏脑胀疼痛难忍:用葱插入病人的鼻和耳内,就能通气,使人清爽。

治上吊自杀者:用葱插入耳鼻之中,等到有血流出来就能苏醒。

治因伤寒头痛欲裂者:用连须的葱白半斤,生姜二两,同水煮,温热时服下。

治妊娠期间受到伤寒,红斑变黑,尿中带血者:用葱白一把,水三升,煮熟后喝汤,吃完葱,直到出汗。

治怀孕五六个月时胎动剧烈难以抢救者:用葱白一把,水三升,煎至只有一升时,除去葱渣立即服用。

治胎道流血,腰痛攻心:用葱白煮成浓汤饮服。如果胎儿没死就能安胎,如果胎儿已死则能让死胎很快排出来,没有效可再服用。一种药方:加上川芎。另一种方法:用银制器皿煮粥和羹米食。

治突然中恶,卧床不起:急取葱子中间的黄心刺入病人的鼻孔中,男的刺入左鼻孔,女的刺入右鼻孔,深约三四寸,鼻孔,耳朵出血就救活了。或者刺入耳中五寸深,以鼻孔中出血为准,如果没有出血则已经死亡。

治小儿暴死:取葱白放入肛中和两处鼻孔中,气通后打喷嚏,即活。

治小儿腹痛:用葱煎水浴小孩腹部,并用炒葱捣碎贴在肚脐上过一会,排出尿后腹痛即止。

治阴痛难忍,昏厥而唇青面黑者:用葱一束,除去根和葱叶,留葱白二寸,烘烤热后放在肚脐上,用熨斗烫,葱坏后又另换新,过一会,热气透入体内,手足温暖有汗出来就好了,再服四次葱汤。如果用熨斗烫,手足都不变暖和,那么就很难治疗。

治虚脱危症:凡是大吐大泄之后,四肢冰凉,不省人事,有的与女子性交后,小腹和肾疼痛,出冷汗,昏迷不醒,如不及时抢救,则非常危险。先将葱白炒热贴在肚脐上,再将三到七根葱白擂烂,用酒煮后灌服,阳气马上回升。这是华佗发明的药方。

治急性胆道绞痛,小便不利,如果不及时抢救就有生命危险。用葱白三升,炒热后用帕包好,将两包交替熨汤小腹等气渗透到腹里气透后则愈。

治早期乳腺炎:用葱汁一升,立即服下,炎症即可消失。

治疗疮毒疮:将疮刺破,用老葱、生蜂蜜杵碎贴两个时辰,疗疮出来后,用醋水洗,神效。

治人身体上突然长出肉刺,或痛或发痒,即血壅,如不医治则必死无疑,将葱烧成灰后淋洗,再喝豉汤数杯,则病情自然好转。

韭

【释名】只要种一次便长期生长,所以叫韭。一年可割三、四次,只要不伤到它的根,到十一、十二月用土盖起来,三、四月来临之前又开始生长,一丛一丛地生长,叶长得茂盛,韭叶颜色翠绿。又名起阳草。

【性味】味辛、微酸,性温、涩,无毒。

【加工】叶子长到三寸长时就可以收割,如果要收种子就只收割一次。八月份开一丛丛花,收取后腌藏作为菜,叫做长生。说的是割后又能长,久久不衰。九月份收种子,它的种子呈黑色,形状扁平,需放在通风的地方阴干,不要放在潮湿的地方。

【主治】治归心,安抚五脏六腑,除胃中烦热,对病人有益,可以长期吃。另有归肾壮阳,止泄精,温暖腰部膝部可治吐血咳血,鼻血、尿血,及妇女月经失调,跌打损伤和呃逆病。将韭菜捣成汁澄清后,和小儿的尿一起喝下,能消散胃内的淤血。和鲫鱼一同煮来吃,可治急性痢疾。将生韭菜捣汁服,可治胸部疼痛。煮来吃,可以使肺气充沛,除心腹除寒癖冷和腹部包块,治肥胖人中风后失音。还可解各种药物的毒性,治疗狂犬咬伤,毒蛇、蝎子、毒虫咬伤,捣烂后,局部外敷,解毒性。把韭菜炸熟和上盐、醋,空腹吃十顿,主治胸膈噎气。三、四月吃起来香,六、七月吃起来臭,十一、十二月吃起来则小便频繁。五月间吃了则使人疲乏没有力。不能与牛肉同食。昔日人们在过节时要吃五种荤辛类食物来驱除邪气,这五种荤辛就有韭菜,元宵日吃辛,用它来资助人的正气。

花

【主治】食之动风。

根

【主治】可治各种癣症。

子

【主治】可治梦中遗精,便血。可暖和腰膝,驱除鬼气附身,补肝脏及命门,治小便频繁,遗尿,可治妇女白带量过多。将其研成末,拌入白糖可治腹泻;拌入红糖则可治腹泻便血。用陈米汤服下,有神效。

【附方】服食方:有位贫穷的老人患上了消化道肿瘤,一吃食物马上就呕吐,而且胸中像针刺一样痛。有人叫他用韭菜汁,加入少量盐、梅和卤汁,先细细呷一点,再渐渐加量,吐出数升浓痰后明显好转。

治产后大量出血而晕倒:将韭菜切碎装入瓶中,再倒入热醋浸泡,使气吸入患者鼻中,就能苏醒。

治鼻出血不止:将韭菜根、葱根一起捣碎,捏成枣子一般大小,塞入鼻孔中,不时更换,两三次就能止住流血。

治夜有噩梦不止:发生噩梦引起的昏死,不要点灯,只要痛咬他的大拇指指甲并将唾沫吐在他脸上就能使他苏醒,再取韭菜捣成汁,吹进他的鼻孔中,十一、十二月没有韭菜时就用韭菜根。

蒜

【释名】家蒜有两种:根和茎都很小,瓣少较辣的,就是小蒜;根和茎都大,瓣多的,味辣而带苦的是大蒜。又名小蒜。

【性味】味辛,性温,有小毒。

【主治】益脾肾,止霍乱吐泻,解腹中为安,消积食,温中调胃,除邪祛毒气,下气,治各种虫毒,敷在蛇虫咬伤处和沙虱疮上,有很好的效果。

叶

【主治】治心烦痛,解各种毒,治小儿发红疹。

【发明】华佗看见一个人哽住吃不下食物,就叫店家取大蒜榨出两升汁叫病人喝下,立即吐出一条蛇,病人把蛇挂在车上,去拜谢华佗,看见墙壁北面挂着数十条蛇,才知道他的神奇。还有《奇疾书》一书说:人头上,脸上有火光,别人的手靠近就像有火在烧烤,这是中了蛊毒。取大蒜榨汁半两,和着酒服下,即吐出像蛇一样的东西。由此看来,大蒜是治中毒的重要药物,现在很少有人知道这一点。

邪 蒿

【释名】根、茎叶像青蒿,而细小柔软。三、四月生苗,没有臭味。它的根叶都可以吃。叶纹都是斜的,所以叫邪蒿。

邪
蒿

【性味】味辛,性温、平,无毒。

【主治】治胸膈中臭烂发恶气,利肠胃,通血脉,益气。将它煮熟后和酱油、醋调食,治五脏的恶邪气,厌食。治痢疾,口渴难忍热中,暴病恶疮。但不可与胡荽同食,否则令人汗气臭。

莱菔

【释名】六月下种,开紫绿色小花。它的叶子大的像芜菁叶,小得像花芥叶,叶上都有细柔毛。它有红色和白色两种,形状有圆、长两类。一般说来,生在沙性土壤中的萝卜脆甜,生在瘠薄土壤中的则硬而且辣。萝卜的根、叶都可生吃或熟吃,是蔬菜当中最有益于人的。又叫萝卜。

莱菔

根、叶

【性味】根:味辛、甜;叶:味辛、苦,性温,无毒。

【主治】做成散服及炮制后煮服,大下气,消食和中,去痰癖,使人健壮;生莱菔捣烂后取汁喝,清凉解渴,利关节,养容颜,出五脏恶气,制面毒,行风气,去热气。利五脏,使身体感觉轻松爽快,肌肤白嫩细腻。同时又可消痰止咳,治肺痿,吐血,温中补不足。萝卜和羊肉、银鱼煮食,治劳瘦咳嗽。和猪肉一起吃,益人,生萝卜捣烂吃,治痢疾伴饮食不进或呕吐不能食,又治吐血和流鼻血。同时还宽胸膈,利大小便。萝卜生吃,止渴宽中;煮熟来吃,化痰消胃肠积滞。萝卜还能除鱼腥味治豆腐积。主治吞酸水,化积滞,解酒毒,散淤血,效果非常好。把萝卜研成末服,治各种淋症;制成药丸服,治小便白浊;煎水洗脚,治脚气;饮萝卜汁能治痢疾和失音,还可治被烟熏得将要死的人;生萝卜捣烂涂在跌打损伤和烧伤、烫伤处,也很有效。莱菔特别能制面毒。

【发明】曾经有个婆罗门的僧人来到东土,看见人们吃麦面,惊呼:这麦面是大热之物,怎么能吃呢?又看见他们饭食中有萝卜,才说:全靠有萝卜来解麦面的热性。从此相传下来,吃麦面必须吃萝卜。萝卜捣烂制面,作出的面食最好吃,吃得很饱也不会发热。萝卜煎来吃,下胀气。凡是人饮食过量了,生嚼咽则能消食。

张杲所作的《医说》上说:富人李某生病,流鼻血不止,非常危险,医生用萝卜、天然水、酒调服,鼻血即止住。这是血随气行,气滞则血妄行,萝卜下气而酒作引导的原因。《延寿书》记载:要师在逃难时逃入石窟中,强盗用烟熏,在熏得他昏迷快要死的时,这时他摸到萝卜菜一束,嚼汁咽下,立即就苏醒过来了。这种方法以备急用,不可不知道。但是吃多了莱菔会动气,只有生姜能制这种毒。

子

【性味】味辛、甘,性平,无毒。

【主治】研汁服,治因风邪而引起的风痰症发作。同醋,研细后服,可以消除肿毒。它能下气定喘治痰,消食胀利大小便,止气痛,治腹泻粪便杂有未消化食物残渣,疮疹。

【附方】治食物作酸:生萝卜嚼下数片,或生嚼萝卜菜都很有效。但是干的,熟的,盐腌的,都没有效。

治反胃:萝卜用蜜煎浸后,细嚼慢咽,有效。

治肺痿咳血:萝卜加羊肉或者鲫鱼煮熟,频食。

治鼻中出血不止:萝卜捣汁半盏,加入少量的酒,烧后服用,也可以用萝卜汁注入鼻中,效果都很好。或者将酒煎沸,再加上萝卜,煎后饮用,也可治好。

治痢疾伴有不思饮食,呕吐不纳:萝卜捣成汁一小盏,蜜一盏,水一盏,一同煎,早一服,午一服。或用萝卜籽擂的汁也可以。又方:只用萝卜菜煎汤,天天饮用。又方:用萝卜片,不论新旧用蜜浸一会后,含在嘴里,咽下汁水,直到味淡又再换一片,到觉得想饮食的时候,用肉煮粥吃,但不能吃得过多。

治大便下血:大萝卜取皮烧灰存性,荷叶烧灰存性,蒲黄用生的,三种各等分,一同研为末,每次用一钱,米汤送下。又一方:蜜炙萝卜,任意吃。

治伤酒下血:用萝卜十二个,留青叶一寸左右,放在罐中加井水煮,煮到十分烂后,再加淡醋,空腹时任意吃。

治肛门脱出:把生萝卜捣烂,敷填在肚脐中,用布裹紧,直到感觉有疮长出时,立即除去,效果非常好。

治因湿热蕴结下焦,形成砂石淋,下腹、腰部、尿道疼痛难忍:用萝卜切成片,蜜浸一会儿后炙干,再浸,再炙反复数次,但不可过焦。细细嚼后用盐开水服下,每日三服。

治偏正头痛:生萝卜汁放入一个蚬壳里,患者仰卧,将萝卜汁注入左右鼻孔中,神效。

治哮喘遇过敏原即发者:萝卜子淘干净,蒸熟后晒干研细,加姜汁浸后蒸成饼,制成绿豆大小的丸。每服三十丸,用唾液咽下。

治年久头痛:萝卜子和生姜各等分,捣后取汁,再加入少量麝香后,滴入鼻孔中,马上就可以止住头痛。

治牙齿疼痛:生萝卜子十四颗研细,加乳调和,左痛点右鼻,右痛点左鼻。

治小儿盘肠气痛:萝卜子炒黄后研成末,用乳香汤送下半钱。

芹 菜

【释名】芹菜,有水芹、旱芹两类。水芹生在沼泽的边上;旱芹则生在陆地,有红、白两种。一般二月长出幼苗,它的叶子成对生长。它的茎上有棱,中间是空的,它的气味芬芳。五月开出细小的白花,它是对人的身体有益的菜。

水芹

【性味】味甘,性平,无毒。

【主治】治女子大出血,且有止血养精,保养血脉,强身补气的功效。令人身体健壮,食欲增强。捣水芹汁服用,又可去除暑热。医治结石。饮汁后,可以去除小儿暴热,大人可治酒后鼻塞及身体发热,又可去头中风热,利口齿和滑润大小肠。同时还可解烦闷口渴,妇科出血及白带增多和痛症、五种黄疸病。芹菜和醋一起调和吃,不损牙齿。红芹是害人的,不可以吃。腹有包块的人不能吃。

芹 菜

【发明】春秋时节,蛟卵附在芹菜上,人们误认为食物把它同芹菜一起吃了,导致生病,出现面色青紫,腹部胀满症状,像怀孕一样疼痛难忍叫做蛟龙病。宜吃硬糖二、三升,每日三次,直到吐出像蜥蜴一样的秽物后症状消失。李时珍说:芹菜生长在水边。蛟的行为变化莫测,它的精卵哪能附在芹菜上呢?大概是蜥蜴、水蛇之类的动物,在春夏之时交配时,将精液遗留在那里的原因吧。况且蛇喜欢吃芹菜,这尤以证明上述结论。

旱芹

【释名】又名堇。

【性味】味甘,性寒,无毒。

【主治】捣成汁后,可以用来洗马身上的毒疮,同时也可服用。又将汁涂在蛇、蝎毒痛肿患处,可治。经常食用堇菜可经消除胸腹间的烦闷发热及寒热,治颈淋巴结核病。具有聚积精气,除下淤血,止霍乱腹泻的功效。还可以将生堇菜捣成汁取半升服,能够驱除体内毒性产物。

红芹

【释名】又称紫堇。长在水边。叶,青色的,有三寸多长,叶上有黄色斑点,味道苦涩。它的根,嚼起来有极浓的酸、苦、涩味。

【性味】味酸、苦、涩。

苗花

【性味】味酸,性平,微毒。

【主治】治大人,小孩脱肛。

胡荽

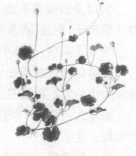

胡荽

【释名】因张骞出使西域带回来的种子,所以叫胡荽。现在俗称荽,山西人称它为香菜。又叫沁香菜,也叫胡菜,原荽。

根叶

【性味】味辛,性温,无毒。

【主治】消食,治五脏,补不足,利大小肠,通小腹气,清四肢热,止头痛。疗痧疹,豌豆疮不出,用胡荽酒喷于患处,立出。通心窍,补筋脉,开胃。如果治肠风,就用热饼裹胡荽吃,治疗效果非常好。和各种菜一同吃,气香,爽口,辟飞尸、鬼疰、蛊毒。解鱼毒,肉毒。但有狐臭、口臭、烂齿和脚气、金疮的人,都不可吃胡荽,否则病情加重。久食令人健忘。它的根,会发痼疾。切不可与邪蒿同食,否则令人汗臭难以治愈。服用的一切补药以及药中,凡是含有的白术,牡丹的,不能吃它。

子

【性味】味辛、酸,性平,无毒。

【主治】消食开胃,解蛊毒治五痔,及吃肉中毒,吐血下血,可煮汁冷服。又可以用油煎,涂小儿秃疮。能发痘疹,除鱼腥。

山 葱

【释名】生长在沙地的叫沙葱;生长在水泽地里的叫水葱。茎细而叶大,吃起来很香,也就是野葱,山坡平地上都有生长。山葱开白花,结的果实像小葱头一样大。

【性味】味辛,性温,无毒。

【主治】长期食用可以强智益胆气,将山葱煮水浸泡或捣碎外敷在局部。主治各种山中毒物刺伤,山中溪水的沙虱,及箭伤等毒。

子

【主治】治泄精。

生 姜

【释名】四月取母姜栽种,到五月就长出苗,竹叶宽,对生,叶味辣香。种在低湿沙地。秋后经霜,姜就老了。

【性味】味辛,性温,无毒。

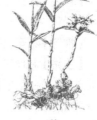

姜

【主治】久服去臭气,通神明。功能是归五脏,除风邪寒热,伤寒头痛鼻塞,咳逆气喘,止呕吐,去痰下气,去水肿气胀,治时令外感咳嗽。合半夏能治胃脘部急痛。加入杏仁煎,治急痛气实,心胸拥膈冷热气。捣烂取汁和蜜服,治中暑呕吐不能下食。散烦闷,开胃。把生姜汁煎服,下一切结食,冲胸膈恶气,特效,还能破血调中,去冷气。

汁

【主治】解药毒。除恶热,治痰喘胀满,寒痢腹痛,转筋胸闷,去胸中臭气,狐臭,杀腹内寄生虫。开胃健脾,散风寒,解菌蕈等各种菌毒。姜生用时,能发散,熟用时和中。能解吃野禽中毒而致的咽喉肿痛。点入眼中可以治红眼病。和黄明胶熬,贴风湿疼痛,治疗效果非常好。

【发明】李时珍说:俗话说,"上床萝卜,下床姜",说的就是姜能开胃,萝卜能消食。姜味辣而不荤,去邪辟恶。生吃熟吃或同醋、酱、糟、盐、蜜煎后调和,无所不宜。既可作蔬菜、调料,又可入药作果脯,用途非常广泛。凡是早上外出或者走山路,都宜含一块生姜。

姜皮

【性味】味辛,性凉,无毒。

【主治】可以消浮肿,腹胀,腹腔内的痞块,调和脾胃,去眼球上的白膜。

叶

【性味】味辛,性温,无毒。

【主治】治吃鱼导致的结石,捣汁饮用,即消。

【附方】治产后肉线:有一个妇女产后用了力,导致肉线裂出三四尺,一触疼痛连心,不堪忍受。有一个道士叫人买来老姜三斤，苫皮捣烂，倒入二斤麻油拌匀炒干。先将消过毒的绢五尺，折成方后叫人轻轻盛起肉线，使肉线曲成三团放入产户。再用绢袋盛姜，就近熏，姜袋冷了就换。熏了一天一夜，肉线就收缩了大半，两天便痊愈了。据说这是魏夫人秘传的怪病方但不能让肉线断了，否则，就成了不治之症。

脉溢怪症，一人毛窍节次血出不止，肿胀如鼓，不久目、鼻、口被气胀，用生姜，姜汁和水各半盏服用，即愈。出自夏子益的《奇疾书》。

罗 勒

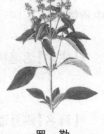

罗　勒

【释名】有三个品种：一种像紫苏叶；一种叶大，香气很浓；一种能作成凉拌菜。冬季一般使用晒干的制品。又名香菜。

【性味】味辛，性温，微毒。

【主治】调理中焦脾胃，消化食物。有去除恶气，消除水气的作用，适宜生吃。治疗牙齿，牙根烂疮的方法是：把罗勒烧成灰饮用，治疗效果非常好。患呕吐病的人，可取罗勒汁服用半碗或十一、十二月用罗勒晒干品煮汁服用。将它的根烧成灰，敷在小儿黄烂疮上，能治愈。罗勒还有治疗各种传染病和排出体内毒物蓄积的功效。

【发明】《饮膳正要》记载它与各种菜同吃，辛香味能够避去腥气。但是不可多吃，否则会使关节活动不利，经络不通，令人血脉不行又动风，诱发脚气。

子

【主治】治眼睛视物不清和尘埃落入眼中，方法是：用三、五颗罗勒籽放入眼中，一会儿就润湿胀大并和眼泪一起将异物冲出，又能治红眼病和砂眼。

【发明】李时珍记载：以前庐州县彭大辨在临安，突然得了红眼病后视物不清。一和尚拿罗勒子洗净晒干，每一次放一粒在眼内，闭上眼片刻后，罗勒子连同眼内的秽物而出，治愈了红眼病和视物不清。另一方，是将罗勒子研成细末和水制成汁，点入眼中也有效。我曾经取罗勒子放入眼中，结果子也胀大了。大概是因其子被打湿后的原因，所以可黏附在眼膜上的尘物。然而眼中容不下一粒尘埃，而放入这子三、五颗却并没有妨碍。这大概是一个例外吧。

芸 苔

【释名】芸苔子可以榨油。九、十月间插种，长出来的叶子形状颜色有点像白菜。也叫油菜。

油菜开黄色的小花，花有四瓣，像芥花。结荚收子，它的子也像芥子，呈灰赤色。

茎叶

【性味】味辛，性温，无毒。

【主治】治丹毒,乳房肿块,破腹内痞块结血。治产后贫血及淤血。煮来吃治腰脚麻木。捣叶涂于女人乳房疗肿块。治瘰疬,豌豆疮,散血消肿,伏蓬砂。芸苔破血,产妇宜食。

【发明】孙思邈说:贞观七年内江县因饮酒过量,以夜间感觉四肢骨肉疼痛,次日清晨头痛,额角上发丹如弹丸,肿痛,到中午肿得厉害,眼睛都睁不开。再过一天几乎会死。我想到本草所载芸苔可治丹毒。于是取芸苔叶捣烂来敷,马上就消了红肿,灵验如神。也可以捣汁来服用。

子

【性味】味辛,性温,无毒。

【主治】治男子梦中遗精,与鬼交合。取它的油敷头,会让头发长黑。通滞血,破冷气,消肿结,治难产,产后心腹部各种疾病,赤丹热肿,金疮血痔。

【附方】治手足瘰疮:此疮常长在手、脚、肩、背上,密密麻麻像红豆,剥破它有汁渗出。用芸苔子煮水服一升,并且多吃晒干煮熟的芸苔菜,吃时加少量的盐,酱。冬季用芸苔子研水服。

治泻下血色鲜红,腹痛日夜不止:用芸苔叶捣烂取汁二合,加蜂蜜一合,温服。

治产后失血过多而晕厥:用芸苔子、生地黄各等分,每次三钱,姜七片、酒水各半盏,童子尿半盏,一起煎至七分,趁温服下,产妇就会苏醒过来。

治产后恶露不下,血结心中:用炒过的芸苔子,当归,桂心,赤芍各等分,研为末,每次用酒服下二钱,便能排出胞宫内遗留的余血和浊液。

治大便下血:用生芸苔子、甘草炙一起研为末,每次服三钱,用水煎来吃。

治偏头痛:用芸苔子一分,大黄三分,研为末,吸入鼻中,很快就会好。

治扭伤骨节:用芸苔子一两,炒黄米二合,龙骨(蛇骨)少许研为末醋调成膏,摊在纸上,敷贴骨节扭伤处。

治小儿天钓:芸苔子、去掉皮尖的生乌头各两钱,研为末,用水调和后涂在头顶上。

葫 葱

【释名】形状像大蒜,是人工种植的,不是野生的。葫葱也叫蒜葱。

【加工】八月间撒种,五月份收获,其叶子像葱而根像蒜。

【性味】味辛,性温,无毒。

【主治】温中下气,消除积食使人食欲增加,并可杀虫,补利五脏气不足。治疗肿毒。长期食用会伤害神经损伤记忆,令人健忘,眼睛昏花,血脉不通,引发顽固性疾病。患有狐臭,虫咬的人,吃葫葱后转好。

子

【主治】治各种肉毒,吐血不止,面黄肌瘦的人,用葫葱子加一升水煮至半升后,冷了服下。

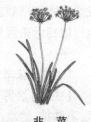

韭菜

山 蒜

【释名】山蒜、泽蒜、石蒜都是同一种蒜,只是分别生长在山中、沼泽中、石头之间等不同的地方。

【性味】味辛,性温,无毒。

【主治】治积块和妇女的血瘤,用苦酒磨细后服下,治疗效果非常好。

泽蒜、石蒜

【主治】都能温补下气。

山 韭

【释名】山韭特征与家韭相同,但根是白的,叶子像灯芯苗一样。大多生在山中。

【性味】味咸,性寒、涩,无毒。

【主治】可治小便频繁,除去烦热,滋润毛发。是补肾的菜,患肾病的人适宜吃。主治腹胀,腹泻和肠炎。有温暖中焦谰补脾胃的作用。

【发明】陈直《奉亲养老书》载:韭菜羹能治老人脾胃虚弱,饮食减退,用韭菜四两、鲫鱼五两,煮成羹,调入调料服下并少吃面食。每隔三五天煮一次,据说能大补身体。韭传说的后魏孝文帝所种。

白 芥

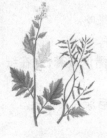

白 芥

【释名】这种菜虽然属于芥类,但它和其他的芥类有很大区别。又叫胡芥,也叫蜀芥。

茎叶

【性味】性辛,性温,无毒。

【主治】治冷气,安五脏,它的功用与芥相同。

子

【性味】味辛,性温,无毒。

【主治】治发汗,治胸膈痰冷,气息急促,将它研成末,加醋调和后敷可治毒箭伤。用熨的方法可除恶气风毒脓肿,日肢疼痛。对患咳嗽不止,胸胀气喘且多唾的人,每次温酒吞下七粒。它还能利气化痰,除寒暖中,消肿止痛,治咳嗽翻胃,下肢麻木,筋骨腰各种痛。如果痰在胁下及皮里膜外,非白芥子不能治。

【附方】防痘疮(天花)余毒未尽,复受风邪,治眼中作痒,眼睑红赤溃烂等:用白芥子末,加水调和后涂足心中,引毒气下行,使疮疹不进入眼中。

治胸胁水饮:皮肤苍白或肿而不红及胸痛,用白芥子五钱,自术一两,研为末,加入枣肉捣烂后,做成梧子大的药丸,每服用五十丸白开水下。

芜 菁

【释名】芜菁根圆,也有长的,有红、白两种颜色。味辣而带甜,叶面粗糙,也有花、叶。夏初起苔,开淡紫色的花。结的角像虫一样,腹部大尾部尖。它的籽像葫芦子,大小不均匀且不圆,呈黄赤色。又叫蔓菁。

根叶

【性味】味苦,性温,无毒。

【主治】利五脏,耳聪明目、轻身,使人肌肤润泽,精力旺盛,不易衰老,益气。经常吃通中焦,令人健壮。消食,下气疗咳嗽,清热解渴,去胸腹冷痛,以及热毒风,乳房结块和因产后乳汁积累过多而致乳房胀硬掣痛。

子

【性味】味辛、苦,性平,无毒。

【主治】耳聪明目、轻身,使人肌肤润泽,精力旺盛,不易衰老。疗黄疸,利小便。加水煮汁服用,可以除腹内痞块积聚,服少许,可治霍乱引起的胸腹胀闷。研成末服用,主治视物模糊不清。榨成油调入石膏中,可以去脸上的黑斑和皱纹。子和油敷,可治蜘蛛咬伤。把子作为药丸服用,令人健壮。尤其适用妇女。

花

【性味】味辛,性平,无毒。

【主治】治虚弱,疲劳,视力差。久服使人长寿,夜间可看书。

服法是:每年的三月三日采花,阴干后,研为末,每服两钱,空腹用井水服下。

【附方】预防疫病:在立春的庚子日那天,用蔓菁煎成汁,全家大小趁温服下,不拘多少,可一年不犯疫病。

治鼻中流血不止:用生蔓菁捣汁饮,立刻就能止血。

治一切肿瘤:用生蔓菁一把,加入少量盐一同捣碎封贴在患处,非常有效。

治眼外观没有异常但逐渐失明:用蔓菁子六升,蒸透后,立即用锅中的滚水淋,然后晒干,如此反复三次,再将它杵成末。每天用酒下服。

治乳房肿块:用蔓菁根和叶,去掉泥土不要用水洗,直接加盐捣烂后,涂抹在患处。药热要重新换,三,五次就能治愈。十一、十二月就只用蔓菁根,很见效。

治疝肿如斗:将蔓菁根捣烂后,封贴在患处,大效。

治异物入目:蔓菁菜捣烂后,拿手帕包好,挤汁滴入两三点到眼中,异物立刻就出来了。

被狗咬伤:蔓菁根捣烂,取汁服用。

治黄疸如金:生蔓菁子研为末,顿服。

白 花 菜

【释名】三月下种,它的茎很软,一叶上有五片叶子,似拇指大小。秋季开白色的小花,花蕊长二、三寸,有小角,白花菜籽呈黑色并且很小,菜叶的气味膻臭,只适合用盐做腌菜吃。另一种开黄花的,叫黄花菜,形状和它相似。

【性味】味苦、辛,微毒。

【主治】治下气,用白花菜煎水可治痔疮,捣烂敷可治风湿痹痛。和酒一起饮可治疟疾。但是吃多了可使风气滞留在五脏六腑,令人胃中胀闷不适,伤人脾胃。

胡萝卜

【释名】因是元朝时从西域引进来,所以得名胡萝卜。根有黄色,红色两种,带点蒿气,五、六寸长,大的有手握满那么粗。三、四月茎高二、三尺,开碎小的白花,像伞的形状,胡萝卜子有毛,是褐色的,气味有点像萝卜。

根

【性味】味甘、辛,性温,无毒。

【主治】治疗下气调补中焦,利胸膈和肠胃,安五脏,增强食欲,对人体有利没有害。

子

【主治】治疗久患痢疾。

辣米菜

【释名】冬季满地丛生,有二、三寸长,梗柔软,叶上很小。三月间开黄色小花。结一、二分长的细角,角内有细小的子。可以连根一起拔着吃,味很辛辣,称为辣米菜。生长在南方,是田园间的小草。

【性味】味辛,性温,无毒。

【主治】能去冷气,驱除腹内久寒,助消化,增加食欲,利胸膈,化痰,去心腹疼痛。其方法是,将辣米菜切细,用新鲜蜜浆拌入洗净后的辣米菜中,调匀;或者洗干净后就吃,口感舒适且能消化食物。但多吃生热,引发机体顽固性疾病。

(4)瓜菜类

苦 瓜

苦 瓜

【释名】五月下种,生苗牵藤,茎叶卷须,都像葡萄却小。七八月开黄色的小花,花有五瓣是圆的。结青色的瓜,皮上有细齿,也像荔枝皮的形状,瓜熟时色黄而自裂,里面有红瓤黑子。瓤的味道甘美可食。苦瓜又名锦荔枝,也叫癞葡萄。

【性味】味苦,性寒,无毒。

【主治】除邪热,解劳乏,清心聪耳明目、轻身,使人肌肤润泽,精力旺盛,不易衰老。

子

【性味】味苦、甘,无毒。

【主治】益气壮阳。

南 瓜

【释名】南瓜的茎,中间是空的,叶子的形状大如荷叶。八九月时
开黄花,如西瓜花。结的瓜很圆,比西瓜更大,皮上有棱如甜瓜。南瓜三月
下种,四月生苗,一根蔓可长到十余丈长,节节有根,附地而生。一根藤可结瓜数十颗,瓜
的颜色或绿或黄或红。经霜后将它的收置于暖处,可贮存到第二年的三、四月。南瓜子
也像冬瓜子,肉厚色黄,可炒熟吃。它适宜种在肥沃的沙地。

【性味】味甘,性温,无毒。

【主治】能补中益气。但多食发脚气、黄疸,不能同羊肉一起食用,否则令人气壅。

胡 瓜

【释名】正、二月下种,三月生苗牵藤。叶像冬瓜叶,也有毛。四月开黄花,结的瓜长
的可达一尺许。瓜皮青色,皮上有小刺,皮到老的时候则变成黄色。胡瓜又名黄瓜。

【性味】味甘,性寒,有小毒。

【主治】能清热解渴,利水道。但不能经常吃,否则动寒热,多疟疾,积淤热,发疰气,
令人虚热上逆、少气,损阴血,发疮疥脚气和虚肿百病。患天行病后,也不能吃。小儿切
忌,不然会滑中生疳虫醋食。

叶

【性味】味苦,性平,有小毒。

【主治】治疗小儿闪癖,每年用一张叶,生搓揉汁服,得吐、下则良。

根

【主治】捣碎后敷狐刺毒肿。

【附方】治小儿热痢:嫩黄瓜同蜜吃十余枚,好。

治水鼓,四肢浮肿:将胡瓜一个破开,连同瓜子用醋和水各煮一半至烂,空腹吃,不久
即下水。

治烫火伤:五月五日时,掐一只黄瓜放入瓶内,封后挂在屋檐下,取瓶里的水擦伤处,良。

治小儿出汗香瓜丸:用黄连、黄檗、川大黄(煨熟)、鳖甲(醋炙烤)、柴胡、芦荟、青皮等
各等分,共捣为末,用黄色的大黄瓜一个,割下头,用上药填满,盖定封住,以慢火煨熟,同
捣烂,加面糊做绿豆大小的丸,每次服二三十丸,食后就水下。

冬 瓜

【释名】它在冬月成熟,所以叫冬瓜。瓜嫩时绿色有毛,熟后发青色,皮坚厚有粉,瓜肉

肥白。瓜瓤叫做瓜练,像絮一样白而虚松,可用来洗衣服。瓤中的籽叫瓜犀,排列生长。

【加工】在霜后摘下冬瓜,瓜肉可以蒸吃,也可加蜜糖制成果脯;子仁也可食用。可兼蔬菜、果品用。凡收的瓜应避免接触酒、漆、麝香和糯米,否则必烂。

白冬瓜

【性味】味甘,性温,无毒。

【主治】治疗小腹水胀,利小便,止渴。能益气耐老,除心胸胀满,去尖面热,利大小肠,压丹石毒。可消热毒痈肿、将冬瓜切成片摩擦痱子,治疗效果非常好。捣成汁服,可以治愈消渴烦闷,解毒。冬瓜热吃味佳,冷吃会使人消瘦。煮食养五脏,因为它能下气。想要体瘦轻健,可以多吃冬瓜;要想长胖的人则不要吃。凡是患有发背及一切痈疽的人,可以削一大块冬瓜贴在疮上,感到瓜热时就换掉。用冬瓜,散热毒很好。但久病阴虚的人要忌吃。

【发明】孙真人说:九月不要吃冬瓜,否则令人反胃。只有经霜后的冬瓜吃了最好。如果每天将一颗冬瓜和桐叶喂猪,整个十一、十二月,也不再喂它其他任何饲料,猪也不会感到饥饿,反而会比原来长大三四倍。

瓜练

瓜练即瓤。

【性味】味甘,性平,无毒。

【主治】吃后,令人面色悦泽,益气不饥。久服,能轻身耐老,除烦闷不乐。可用来做面脂,去皮肤风及黑斑,润肌肤,还可治肠内结块。

瓜皮

【加工】可制成丸服用,也可做面脂。

冬 瓜

【主治】治疗驴马汗入疮引起的肿痛,则将瓜皮阴干为末涂搽,还可治伤折损痛。

叶

【主治】能治肿毒,杀蜂、蜂叮。主糖尿病和尿崩症引起的消渴,治疟疾寒热。又可将瓜叶焙干研末,敷多年的恶疮。

藤

【主治】烧灰,可除纹身。煎汤,可洗黑斑及疮疥。捣汁服,能解木耳毒。煎水,洗脱肛。

【附方】治消渴不止:将冬瓜去皮,每日饭后吃二、三两,五至七次就会有效。另一方法:将冬瓜一个,去皮后,埋在湿地中,一月后取出,剖开取瓜中的清水,每日饮用。也可将冬瓜烧熟绞汁饮用。

治水肿危急:冬瓜不论多少,任意煮,神效无比。

治十种水气、浮肿喘满:取大冬瓜一个,切盖去瓤,填满赤小豆,然后盖上瓜盖,用纸筋泥密封,放在阳光下晒。再将两大箩糯米的糠倒进瓜内,煨至火尽,取瓜切片,又同豆焙干为末,用水糊成梧桐子大小的丸。每服七十丸,煎冬瓜子汤服下,每日服三次,直至小便通畅为止。

治食鱼中毒:饮冬瓜汁,效果良好。

治男子白浊,女人白带:将陈冬瓜子仁炒为末。每日空腹用米饮下五钱。

治多年损伤不愈:温酒服冬瓜子末。

治腰损伤痛:将冬瓜皮烧研,用酒服一钱。

丝 瓜

【释名】因此瓜的叶,大如蜀葵却多叉,叶尖有细毛刺,它的茎上有棱。六、七月开五瓣的黄花,有些像黄瓜花,丝瓜比黄瓜稍大些,因它老时丝很多,所以叫丝瓜。丝瓜又名天丝瓜,也叫天罗、布瓜、蛮瓜。

丝 瓜

【性味】味甘,性平,无毒。

【主治】治疗痘疮不出,将枯丝瓜烧灰存性,加朱砂研末,用蜜水调服,很好。同鸡、鸭、猪、鱼烹食也佳,能除热利肠。将老丝瓜烧灰存性服,可去风化痰,凉血解毒,杀虫,通经络,行血脉,下乳汁,治大小便带血、痔漏、崩中、黄积、疝痛卵肿、血气作痛、痈疽疮肿、虫牙、痘疹胎毒。能暖胃补阳,固气和胎。

子

【性味】味苦,性寒,有毒。

【主治】治疗四肢浮肿,消肿下水。令人呕吐。甜丝瓜子,有毒。能除烦止渴,治心热,利尿,调心肺。治泌尿系结石,吐蛔虫,压丹石。如患脚气、虚胀和冷气的人吃了,病会加重。

叶

【主治】治疗癣疮,将叶在癣疮处频频揉搓。也可治痈疽疔肿。

藤根

【主治】治疗虫牙和鼻塞脓浊滴出,杀虫解毒。

【附方】治痘不起发,或未出的,令多的减少,少的变得稀疏,可用老丝瓜接近蒂的三两,连皮烧存性,研末,用砂糖调服。

治痈疽不敛,疮口太深:可用丝瓜捣汁频频抹擦。

治阴茎疮溃:将丝瓜连子捣汁,和五倍子末,频频擦涂。

治下血危急不可救的:将丝瓜一条烧存性,槐花减半,捣为末。每次空腹用米饭服二钱,即愈。

治咽喉肿痛:用丝瓜研水灌进咽喉。

治咽喉骨鲠:七月七日,取丝瓜根阴干,烧存性,每服二钱,用原鲠物煮汤服。立即有效。

治痔漏脱肛:将丝瓜烧灰,取五钱,再用多年石灰、雄黄各五钱一同捣为末,和猪胆、鸡蛋清及香油调后贴用。

治水鼓腹胀:将老丝瓜一条去皮剪碎,同十四粒巴豆一起炒,当豆变黄时铲去豆,再放入陈仓米一同炒熟,去掉瓜,磨米为丸,糊成梧桐子大的丸,每服一百丸,白开水送下。

治肺经火热,面部疖疮:用丝瓜、牙皂各等分,烧灰,调汕涂抹。

治冻疮:将老丝瓜烧存性,调腊猪油涂抹。

治下血不止:将老丝瓜和棕榈烧灰,各取等分,用淡盐水送服。

治乳汁不通:把丝瓜连子烧存性,研末,用酒服二钱,盖被取汗即通。

治小肠疝气,疼痛冲心:将连蒂老丝瓜烧成性,研末。每次服三钱,热酒调下。严重的不过二、三次即愈。

治丸卵偏坠:用丝瓜棚上初结的丝瓜,待瓜叶全部落完,其他的丝瓜也全被摘取时才取下,将其烧存性为末,炼蜜调成膏,每晚用酒服一匙。睡觉时如偏坠在左侧,就向左睡,在右侧,则向右睡。

治老人痰火:将丝瓜烧存性为末,同枣肉和成弹丸大的丸。每次服一丸,温酒化下。

预解痘毒:五六月取丝瓜藤上的卷须,阴干,至正月初一子时,用二两半煎汤。

治各种疮久溃:取丝瓜的老根熬水洗,如感到溃烂处清凉,即愈。

治咽喉肿痛:将丝瓜根放在盛有水的瓦瓶里浸泡,然后饮用。

治鼻塞,并时时流出臭水,脑痛,叫探脑砂,即鼻窦中有虫,用近根三、五尺的丝瓜藤,烧存性。每次服一钱,温酒送下,直到病愈为止。

治腰痛:将丝瓜根烧存性,为末,每次温酒服二钱。

治风癣虫癣:每日清晨,采带露水的丝瓜叶七片,逐片擦癣七下,效如神。但忌吃鸟、鱼等发物。

治刀疮:用陈石灰、新石灰、韭菜根、丝瓜根叶(要丝瓜刚起瓤,瓤内才长出两瓣如匙形的)各等分,捣一千下做成饼,阴干,临用时才研末揉搓刀疮,止血定痛生肌,其效如神。

治疔疮:取丝瓜叶、葱白、韭菜各等分,一同捣碎取汁,用热酒和服,将滓贴在腋下。如病在左手贴左腋,病在右手则贴右腋;在脚上贴胯,左右都一样;在身体中部贴脐心,用布缚住,待肉下红线处都变白了,疔疮就消散了。

壶 卢

【释名】叶子像冬瓜叶而稍圆,有柔毛,嫩时可摘来食用。壶卢在正、二月下种,生苗,引蔓延缘。它也叫瓠瓜和匏瓜。用途很广。

李时珍说:壶,是酒器;卢,是饭器。此瓜像装酒饭器具的形状,又可制作为装酒饭的器具,故得名。圆者称匏,也称瓢,因为它能浮在水面如泡、如漂。

葫 芦

【性味】味甘,性平、滑,无毒。

【主治】消渴、恶疮,鼻口溃疡烂痛。利尿,消热,从事炼丹石的人宜吃。可除烦,治心热,利小肠,润心肺,治泌尿系结石。但多食令人吐痢。患有脚气的人也不能吃。其中有一种瓜腰细的,也不能吃。

叶

【性味】味甘,性平,无毒。

藤须花

【主治】解毒。

子

【主治】治疗牙齿肿痛或露出及齿摇疼痛,用壶卢子八两和年膝四两,每服五钱,煎水含漱,每日三、四次。

【附方】主治腹胀黄疸:将壶卢的亚腰连子烧存性,每服一个,饭前温酒下。如不会饮酒的人,可用白开水下,治疗效果非常好。

预解胎毒:在七、八月或三伏天,或中秋日,剪掉根部像环子一样的壶卢须,阴干,在除夕之夜煎汤洗浴小儿,可免出痘。

茄

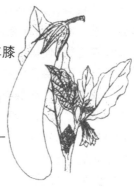

茄 子

【释名】从夏到秋,茄开紫花,五瓣相连,有青茄、紫茄、白茄。白茄也叫银茄,味道胜过青茄。茄又名落苏,茄的株有二、三尺高,叶子大如手掌。

【性味】味甘,性寒,无毒。

【主治】治疗寒热,五脏劳损,及瘟病传尸劳气。也可用醋磨后敷毒肿。将老后裂开的茄烧成灰,可治乳裂。吃茄子,可散血止痛,消肿宽肠。但是长期受寒的人不能多吃,否则会损人动气、发疮及旧疾。

【发明】李时珍说:据《生生编》载:茄性寒利,人吃得过多会腹痛下痢,女人吃后则会伤害子宫。菜地中只有茄子对人没有养没有益,《开宝本草》中也没有记载它的主要功效,只说会损害人。朱丹溪认为:茄属土,所以味道甘美而喜降,大肠易动的人应忌吃茄子。老的茄子可治乳头裂;把茄根煮汤可治冻疮;把茄蒂摘下来烧成灰治口疮,都会获得奇特的效果,这与茄的甘甜能缓火有关。

蒂

【主治】把茄蒂烧成灰,和入饭中饮服二钱,可治肠风下血不止,及血痔。又可用来敷口齿疮。将茄蒂生切后,可用来擦癜风。

花

【主治】可治金属锐器所致的金疮和牙痛。

根及枯茎叶

【主治】将根、茎叶煮成汤,浸泡冻疮皲裂,很有效,还可消肿,治血淋下血,血痢,子宫脱垂,齿痛和口腔溃疡。

【附方】治下腹硬块:用陈酱茄子烧存性,加麝香少许,轻粉一分,和脂调和后贴上。

治妇女血黄:用竹刀将黄茄子切开,阴干为末。每次服二钱,饮酒送下。

治肠风下血:将经霜的茄子连蒂烧存性为末,每日空腹用温酒服下二钱匕。

治咽喉肿痛:将糟茄或酱茄,细嚼后咽汁。

治跌倒重伤,散血止痛:在重阳日收老茄子一百枚,去蒂后用刀破切为四块,再将硝石十二两捣碎;接着在干燥的器具里先铺上一层茄子,再铺上一层硝石,如此反复数次,直到将茄子和硝石铺完,再用纸密封几层,放在干净的地方,垫上块新砖,然后再用一块新砖压在上面,使里面的茄子和硝石不能感染地气。到正月以后取出,撕掉两层纸,把它放在阳光下晒,每天坚持这样做。到二、三月时,估计茄已糜烂,便打开器具将茄子倒出,过滤去滓后;装进新的器具中,然后用薄绵盖住顶部,又拿到阳光下晒,直到茄汁变成膏时才可食用。每次用酒调半匙。空腹饮下,如此二天,恶血便会消散,疼痛也会停止,疮痛也就好了。如时间久了膏已变得干硬,可以用热饭饮化开后服用。

治发背:可用上方,用酒送服半匙,再用膏涂疮口周围,如感觉到冰冷,那么疮已干了,病也消了,如脓根在疮里面的,也能消除。

治肿毒:把生茄子一个切去二分,剜去里面的瓤二分,使其像罐子的形状,然后将它扣在疮上,肿毒立即消散,如疮已出脓,可再做一次,以消除病根。

治齿痛:用隔年的糟茄子,烧成灰后频频干擦,立即有效。治女人乳头燥裂:取秋季裂开的冷茄子,阴干烧存性研末,调水涂。

治血淋疼痛:将茄叶熏干研为末,每次服二钱,温酒或盐汤送下。隔年的茄叶尤佳。

治久痢不止:将茄根烧灰,山石榴皮研为末,用砂糖水送服。

治牙疼:将秋茄花烧研后涂痛处,痛即止。

(5)芝 类

赤 芝

【释名】赤芝又名丹芝。

【性味】味苦,性平,无毒。

【主治】益心气,补中。使人长智慧,聪明,行动敏捷。经常食用,使人轻身不老,延年成仙。

青 芝

【释名】青芝又名龙芝。

【性味】味酸,性平,无毒。

【主治】聪耳明目、轻身,使人肌肤润泽,精力旺盛,不易衰老,补肝气,安精魂,能使人具有宽容仁恕的胸怀。经常食用,可轻身不老、延年成仙,增强记忆,增长志气,养筋。

紫　芝

【释名】紫芝又名木芝。

【性味】味甘,性温,无毒。

【主治】通耳聋,利关节,保精神,益精气,坚筋强骨,经常服用,令人面色好。

白　芝

【释名】白芝又名玉芝。

【性味】味辛,性平,无毒。

【主治】治疗咳逆上气,益肺气,通利口鼻,使人意志坚强,勇猛决断,安魄。

灵　芝

【释名】生长在坚硬地方的叫菌,生长在阴柔地方的叫芝。芝的种类很多。和菌类是一物。也叫瑞草。

黄　芝

【释名】黄芝又名金芝。

【性味】味甘,性平,无毒。

【主治】治疗心腹五邪,益脾气,安神,使人忠信和乐。

黑　芝

【释名】黑芝又名玄芝。

【性味】味咸,性平,无毒。

【主治】可治尿闭或排尿困难、下腹胀满,利尿,益肾气。通九窍,使人聪明灵敏细心。经常食用,令人轻身不老,延年成仙。

木　耳

【释名】木耳生长在朽木上,没有枝叶,受湿热余气而生。各种树木都能生木耳,它的良毒也由木性而决定,不能不知道。木耳又名木菌。

【性味】味甘,性平,有小毒。

【主治】治疗益气不饥,轻身强志;还能断谷疗痔。生长在古槐、桑木上的很好,柘木上的其次。其余树上生的木耳,吃后令人动风气,发旧疾,肋下急,损经络背膊,烦闷。凡是有蛇、虫从下面经过的木耳,有毒,尤其是枫木上生的木耳,有大毒,如误食会令人狂笑不止。采来的木耳如颜色有变,就有毒,夜间发光的木耳也有毒,欲烂而不生虫的也有

本草纲目白话精解

毒,食用害人。如吃木耳中毒,可生捣冬瓜藤汁解。

【发明】张仲景说:木耳赤色和仰生的,都不能吃。按《生生编》载:柳蛾补胃,木耳衰精。是说老柳树上的蛾,吃了能补胃理气,而木耳由朽木所生,得一阴之气,所以有衰精冷肾之害。

桑耳

【性味】味甘、性平,有毒。

【主治】治疗女子漏下赤白,血病腹内结块、肿痛,阴痛,阴阳寒热,不孕。治月经不调。黄熟陈旧色白的,可以治愈久泄,益气不饥。金色的,可治饮食失节引起的两胁之间的结块,腹痛金疮。治女人崩中带下,月闭血凝,产后血凝,男子胸腹结块。还可以治愈鼻出血,肠风泻血,妇女心腹痛。利五脏,宜肠胃气,排毒气,压丹石热发,可和葱、豉作羹食。

槐耳

【性味】味苦、辛,性平,无毒。

【主治】能治五痔脱肛,下血疗心痛,妇女阴中疮痛。治风破血,益力。

柳耳

【主治】补胃理气。治反胃吐痰,取柳树上的耳五七个,煎汤服即愈。

柘耳

【主治】治疗肺部痈疡,咳唾脓血,且脓血腥臭。

【附方】无论脓血形成与否,用一两柘耳研末,同百齿霜二钱,糊成梧桐子大小的丸,和米饮下三十丸,效果迅速。

杨栌耳

【性味】味甘,性平,无毒。

【主治】治疗瘀血结块,可破血止血。煮来服用。

【附方】治女子崩中下血:将桑木耳炒黑为末,用酒送服,每日三次,有效。

治血崩:木耳不论多少,将其炒至见烟后,捣为末,每服二钱一分,发灰三分,每日服后取汗。

治鼻出血:用桑木耳炒焦为末,塞入鼻中有效。

治痔疾:将桑木耳煮羹,空腹饱食,每三日一次。待患处痛如鸟啄时,取大豆、小豆各一升合捣,再用布包好做成两个布囊,然后蒸到极热,取出来更换而坐,即愈。

治小便血淋疼痛:用桑木耳,槲白皮各二钱,煎水服用。

治血痢:将木耳灰五钱用酒服下。或将木耳煮熟后,和盐、醋吃,用汤送下。

治杖责棒伤:被官府棍棒责伤,可预先将木耳灰用酒服三钱,便不至于危及生命。

治颈淋巴结结核溃烂,日久不愈:用桑耳五钱,水红豆一两,百草霜三钱,青苔二钱,冰片一分,共研为末,用鸡蛋清调敷后,再将车前草、艾叶、桑皮煎汤洗患处。

治脏毒下血:取槐树上木耳灰、干漆减半,每次一钱,温酒服下。

去面上黑斑:将桑耳焙研,饭后用热汤送服一钱,一日三服,有效。

治咽喉痹痛:在端午时,收桑树上木耳白如鱼鳞的,临时捣碎,用棉布包成弹丸子大小,放在蜜汤里浸泡后,取出来含在嘴里,立即有效。

石　耳

【释名】它的形状像地耳。把石耳洗去沙土,作食,胜过木耳,是佳品。石耳也叫灵芝。

【性味】味甘,性平,无毒。

【主治】长期吃益人面色,到老时,容颜依旧。令人不饥,大小便少,聪耳明目、轻身,使人肌肤润泽,精力旺盛,不易衰老益精。

【附方】治泻血脱肛,则取石耳五两炒,白枯矾一两,密陀僧半两,共为末,蒸饼丸如梧桐子大小,每次吃二十丸。

舵　菜

【释名】舵菜即海船舵把上所生的菌。不多见。

【性味】味咸、甘,性寒,无毒。

【主治】治疗甲状腺肿大结气,水饮病。

鸡　菌

【释名】鸡菌。因它的味道像鸡肉,所以而命名。是生长在沙地间的丁蕈。鸡菌的柄很高,顶部像伞。

【性味】味甘,性平,无毒。

【主治】益胃清神,治痔。

地　耳

【释名】春夏在雨中生长,雨后应及时采取,因为它一见阳光就不能食用了。生长在地上,表状如木耳。

【性味】味甘,性寒,无毒。

【主治】聪耳明目、轻身,使人肌肤润泽,精力旺盛,不易衰老益气,令妇女有孕。

土　菌

【释名】生在地上的为菌,生在木上的耳。山间茅草中长期阴湿便会生土菌,极多。但它的良毒不可不知。土菌又名杜蕈。

【性味】味甘,性寒,有毒。

【主治】烧成灰,可敷疮疥。冬春两季没有毒,夏秋有毒,食用害人,因为夏秋有蛇虫从它下面经过。菌子有以下几种：槐树上的良，田野中的有毒，食用害人，能杀人。夜间有光的、欲烂没有虫的、煮不熟的、煮后浑浊照人没有影的、上面有毛下面没有纹理的、仰卷赤色的，都有毒，食用害人，能杀人。凡中土菌毒的人，可用地浆及粪汁解。煮菌时，放入姜屑、饭粒，若姜屑、饭烂变黑则说明菌有毒，食用害人，反之，则无毒。

【发明】《菌谱》记载：杜菌生长在土中，与山中的鹅膏蕈混淆。民间说杜菌受毒虫之气而生，吃后会中毒。凡中毒的人，必定笑而不止。可将茶茗、白矾，同一勺刚从井里汲上来的水咽下，立愈。因胡蔓草能毒死人，南方少数民族便将它悬挂在门外的树上，胡蔓草的汁滴到地上，不久便生菌。南夷人将菌收回，叫做菌药，有很强的毒性。

蘑菇蕈

【释名】长有二、三寸，头小顶大，白色，柔软，中间空虚，形状如未开的玉簪花。它的味道很美。蘑菇蕈又名肉蕈。

【性味】味甘，性寒，无毒。

【主治】益肠胃，化痰理气。但也能发痼疾，不可经常食。

杉 菌

【释名】形状像菌，时时均可采到。生长在老杉树上。

【性味】味甘、辛，无毒。

【主治】治疗心脾气疼，及心剧痛。

第十一卷　果部

李时珍说:树木的果实叫果,草的果实叫瓜。水果是我们喜爱的食品之一,它含有丰富的维生素,但因它是生冷食物,常吃可造成消化不良等症,尤其是小儿。如果我们了解了它的性味,就不会没有节制,纵情于它的口味了。

(1)水果类

慈 姑

【释名】根像杏大小,白色光滑。生长在江湖及近水河沟的沙石中,叶如剪刀,颜色深青绿。每丛有十余茎,茎上分枝,开白花,四瓣,蕊呈深黄色。

【性味】味甘,性寒,无毒。

【主治】治百毒,产后血淤,攻心欲死,难产胎盘不出,捣汁服。但不可多食,可发虚热及肠胀痛,痔漏等症,致白带多,长疮疖。

叶

【主治】治疗诸多疮肿,小儿丹毒,捣烂涂于患处即可消退。又可治蛇、虫咬伤,捣烂擦萨处。调蚌粉,可去痒消痱。

芡 实

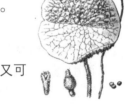

芡实

【释名】芡茎三月生叶贴在水面上,比荷叶大,有皱纹,叶面呈青色而背面呈紫色,茎、叶都有刺。茎长达一丈余,中间也有孔有丝,嫩时剥皮可食。五六月开紫花,花开时面向阳光结苞,苞上有青刺。花在苞顶,也如鸡喙。剥开后有软肉裹子,壳内有白米,形状如鱼目。七八月成熟。又名鸡头。

【性味】味甘,性平、涩,无毒。

【主治】治疗风湿性关节炎、腰背膝痛。补中益气,提神强志,令人耳目聪明。久服令人轻身不饥。还能开胃助气及补肾,治小便频繁,遗精,脓性白带。作粉食用,益人。但小儿不宜多食,不益脾胃,很难消化。

鸡头菜

【性味】味甘,性平、涩,无毒。

【主治】止烦渴,除虚热,生熟都适应。

根

【主治】主治小腹结气痛,则煮食根。

【附方】鸡头粥:益精气,强意志,利耳目。用鸡头果三合,煮熟后去壳,粳米一合煮粥,每天都空腹食用。

治思虑和色欲过度而损伤心气,小便频数,遗精用秋石、白茯苓粉,莲肉各二两为末,蒸枣和成梧子大小的丸,每次服二十丸,空腹时用盐汤服下。此方也叫回精丸。

芰 实

【释名】三角、四角为芰。生长在湖泊中,菱落在泥中,最易生长。有野菱、家菱之分,均在三月生蔓延长。叶浮在水上扁而有尖,很是光滑,叶下有茎。五、六月开小白花,在夜里开放,白天而合上,随月亮的圆缺而转移,它的果实有好几种:没有角、两角、三角、四角。又名菱。三角为菱。

【性味】味甘,性寒,无毒。

【主治】安中补五脏,充饥轻身。可解暑热,解丹毒,解伤寒积热,能止消渴,解酒毒。捣烂澄粉食用,补中延年。菱花开时常背着阳光,芡花开时则向着阳光,所以菱性寒而芡性暖。如食菱过多,就会损脾导致腹胀泄泻,暖姜酒服下即消。

乌 芋

【释名】根白嫩,秋后结果,大如山楂、栗子,脐上长很多毛,累累向下伸入泥中。野生的,色黑而小,食时多滓。种植的,色紫而大,食时多汁。芋脐性能毁铜,铜器中贮芋脐,很易腐坏。生长在浅水田中,三、四月长苗,茎直着往上长,没有枝叶,形状如龙须。

【性味】味甘,性寒,无毒。

【主治】消渴,祛体内痹热,温中益气。开胃消食,治呃逆,消积食,饭后宜食此果。还可治误吞铜物等及便血,血崩等血症。研成末食,明耳目,消黄疸,使肠胃不饥。但不可多食,否则令人腹胀气满。

莲 藕

【释名】它的根是藕,果实是莲,生长在湖泊塘池,清明后抽茎长叶,六、七月开花,花有红、白、粉红三色。花心有黄须,蕊长一寸多。须内的就是莲实。花褪后,莲芒成莲子。又名菡萏、芙蕖。

【加工】六、七月嫩时采摘,生食脆美。

【性味】味甘,性平、涩,无毒。

【主治】补中养神,除百病。常服,轻身耐老,延年益寿。补益十二经脉血气,平体内阳热过盛、火旺。交心肾,厚肠胃,固精气,强筋骨,补虚损,利耳目,并除寒湿,止脾泄久痢,女子非经期出血过多等症。生食过多,微动气。捣碎和米煮粥饭食,令人强健,蒸食也好。大便燥涩的人不能吃。莲是益脾之果。

藕

【性味】味甘,性平,无毒。

【主治】治热渴,散瘀血,生肌。久食令人心欢。可以治郁怒止泄,消食解酒毒,及病后干渴。捣汁服,能解胸闷心烦,开胃治腹泻,排产后淤血。捣膏,掩金属外伤及骨折。止暴痛。蒸食,滋补五脏,实下焦开胃口,与蜜同食,生寄生虫,也可耐饥饿。藕汁解蟹毒。将藕捣成粉服食,轻身益年。李时珍说:白花藕大而扁的,生食味道甘美,煮食不美;红花藕及野藕,生食味涩,蒸煮则味佳。

藕节

【性味】性平、涩,无毒。

【主治】捣汁饮服,治吐血不止,及止鼻出血,消淤血及产后血闷,解热毒。和地黄研汁,加入热酒、小便饮服,可以治愈咳血,吐血,血淋溺血,下血血痢血崩。

【发明】李时珍说:一男子患了血淋病疼痛难忍欲寻死。我用藕汁调发灰,每服二钱,每日三次即血止痛除。

莲薏

即莲子中青心。

【性味】味苦,性寒,无毒。

【主治】治疗贫血,产后渴,生研末,饮服二钱。另可治腹泻,清心去热。食莲子不去心,令人作吐。

莲蕊须

【性味】味甘,性温、涩,无毒。

【主治】治疗清心通肾,固精气,补血止血,养发养颜。

莲花

【性味】味苦、甘,性温、涩,无毒。

【主治】治疗镇心安神,养颜轻身。

莲房

【性味】味苦、甘,性温,无毒。

【主治】以酒煮服,破淤血,治血胀腹痛,产后胎盘不下。水煮服,则可解菌毒,止各种病症。

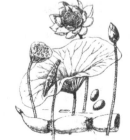

莲 藕

荷叶及蒂

【性味】味苦,性平,无毒。

【主治】止渴,落胞破血,治产后烦躁口干,蒂又名荷鼻,能安胎,去恶血,止血痢,杀蕈毒。还能生发元气,补助脾胃,散淤血,涩精滑,消水肿痈肿,发痘疮。治吐血、咯血、鼻血、便血等诸多出血症。

【附方】治尘芒入眼：藕汁滴人眼中，即出。

治鼻出血不止：藕节捣汁服，并滴入鼻孔。

治脱肛：贴水荷叶焙研，酒服二钱，再以荷叶盛末，令患者坐在上面，可愈。

治产后恶露及出血量多：莲蓬五个，香附二两，各烧存性，研末，每次服二钱，米汤送下。

治胎血不出：荷叶炒为末，沸汤服下二钱即愈。

（2）夷果类

橄　榄

【释名】吃时味道苦涩，可回味甘美。树森高耸直。结子没有棱瓣，八、九月采摘。又名青果、谏果。

橄　榄

【加工】橄榄树高，在果子将熟时，用木钉钉树，再放少盐入树皮内，果实一旦成熟便自落。橄榄果生食甚佳，用蜜渍、盐藏后可运到远方。橄榄树枝如黑胶的，烧烤时气味清烈，称为榄香。

【性味】味酸、甘，性温、涩，无毒。

【主治】生食、煮饮，都可解酒醉，解河豚鱼毒。嚼汁咽下，治鱼骨鲠及一切鱼蟹毒。又有生津止渴的作用，治咽喉痛。

【发明】按《名医录》载：吴江一富人，食鳡鱼被鲠。鱼骨在胸中不上不下，疼痛无比，半月后奄奄一息。忽遇渔人张九，告知取橄榄服食，当时没有橄榄，便用橄榄核研末，取急流水调服，骨遂下而愈。如今人们煮河豚和团鱼，都放入橄榄，因知橄榄能治一切鱼蟹之毒。

榄仁

【性味】味甘，性平，无毒。

【主治】治疗唇边燥痛，研烂敷于患处。

核

【性味】味甘，性温、涩，无毒。

【主治】磨汁服，治各种鱼骨鲠喉及食鱼过多，消化不良，又治小儿痘疮后生痣，烧后研末敷。

【附方】主治下部疳疮：橄榄烧灰成性，研末，用油调敷，或加冰片、孩儿茶等分。

槟　榔

槟　榔

【释名】穗下累生刺以护卫果实。槟榔树初生时是直上的，一节一节的没有分枝从心抽条，顶上的叶子像蕉叶笋竿，三月时叶子突起一房，自行裂开，出穗共数百颗，大如桃李。

【加工】五月成熟,剥去皮,煮其肉而晒干。岭南人将槟榔当果食,说是南方地湿,不吃它没有法祛瘴疠。生食槟榔味道苦涩,但与扶留藤和蚶子灰一同咀嚼,则柔滑甘美。

【性味】味苦、辛,性温、涩,无毒。

【主治】治疗消谷逐水,杀肠道寄生虫、伏尸、寸白虫;除湿气,通关节,利九窍,除烦,破腹内结块;还可治脚气、水肿、胸痛、痢疾、腹胀腹痛、大小便不能、痰气喘急,治疗恶性疟疾,抵御瘴疠。

【附方】治蛔虫腹痛:用槟榔二两,酒二盏,煎取一盏,分两次服。治腰垂作痛:槟榔子为末,酒服一钱。

【发明】李时珍说:生食槟榔,必同扶留藤、蚶子灰合嚼。俗称"槟榔为命赖扶留"。就是说槟榔能伤真气,不可多食。按罗大经《鹤林玉露》载:岭南人以槟榔代茶御瘴疠,其功能是醒能使之醉,食后不久,则头晕颊红,似饮酒状。

龙 眼

【释名】树木高二三丈,和荔枝相比荔枝叶子小些,冬季不谢,春末夏初,开细白花。七月果子成熟。又名圆眼。

【性味】味甘,性平,无毒。

【主治】治疗五脏邪气,治厌食、食欲不振,驱肠中寄生虫及血吸虫。长期食用,强体魄,延年益寿,安神健脑长智慧,开胃健脾,补体虚。新鲜龙眼用沸汤淘过食,不伤脾。李时珍说:食品以荔枝为贵,而强身健脑则以龙眼为良。因为荔枝性热,而龙眼性平。可治思虑过度伤及心脾。

龙 眼

核

【主治】治疗腋臭。用六枚,同胡椒十枚研,出汗时即擦患处。

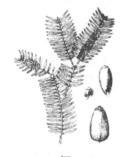

榧

榧 实

【释名】生长在深山中。有雌雄之分,雄的开花,雌的结实。冬季开黄圆花,果实和枣的大小相似。果核如橄榄核那样长,有尖和不尖之分,没有棱而壳薄,黄色。又名玉山果。

【性味】味甘,性平、涩,无毒。

【主治】治疗各种痔疮及寄生虫。助消化,益筋骨,聪耳明目、轻身,使人肌肤润泽,精力旺盛,不易衰老,轻身。榧子能杀肠中大小寄生虫,小儿黄瘦有虫积的,宜食。

花

【性味】味苦。

【主治】治疗水气,去肠虫,使面色变好,但不可久服。

【附方】治好食茶叶,面黄生虫:每日食榧子七枚,自愈。

枳 椇

【释名】树像白杨树那么高大,树枝是弯的,在树枝的尖上结出果来,夏季开花,八、九月份成熟果子的形状像鸡爪子,是黄色的,味道像蜜一样甜。又名木蜜、鸡爪子。

【加工】将果实盐藏后用荷叶包裹,可以备冬储。

【性味】味甘,性平,无毒。

【主治】治疗头风、小腹拘急,可以愈渴除烦,去横膈燥热,润五脏,利大小便,解酒毒,止吐逆,避寄生虫。

【附方】治鼻孔生疮:吃木蜜子极妙。

治死胎不出:用枳椇树叶十四片,水、酒各一盏,煎至八分有效。

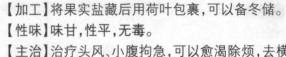

枳椇

韶 子

【释名】叶和果都像栗子,味道甘美酸。生长在岭南。

【性味】味甘,性温,无毒。

【主治】可治暴痢,胸腹冷气。

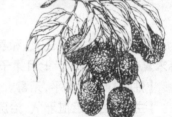

荔 枝

【释名】树木高大,树叶一年四季不落,果在五六月份成熟。

荔枝

诗人白居易曾描述:此果若离开枝干,一日则色变,二日则香变,三日则味变,四、五日后色、香、味都已没有存,所以又名离枝。

【加工】果鲜时肉白,经晒干后呈红色。日晒火烘,卤浸蜜煎,可以运到远方。成朵荔果晒干称为荔棉。

【主治】止渴,益人颜色,提神健脑。可治头晕心胸烦躁不安,背膊不适,颈淋巴结结核,脓肿和疔疮,发小儿痘疮。李时珍说:荔枝气味纯阳,新鲜荔枝食入过多,会出现牙龈肿痛、口痛或鼻出血。所以牙齿有病,及上火病人忌食。

核

【性味】味甘,性温、涩,无毒。

【主治】治胃痛、小肠气痛、妇女血气刺痛。方法是将一枚核煨存性,研成末,以酒调服。

壳

【主治】治疗小儿疮痘出不快,煎汤饮服。又解荔枝热,浸泡水饮服。

花及皮、根

【主治】治疗喉痹肿痛,用水煮汁,细细含咽。

【附方】治水痘发出不畅:荔枝肉浸酒饮,并吃肉。忌生冷。

治疗疮恶肿:用荔枝三个或五个,不用双数,与糯米粥同研成膏,摊在纸上贴。留一孔出毒气。或用荔枝肉、白霜梅各三枚,捣成饼子。贴于疮上,消除病根。

治呃逆不止：用荔枝七个，连皮核烧灰存性，研成末，白汤调服，即止。

治疝气：荔枝核、青橘皮、茴香各等分，炒灰存性研开。用酒调服二钱，每日三次。

治妇女血气刺疼，胃痛，腰腹背痛：用荔枝核烧存性，取半两，香附子炒一两，研成末，每次服二钱，用盐汤、米汤调服均可。

治痢疾（赤白痢）：荔枝壳、橡斗壳、石榴皮、甘草各白炒后煎服。

桃榔子

【释名】树木像棕榈而坚硬，砍掉皮可从树中取面，它的皮很柔，坚韧可以作绳用。结的果实，每条不下百颗，一树近百条。又名面木。

【性味】味苦，性平，无毒。

【主治】治疗破淤血。

桃榔面

【性味】味甘，性平，无毒。

【主治】做饼烤食肥美，令人不饥，补益体虚乏力，腰酸。

菠萝蜜

【释名】叶极光滑，冬夏不凋枯。树身长至很大时才结果实，不需要开花，果实生长在枝间，多的有十几枚，少的五、六枚，大如冬瓜，外有厚皮裹着，很像栗环，有软刺。五、六月成熟时，每颗重五六斤。树高五六丈，形状像冬青颜色更加黑润。

【加工】剥去外层皮壳，里面的肉重叠如橘瓣，吃来甘美如蜜，香气满室。一果有数百核，核大如枣。核仁如栗黄，煮炒食甚佳。

【性味】味甘、香、微酸，性平，无毒。

【主治】止渴解烦，醒酒益气，令人悦泽。

核中仁

【主治】补中益气，令人不饥轻健。

马槟榔

【释名】味道甘美。果内有核，圆长斜扁不等。核内有仁，也很甜。是紫色的，像葡萄。

果及核仁

【性味】味甘、苦，性寒，无毒。

【主治】治疗难产，临产时细嚼数枚，用井华水送下，不久即产。再用四枚去壳，两手各握两枚，恶水自下。欲断产的，可常嚼二枚，用水送下。久服则子宫冷，可致不孕。治伤寒热病，食数枚，冷水送下。治恶疮肿毒，内食一枚，冷水送下；外嚼涂于患处，即愈。

海松子

【释名】久存生有油，肉很香美。中原松子，只可入药，不能当食品。而辽宁、云南产

本草纲目 白话精解

的海松子可食用。五叶一从,球内结子,有三个棱,一头尖。

【加工】七月采摘松实,过后便落地难收。

【性味】味甘,性小温,无毒。

【主治】治疗骨关节风湿、头眩,祛风湿,润五脏。充饥,逐风痹寒气,被体虚,滋润皮肤。久服,轻身延年不老。另有润肺功能,治燥结咳嗽。

【附方】服食松子法:去壳,捣如膏收贮。每次服一汤匙,酒调服,日三次。百日身轻,久服长寿。

【发明】另据《列仙传》载:屋全古人好食松子,体毛长数寸,行走如奔马。又犊子少在黑山食松子、茯苓,寿至几百岁。另外赤松子好食松十二、天门冬、石脂,齿落更生,发落更出。

五敛子

【释名】每年五月、十月成熟两次。五敛子的果子如拳头,颜色青黄润绿,形状有些怪,皮肉脆软,初食时味酸而后味才甜美。一树可结果很多。果肉汁多,叶酸甜。

【性味】味酸、甘,性平、涩,无毒。

【主治】治疗风热,生津止渴。

木威子

【释名】树高达一丈余。叶似楝叶,子像橄榄硬,也像枣,削去皮可作粽食用。生长在岭南山谷。

【性味】味酸、辛,无毒。

【主治】治疗胸中恶水气。

大腹子

【释名】即槟榔中一种腹大形状扁味道苦涩的。就是大腹槟榔、猪槟榔。

【加工】当地人习惯用扶留藤、蚶子为壳灰拌和服食,以辟除瘴疠。

【性味】味辣,性温、涩,无毒。

【主治】与槟榔的功用相同。

皮

【性味】味辣,性微温,无毒。

【主治】治热气攻心腹、大肠蛊毒。止霍乱,健脾开胃,降逆气,消皮肤水肿,还可治脚气,疟疾痞满不舒,胎孕恶阻胀闷。

庵摩勒

【释名】它的味初食苦涩,良久回味则变成甘甜,所以叫余甘。它的形状如川楝子,味道类似于橄榄。又名余甘子。

【加工】蜜渍、盐藏后作为土特产运各地。

【性味】味甘,性寒,无毒。

【主治】治疗风虚热气,补益强气。合铁粉一斤用,耐老。取子压汁,和油涂头,生发去风痒,黑发。又主治汞、硫黄、金属物伤肺,气喘咳嗽。可研末点汤服,解金石毒、硫黄毒。久服轻身,延年长寿。服乳石的人,宜常食用。

莎木面

【释名】莎木面,树高十余丈,有四五围那么粗,树梢生叶,两边排列像飞鸟的翅膀。

【加工】皮中有白面十斗左右,捣筛后可作饼,或磨屑做饭吃,当地人称为面,轻滑可口,胜过桃榔面。

【性味】味甘,性平、温,无毒。

【主治】补益虚冷,消食,久食不饥,长寿。

吡梨勒

【释名】树像胡桃,果子的形状也像胡桃。核圆短没有棱。又名三果。

【性味】味苦,性寒,无毒。

【主治】治疗风虚热气,功同庵摩勒。可暖肠腹,去一切冷气,下气,止泻痢。研成浆染颁发,可使其变黑。

五子实

【释名】像梨那么大,果肉有五枚核,所以名叫五子实。生长在福建潮州一带。

【性味】味甘,性温,无毒。

【主治】治疗霍乱及金属锐器损伤。

无漏子

【释名】树木很直、高几丈,顶端有十余枝,叶如棕榈,三、五年一结果,每朵约二三十颗,类似北方青枣。西南地区的人又名它苦鲁麻、千年枣、金果。

【性味】味甘,性温,无毒。

【主治】补中益气,除痰嗽,补体虚,好面色,令人肥健。

龙荔

【释名】形状像小荔枝,而肉的味道如龙眼,它的树禾、枝叶都和龙眼荔枝相似,所以名龙荔。二月里开花和荔枝同时熟。生长于岭南。

【性味】味甘,性热,有小毒。

椰子(附椰子酒类)

【释名】树木没有枝条,高一丈多,叶在顶端象一束蒲叶,果实很大,垂挂于枝间,果实外有粗皮,棕色。皮内壳很坚硬,圆而微长。又名越王头。

【加工】壳内有肤,白如猪皮,厚有半寸左右,味如胡桃。肤内裹有像乳汁一样的浆四五合,饮来清凉可口,芳香溢人。壳可作器皿。肉可糖煎寄往远方,作果品甚佳。

【性味】味甘,性平,无毒。

【主治】益气,治风。食后充饥。令人面色光泽。

汁

【性味】味甘,性温,无毒。

【主治】消渴去风热,治吐血水肿。

皮

【性味】味苦,性平,无毒。

【主治】能止血,疗鼻出血,吐泻霍乱,可煮汁饮服。治心绞痛,烧灰存性,研末,以新汲水送服一盏。

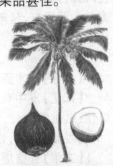

椰 子

壳

【主治】可作盛酒的器具,若酒中有毒,食用害人则酒沸起或壳破裂。又可治杨梅疮筋骨痛,烧灰存性,临用时烧热,以滚酒泡服二、三钱,盖被取汗,疼痛即止。

青田酒

【释名】《古今注》载:乌孙国有青田核,形状如桃核,核大数斗,剖开后用来盛水,则水变成酒味,非常醇美。饮尽随即注水,随尽随成。但不可久用,久则水变得苦涩。

严树酒

【加工】捣它的皮叶,用清水浸泡后,再和入粳酿造,或放入石榴花叶,数日便酿成酒,能醉人。

无花果(附无花果类)

【释名】生长在扬州及云南,枝叶如枇杷树,三月长叶,五月间不开花便结果实,果实出自枝间,形状似木馒头。成熟时果实是紫色果肉软烂,味甜像柿子而没有核。因其没有开花就结果,所以叫无花果。

【性味】味甘,性平,无毒。

【主治】有开胃、止泄痢酚功能。并可治各种痔、咽喉痛。

叶

【性味】味甘、微辛,性平,有小毒。

【主治】治疗痔疮肿痛,煎汤频频熏洗患处。

文光果

【释名】出自景州。形状如无花果,肉味如栗子,五月成熟。

天仙果

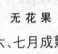

无花果

【释名】树高八、九尺,叶子比荔枝小,无花结果,果子像樱桃大小,六、七月成熟,味极其甘甜。有很多分枝,很密地长在枝间上,果子味甜似蜜。

古度子

【释名】古度子出自两广各州。树叶如栗,无花结果,枝间生子,大如石榴及山楂。

【性味】色红,味酸。

（3）山 果 类

榛

【释名】榛树是矮小的丛生植物。冬末开花,成条下垂二三寸。二月长叶,皱纹多,有细齿和尖,果实成苞,花相互粘在一起,一苞一果。果如栎果,底大顶尖,没熟时是青色,熟时则变成褐色。

仁

【性味】味甘,性平,无毒。

【主治】益气力,实肠胃,使人不饥健走。

柚

【释名】果有大小两种:小的像柑和橙;大的像瓜,甚至有围大超过一尺的,也属橙类。皮很厚,但味道甘美,肉有甜有酸。李时珍说:柚的树、叶似橙。

【性味】味酸,性寒,无毒。

【主治】消食,解酒毒,治饮酒的人口臭,去肠胃恶气,疗妊妇厌食、口淡。

皮

【性味】味甘、辛,性平,无毒。

【主治】治疗下气,消食快膈,散愤懑之化痰。

叶

【主治】同葱白一起捣烂,贴在太阳穴上,可治头风痛。

花

【主治】与麻油一起蒸成香泽的面脂,可长发润燥。

柑

【释名】是南方果,树与橘没有区别,只是刺少些柑皮比橘皮稍厚颜色稍黄,纹理稍粗且味不苦。柑不好保存,容易腐烂。柑树比橘怕冰雪,这些是柑、橘的区别。

【性味】味甘,性寒,无毒。

【主治】利肠胃热毒,解丹石,止暴渴,利小便。

皮

【性味】味辣、甘,性寒,无毒。

【主治】治疗下气调中。皮去白后焙研成末,加盐做汤喝,可解酒毒及酒渴。

山柑皮

【主治】治疗咽喉肿痛,有效。

核

【主治】做涂脸药。

叶

【主治】治疗耳内流水或成脓血,取嫩叶尖七个。加几滴水,杵取汁滴入耳孔中即愈。

【附方】治妇女难产柑瓤阴干,烧灰存性,研末,温酒送服二钱。

柿

【释名】四月开黄白色小花。结的果实为青绿色,八、九月才成熟。生柿收藏后自行变红的,叫烘柿;晒干的叫白柿,用火熏干的叫乌柿;水泡储藏的叫酸柿。柿有核呈扁状,像木鳖子仁而坚硬。柿根很牢固,叫做柿盘。李时珍说:柿,树高叶大,圆而有光泽。

烘柿

【加工】烘柿不是指用火烘,是说将青绿的柿放在器具中自然变红熟,像火烘出来的一样,而且涩味尽去,味甜如蜜。

【性味】味甘,性寒、涩,无毒。

【主治】治疗通耳鼻气,治肠胃不足,解酒毒,压胃间热,止口干。生柿性冷,不能同蟹一起吃,否则会使腹痛泻痢。

【发明】有一人吃了蟹后,又吃了很多红柿,结果整夜大吐,以至吐血,不省人事。一位道士讲:只有木香可解。于是用木香磨水灌下,才渐渐苏醒过来。

白柿、柿霜

【释名】白柿,即干柿长霜。

【加工】去皮捻扁,日晒夜露至干,放入瓮中,等到生白霜时才取出。现在人们叫它柿饼,也称柿脯,又名柿花。霜叫做柿霜。

【性味】味甘,性平、涩,无毒。

【主治】补虚劳不足,消腹中淤血,涩中厚肠,健脾胃气。能化痰止咳,治吐血,润心肺,疗慢性肺疾引起的心热咳嗽,润声喉,杀虫,温补。经常吃可去面斑。治反胃咯血,肛门闭急并便血,痔漏出血。

霜

【主治】清心肺热,生津止渴,化痰平嗽,治咽喉口舌疮痛。

乌柿

【释名】火熏干的。

【性味】味甘,性温,无毒。

【主治】杀虫,疗金疮,烧伤感染,可长肉止痛。治狗啮疮,断下痢。服药口苦和呕吐的人,吃少许即止。

柿糕

【加工】用糯米和干柿做成粉,蒸来吃。

【主治】治疗小儿秋痢,便血。

柿蒂

【性味】性平、涩,无毒。

【主治】煮水服,治咳逆哕气。

木皮

【主治】治疗便血。晒焙后研成末,吃饭时服二钱。烧成灰,和油调敷,治烫火烧伤。

根

【主治】治疗血崩、血痢、便血。

【附方】解桐油毒:吃干柿饼即愈。

治小儿秋痢:用粳米煮粥,熟时加入干柿末,再煮二、三沸后吃。乳母也吃。

治小便血淋:用三个干柿烧灰存性,研末,用陈饭送服,又方:用白柿、乌豆、盐花煎汤,滴入墨汁服下。

治小便热淋涩痛:干柿、灯芯各等分,煎水喝,效果良好。

治脾虚泄痢,食不消化:干柿三斤,酥一斤,蜜半斤。用酥、蜜煎匀,放入干柿煮沸十余次,再用干燥的器皿贮藏起来。每天空腹吃三五枚,效果良好。

治咳出血丝血屑:用青州出产的大柿饼,在饭上蒸熟后扳开。每次将一枚柿饼,掺青黛一钱,临睡时吃下。

治妇女产后气乱心烦:用干柿切碎,加水煮成汁后小口小口地喝。

治小儿痘疮:白柿天天吃,效果好。

治面长疮、骨长疮久烂不愈:用柿霜、柿蒂各等分烧研,敷止立即见效。

治面生黑点:天天吃干柿。

治耳聋:干柿三枚切细,加粳米三合,豆豉少许,煮粥,天天空腹吃。

治咳逆不止:用柿蒂、丁香各两钱,生姜五片,煎水服。治虚人咳逆,则再加人参一钱;如胃寒,则加好姜、甘草各等分;如气虚,则加青皮,陈皮、半夏。

橙

【释名】柚是柑类中最大的,黄得早而不好收藏;橙是橘类中最大的,熟得晚能存放很久。它们都有大小两种。橙树的枝很高,叶不太像橘树叶,也有刺。产于南方,果实像柚而香,也有一种味很臭。

【性味】味酸,性寒,无毒。

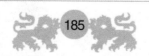

【主治】行风气,疗颈淋巴结核和甲状腺肿大,杀鱼蟹毒。洗去酸水,切碎和盐煎后贮食,止恶心,去胃中浮风恶气。吃多了会伤肝气,发虚热。与肉一起吃,会使人头眩恶心。

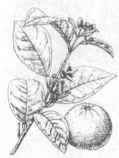

甜橙

橙皮

【性味】味苦、辛,性温,无毒。

【主治】做酱、醋很香美,食后可散肠胃恶气,消食下气,去胃中浮风气。和盐贮食,止恶心,解酒病。加糖做的橙丁,甜美,而能消痰下气,利膈宽中,解酒。

核

【主治】浸湿研后,夜夜涂可治面斑粉刺。

【附方】香橙汤:宽中下气,消酒。用橙皮二斤切成片,生姜五两切焙擂烂,加烤过的甘草末一两,檀木半两,和后作成小饼,用加盐的肥肠送下。

治闪挫腰痛难忍:橙核三钱炒研后,用酒送服,即愈。

梨

【释名】梨树很高,叶子光滑,二月开白色的花,梨的品种很多,有青、黄、红、紫四种颜色。到处都有。

【加工】收藏,或削梨蒂插在萝卜上,就可以一年不烂。现在北方人每年在树上将梨包裹起来,过冬后才摘。

实

【性味】味甘、微酸,性寒,无毒。

【主治】治疗热嗽,止渴。治咳热,中风不语,伤寒发热,解丹石热气,惊邪。利大小便,除贼风,止心烦气喘热狂。润肺凉心,消痰降火,解疮毒、酒毒。

【发明】李时珍说:《别录》谈梨,只说它的害,不说它的功。古人说到病大多与风寒有关,用药都是桂、附,却不知梨有制风热、润肺凉心、消痰去火、解毒的功用。当今人们的病十有六七是痰病、火病。梨的有益之处肯定不少,但也不宜过量而食。遗憾的是只有乳梨、鹅梨、消梨可吃,其他梨即使可以吃也不能治病。

花

【主治】去面黑粉滓。

叶

【主治】捣汁服,解菌毒。治小儿疝气。煮汁服,治霍乱、吐利不止。煎服,治风。

【附方】治消渴饮水:用香水梨,或鹅梨,或江南雪梨都可以,取汁加蜜水熬成后,用瓶收藏。随时可用白开水调服。

治反胃吐食,药物不下:取一个大雪梨,将十五粒丁香刺入梨内,再用湿纸包四、五层,煨熟吃。

治痰火咳嗽,年久不愈:将好梨去核后捣成一碗汁,放入椒四十粒,煎沸后去滓,放黑糖一两,细细含咽即愈。又方:用一个梨,刺上五十个孔,每孔放椒一粒,用面裹好,柴灰火煨熟,待冷后去掉根吃。又方:梨去核,加酥、蜜,裹上面烧熟,冷吃。又方:梨切成片,煎酥吃。又方:梨捣汁一升,加酥、蜜各一两,地黄汁一升,煎成后含咽。

治眼红肿痛:鹅梨一个捣汁。黄连末半两,腻粉一两,和匀后用布裹好浸入梨汁中,用此梨汁每天点眼睛。

治中风失音:喝一盏生梨捣的汁,次日再喝。

柰

【释名】柰梵音又名频婆,树、果都像花红比花红大,可栽种可嫁接。有白、红、青三种颜色。白的叫素柰,红的叫丹柰,青的叫绿柰,都在六、七月成熟。

【性味】味甘,性寒,无毒。

【主治】可补各脏腑气不足,和脾。捣成汁服,治暴食引起的饱胀和气壅不通。益心气,耐饥,生津止渴。常吃令人肺胀,病人更甚。

棠梨

【释名】树比梨树小,叶边都有锯齿。二月开白花,霜后可吃,棠梨树与梨嫁接最好。有甜、酸,红、白两种。李时珍说:棠梨,是一种野梨,处处山林都有。

【加工】它的叶味微苦,嫩时烘熟,用水淘净后,可加油、盐调食,或蒸晒后当茶。它的花也可烘熟吃,或晒干磨面作烧饼充饥。

【性味】味酸、甘,性寒、涩,无毒。

【主治】烧来吃,止滑痢。

枝叶

【主治】治疗霍乱吐泻不止,转筋腹痛。将一把枝叶同二两木瓜煎汁,细呷。

金橘

【释名】它的树像橘,不太高大。五月开白花,到秋冬果黄就成熟了,大的一寸多,小如指头,长形而皮厚,肌理细莹,生时是深绿色,熟后则是金黄色。它的味酸甜,而且芳香可爱,糖造、蜜煎都很好吃。又名金柑。

【性味】味酸、甜,性温,无毒。

【主治】治疗下气快膈,止渴解醉酒,辟臭,皮的效果更好。

樱桃

【释名】不太高,初春时开白花。樱桃树大都枝繁叶茂,绿树成荫,熟得早,它的果熟

本草纲目白话精解

后,颜色深红色;芭作朱樱;紫色,皮中有细黄点的,有称作紫樱,味最甜美;还有红黄光亮的,叫做蜡樱;小而红的樱珠,味都不如紫樱,最大的樱桃,像弹丸,核小而肉肥,十分难得。又名含桃、莺桃。

【加工】三月熟时,樱桃用盐藏、蜜煎都可以,或者同蜜捣烂做糕食。

【性味】味甘,性热、涩,无毒。

【主治】可调中,益脾气,养颜,美志,止泄精、水谷痢。但多食会发热,有暗风的人不能吃,吃后即发。还会伤筋骨,败血气。

叶

【性味】味甘,性平,无毒。

【主治】治疗蛇咬,将叶捣成汁喝,并敷。另外,煮老鹅时,放几片叶在锅中,容易煮烂。

花

【主治】治疗面黑粉刺。

枝

【主治】可治雀斑,将枝同紫萍、牙皂、白梅肉研和,每日用来洗脸。

东行根

【主治】煮水喝,即下寸白虫。

银 杏

银 杏

【释名】树高二、三丈,叶子像鸭掌形,二月开青白花,在夜间开花。最早出产于江南,因为它的形状像小杏,而核是白色的,所以改叫银杏。现在叫白果。又名白果,也叫鸭脚子。

核仁

【性味】味甘、苦,性平、涩,有小毒。

【主治】生吃引疳解酒,降痰,消毒杀虫,熟后吃益人,温肺益气,定喘嗽,缩小便,止白浊。嚼成浆涂鼻脸和手足,治疱黑斑皱裂及疥癣疳阴虱。与鳗鲡鱼一起吃,会患软风。古人说不可多吃。

【附方】治小便白浊:用生白果十个,擂水喝,每天喝一次,有效即停止。

治赤白带下,下元虚惫:白果、莲肉、红米各半两,胡椒一钱半,制成末。用一只乌骨鸡,把内脏取出后装上药,放在瓦器中煮烂,空腹食用。

治阴虱作痒,阴毛间生虫如虱,或红或白,痒不可忍:生白果嚼细后,频频擦上。

治手足皲裂:生白果嚼烂,每晚涂。

治狗咬:嚼生白果涂上。

治水疗暗疗:先刺患处的四周,再取浸在油中多年的银杏去壳后捣烂敷上。

鹿 梨

【释名】又名山梨。

【加工】李时珍说:山梨,即野梨,到处都有。像杏那么大,可以吃。树叶像茶叶,根像小拇指那样细,当地人采八月的梨皮治疮。

【性味】味酸,性寒、涩,无毒。

【主治】煨来吃治痢疾。

根皮

【主治】煎汁治疮疥。

海　红

【释名】又名海棠梨,二月开红花,果子到八月才熟。它的形状如梨,和樱桃大小,味道酸甜,到八、九月可吃。

子

【性味】味酸、甘,性平,无毒。

【主治】能治泄痢。

山　楂

【释名】因它的味道像楂子,所以也叫楂。

【加工】李时珍说:山楂树很高,叶有五尖,丫间有刺。三月开五瓣小白花。果实有红、黄两种,像花红果,小的如指头,到九月熟后,将熟山楂去掉皮和核、和糖一起捣,做成山楂糕。

【性味】味酸,性冷,无毒。

【主治】能消食积,补脾,治小肠疝气,发小儿疮疹,健胃,通结气。治妇女产后枕痛,恶露不尽,可煎水加砂糖服,立即见效。

【发明】李时珍的邻家有一小儿,因积食而黄肿,腹胀如鼓。偶然到羊丸树下,将羊丸吃了个饱。回去后大吐痰水,病也就好了。羊丸与山楂是同类,它的功效也相同,博识的人不可不知。

核

【主治】核吞下,化食磨积,治睾丸肿硬,坠胀麻木和妇女小腹肿大。

赤瓜木

【性味】味苦,性寒,无毒。

【主治】可治水痢和头风身痒。

根

【主治】消积,治反胃。

茎叶

【主治】煮水,洗漆疮。

杨　梅

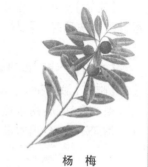

杨　梅

【释名】二月开花结果,果子的形状像楮实子。五月才成熟,有红、白、紫三种颜色,红的比白的好,紫的又比红的好,因为它肉多核小。

【加工】盐藏、蜜渍、糖收都很好。

【性味】味酸、甜,性温,无毒。

【主治】止渴,和五脏,能涤肠胃,除烦溃恶气。烧成灰服,断下痢。盐藏而食,去痰止呕吐,消食下酒。常含一枚咽汁,利五脏下气。干后制成屑,喝酒煎服,止吐酒。

核仁

【主治】可治脚气。李时珍说:据王性之《拷录》载,稽杨梅为天下之冠,童贯苦于脚气,听说杨梅仁可以治,郡守王嶷便送了五十石,童贯用后便好了。取仁法:用柿漆拌核而晒,核会自己裂开。

树皮及根

【主治】煎汤,洗恶疮疥。煎水,漱牙痛。口服,解砒霜毒。烧成灰调油,涂烫伤烧伤。

木　瓜

【释名】树木的形状像柰。春末开花,深红色。果子大的像西瓜,小的像拳头,皮黄色。木瓜很多,但宣城出产的最佳。

【性味】味酸,性温,无毒。

【主治】治疗肌肤麻木,关节肿痛,脚气,霍乱大吐,转筋不止。治脚气剧痒难忍,用嫩木瓜一个,去籽煎服。另外作饮料喝,可以治愈呕逆,心膈痰唾,消食,止水痢后口渴不止。止水肿冷热痢,心腹痛。

【发明】俗话说梨有百损而一益,木瓜有百益而一损。所以古诗说,投之以木瓜,报之以琼浆。

木瓜核

【主治】可治霍乱烦躁气急,每次嚼七粒,温水咽下。

枝、叶、皮、根

【性味】味酸,性温、涩,无毒。

【主治】煮水喝,都止霍乱吐下转筋,疗脚气:枝作拐杖,利筋脉。根叶煮水洗足胫,可以防止脚软跌倒。木材作桶洗脚,很益人。

花

【主治】治疗面黑粉刺。

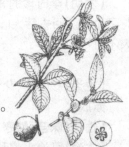

皱　皮　木　瓜

【附方】治翻花痔:木瓜研成末,用鳝鱼身上的黏涂调后,贴在痔并用纸护住。
治霍乱转筋:用木瓜一两,酒一升,煎服,不饮酒的人,用煎服。再用布浸水裹脚。
治脐下绞痛:用木瓜三片,桑叶七片,大枣三枚,水三升,至半升,一次服下即愈。

核　桃

【释名】现在陕、洛一带很多。核桃树大,叶厚而枝叶茂盛,三月开像栗花一样,结果到八九月成熟,形状像青桃。果实有壳,秋冬成熟时采摘。又名羌桃。

【加工】熟时用水泡烂皮肉,取果核。

【性味】味甘,性平、温,无毒。

【主治】吃了使人健壮,润肌,黑须发。多吃利小便,去五痔。将捣碎的桃核肉和胡粉放入毛孔中,会长出黑毛。核桃烧灰存性和松脂研,可敷颈淋巴结核溃烂。另外,吃核桃使人开胃,通润血脉,骨肉细腻。补气养血,润燥化痰,益命门,利三焦,温肺润肠,治虚寒喘嗽、腰脚重痛、心腹疝痛、血痢肠风,散肿痛,发痘疮,制铜毒。同破故纸蜜丸服,补下焦。治损伤,尿道结石。吃酸导致牙酥的人,细嚼胡桃便可解。小儿痧疹后不能吃,必须忌半年,不然则会滑肠,痢不止。多食动痰饮,令人恶心、吐水、吐食物。还会动风,脱人眉。同酒吃得过多,会使人咯血。

油核桃

【性味】味辛,性热,有毒。

【主治】治疗杀虫攻毒,治痈肿、麻风、疥癣、梅毒、白秃等疮,润须发。

树皮

【主治】可治水痢。春季研皮汁洗头,可黑发。将皮煎水,可染粗布。

壳

【主治】烧灰存性,可投入下血、崩中的药。

【附方】吃核桃的方法:核桃绝不能暴食,必须渐渐地吃。第一天吃一颗,每过五天加一颗,到每天二十颗时止,周而复始。常吃能使人胃口大增,肌肤细腻光润,须发黑泽,血脉流通,延年不老。

治尿路结石疼痛,便中有石子:核桃肉一升,细米煮的粥一升,相和后一次服下即愈。

治小儿误吞铜钱:多吃核桃,铜钱便会自己化出。核桃与铜钱一起吃即成粉,这是可以验证的。

治女子血崩不止:用核桃肉十五枚,在灯上烧灰存性,空腹用温酒一次送服,神效。

治一切痈肿、背痛、附骨疽未成脓:核桃肉寸十个煨熟后去壳,加槐花一两研磨杵匀,热酒送服。

治白癜风:用一个核桃壳外的青皮,与一皂荚子大的硫磺,同研匀。每天敷患处。

核 桃

枇 杷

【释名】隆冬开白花,到三、四月结出像球一样的果,熟时颜色像黄杏,有小毛,皮肉很薄,核大像茅栗。树高一丈多,枝叶茂盛,叶背面有黄毛,四季都不凋谢。

【性味】味甘、酸,性平,无毒。

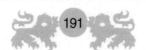

【主治】止渴下气,利肺气,止吐逆,退上焦热,润五脏。多吃发痰热,伤脾。与烤肉和热面一起吃,会使人患黄病。

叶

【性味】味苦,性平,无毒。

【主治】煮水喝,主治猝不止,下气,嚼叶咽下也可治呕吐不止,妇女产后口干,还治渴疾、肺气热嗽及肺风疮、胸面上疮。能和胃降气,清热解暑毒,疗脚气。

花

【主治】可治头风,鼻流清涕。花和辛夷各等分研末,用酒送服一、二钱,每天服二次。

木白皮

【主治】生嚼咽汁,止吐逆而不下食,煮汁冷服更好。

石 榴

【释名】单叶的结果;多叶的不结果,结果也没有子。果实有甜、酸、苦三种。李时珍说:石榴五月开花,有红、黄、白三色。

甘石榴

【性味】味甜、酸,性温、涩,无毒。

【主治】甜的治咽喉燥渴,理乳石毒,治三尸虫。酸的治赤白痢、腹痛,同子一起捣成汁,每次服一枚。又止泻痢,崩中漏下,但却不可经常吃,否则损人肺,损人齿,使人黑。凡是正在吃药的人忌食。丹溪说:榴即是留。它的汁酸性滞,会恋膈成痰。

酸石榴

【性味】味酸,性温、涩,无毒。

【主治】治疗赤白痢、腹痛,连同子一起捣成汁,顿服一枚。还可以治愈泻痢崩带下。

酸榴皮

【主治】治筋骨风,腰脚不遂,步行挛急疼痛,涩肠。止下痢和滑精。用汁点目,止泪下。煎服,下蛔虫。止泻痢,便血脱肛,崩中带下。

东行根

【主治】治疗蛔虫、寸白。青的可以染发。治口齿病。止涩泻痢、带下。功效与皮相同。

花

【加工】阴干成末,和铁丹一起服,一年变白发如漆。铁丹,能飞的铁称为丹,也即铁粉。

【主治】千叶石榴花治心热吐血。另外,研成末吹入鼻中,止鼻出血,立效。也可敷金疮血。

【附方】治滑肠久痢黑神散:用酸石榴一个,煅烧至烟尽,泄出火毒一夜后研成末,再与一个酸石榴煎汤,神效无比。

石 榴

治鼻出血不止:酸石榴花三钱,黄蜀葵花一钱,制成末。每次用末一钱,水一盏,煎服。

庵 罗 果

【释名】庵罗果树长得像花林树,而且极大。叶子像茶叶,形状像北梨,五、六月熟,多吃没有害。又名香盖。

【性味】味甘,性温,无毒。

【主治】可止渴。又可治妇女经脉不通,男人血脉不行。经常食,令人不饥。凡时疫流行病和吃饱后,都不能吃。

叶

【主治】煎水服,止渴疾。

君 迁 子

【释名】树高有几米。果子多汁,像乳汁一样甜美。又名牛奶柿,生长在海南。

【性味】味甘,性平、涩,无毒。

【主治】止消渴,去烦热,令人肤色润泽,轻健,静心,悦人面色。

阿 月 浑 子

【释名】跟胡榛子是同一树种。一年的叫胡棒子,二年的叫阿月浑子。

仁

【性味】味辛,性温,无毒。

【主治】治疗各种痢,去冷气,令人健壮,治腰冷阴,肾虚痿弱,房中术常用它。

木皮

【性味】味辛,性大温,无毒。

【主治】可治肾阴萎弱,囊下湿痒,煎汁洗浴,很好。

（4）瓜果类

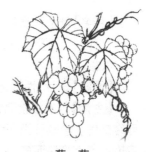

葡 萄

葡 萄

【释名】葡萄折藤栽种,易成活。春季萌苞生叶,叶有五尖。有须藤很长。三月开小花有仍连着果实,七、八月成熟,有紫、白二色。新疆、甘肃、太原等地将葡萄制作成葡萄干,运到四方。又名蒲桃。

【性味】味甘,性平、涩,无毒。

【主治】治疗筋骨湿痹,益气增加强益,令人胎健,耐饥饿风寒,轻身不老延年。食用或研酒饮又可通利小便,催痘疮不出。

根及藤、叶

【主治】煮汁饮,止呕吐及腹泻后恶心,孕妇胎动频繁不适,饮后即安。治腰腿脚痛,煎汤淋洗,效果良好。饮其汁,利小便,通小肠,消肿胀。

甘蔗

【释名】茎似竹而内充实,长六、七尺,粗数寸,根下节密,向上渐疏。八、九月收茎,可留过三、四月,作果品用。蔗都种植在地里,丛生。

【性味】味甘,性平、涩,无毒。

【主治】治疗下气和中,助脾气,利大肠,消痰止渴,除心胸烦热,解酒毒。还可治呕吐反胃,宽胸膈。甘蔗与酒共食,生痰;多食,发虚热,引起鼻出血。

滓

【主治】烧灰存性,研末,与乌桕油调,小儿头疮白秃,频涂可愈。注意烧的烟勿入人眼,否则能使人视力下降。

【附方】治反胃:用甘蔗汁七升,生姜汁一升,和匀,日日细咽。

治小儿口腔溃疡:用甘蔗皮烧研,擦患处。

【发明】李时珍说:蔗,是脾之果。蔗浆甘寒,能泻火热。如煎炼成糖,则甘温而助湿热。自古以来就知道蔗浆消渴解酒。前人只知酒与蔗共食可生痰,难道不知它还有解酒除热之功效吗?又说砂糖能解酒醉,殊不知既已经煎炼,便能助酒为热,与生甘蔗浆的本性完全相反了。据晃氏《客话》讲:甘草遇火则热,麻油遇火则冷,甘蔗煎糖则热,煮水成汤则冷。

西瓜

【释名】颜色是青绿色的,又大又圆,皮上有的有纹路,瓜瓤有白有红,子有黄红黑白。二月下种,七、八月份成熟,蔓生,花叶均似甜瓜。又名寒瓜。

瓜瓤

【性味】味甘,性寒,无毒。

【主治】可消烦止渴,解暑热,疗咽喉肿痛,宽中下气,利尿,止血痢解酒毒。含瓜汁,可治口疮。李时珍说:西瓜、甜瓜,皆属生冷食物。世俗之人多自认为聪明透顶,取它的清热止渴之愉快而多食,不知它的伤脾助湿之害处。

皮

【性味】味甘,性凉,无毒。

【主治】治疗口、舌、唇内生疮,烧研噙含。

瓜子仁

【性味】味甘,性寒,无毒。

【主治】能清肺润肠,止渴和中气。主治腹内结聚,破溃脓血,最为肠胃内壅之要药。还可以治愈月经过多,研后去油,口服。

【附方】食瓜过多成病:瓜皮煎汤可解。

【发明】李鹏飞《延寿书》载:有一防州太守陈逢原,为避暑食瓜过多,至秋后忽觉腰腿痛,活动受限,这就是食瓜过多之害处。另外洪忠宣《松漠纪闻》载:有人患眼疾,以西瓜切片晒干,每日服食,即愈。这是因为西瓜性冷降火的缘故。

婴 奥

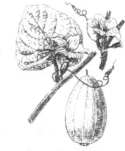

甜 瓜

【释名】都可插栽植。蔓、叶、花、果实,与葡萄没有区别。只是果实小而圆,色不太紫。野生的又名山葡萄,也叫野葡萄。

【性味】味甘、酸,性平,无毒。

【主治】止烦渴,悦面颜,益气,强体魄。

甜 瓜

【释名】瓜的种类繁多,有圆有长,有尖有扁,有棱没有枝,大的可超过一尺,小的接近一寸。颜色有青有绿,或黄斑、糁斑,或白道、黄路。瓜瓤或白或红,瓜子或黄或红、或白或黑。二、三月下种,延蔓而生,叶大数寸,五、六月开黄花,六、七月瓜成熟。

甜瓜瓤

【性味】味甘,性寒、滑,有小毒。

【主治】止渴,除烦热,利小便通三焦间壅塞气。可治口鼻疮,暑热天食后,永不中暑。孙思邈说:多食者,会发黄疸,令人虚弱健忘,解药力。病后多食,容易反胃。患脚气食后,则病患永不能除。多食瓜导致腹胀,以食盐可化解,或入水自渍,便消。

子仁

【性味】味甘,性寒,无毒。

【主治】能清肺润肠,止渴和中气。主治腹内结聚,破溃脓血,最为肠胃内壅之要药。还可以治愈月经过多,研后去油,口服。

蒂

【性味】味苦,性寒,有毒。

【主治】治疗大水全身浮肿,下水,杀虫毒。治胸闷喘气,咳嗽呃逆。去鼻中息肉,治风热眩晕头痛,癫痫,咽喉肿痛,黄疸。得麝香、细辛可治鼻嗅觉失灵。

瓜蔓

【主治】治疗妇人闭经,瓜蔓、使君子各半两,甘草六钱,研为末,每次用酒送下二钱。

瓜花

【主治】治疗胸痛咳嗽。

本草纲目白话精解

叶

【主治】可治人脱发,捣汁涂头顶即生。治小儿疳和治跌打损伤,研为末酒服。另可去淤血,补中。

【附方】治肠痈症,小腹肿痛,小便似淋,或大便燥结下脓:用甜瓜子一合,当归炒一两,蛇蜕一条。每副四钱,水一盏半,煎成一盏,饭前服,利下恶物为愈。

治黄疸:甜瓜蒂研为末,吹入鼻中,流出黄水为妙。

猕猴桃

【释名】叶圆有毛。果实像鸡蛋那么大,经霜后甘美可食,猕猴喜欢吃。枝条柔弱,高二、三丈,多附木而生长。果实十月烂熟颜色淡绿皮可用来作造纸原料。又名阳桃,生长在山谷中。

实

【性味】味酸、甘,性寒,无毒。

【主治】能止暴渴,解烦热,压丹石泌尿系统疾病、结石、排尿不畅。可调中下气,治骨关节疾病、瘫痪。但长年食用太多,令人脏腑寒气太重而导致腹泻。

藤中汁

【主治】和生姜汁服后,治反胃。

枝叶

【主治】可杀虫。煮汁饲狗,疗寄生虫。

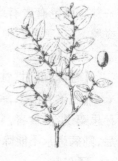

枣

(5)五果类

枣

【释名】枣树是红色的,长着小刺,四月里长叶,五月开白带青的花,各处都有栽种,只有山西、山东的枣大。

【加工】干枣做法:须先清扫地面,铺上菰箔之类来承接枣,日晒夜露后,再拣除烂的,晒干后即可;切了现晒干的叫枣脯。煮熟后榨出的汁叫枣膏。蒸熟的叫胶枣,加糖、蜜拌蒸则更甜。加麻油叶同蒸,颜色更润泽。胶枣捣烂后晒干则成了枣油,具体做法为:选红软的干枣放入锅中,加水至刚好淹平,煮沸后捞出,在砂盆中研细,用棉布包住绞取汁,涂在盘上晒干,其形如油,刮摩成末后收取。每次用一匙放入汤碗中即成美浆,酸甜味足,用来和米粉,最止饥渴、益脾胃。

生枣

【性味】味甘、辛,性热,无毒。

【主治】多食令人寒热,腹胀滑肠。瘦人尤其不能吃。

大枣

【释名】大枣即晒干的大枣。

【性味】味甘,性平,无毒。

【主治】治疗心腹邪气,安中,养脾气,平胃气,通九窍,助十二经,补少气、少津液、身体虚弱,大惊,四肢重,和百药。长期服食能轻身延年。但有齿病、疳病、蛔虫的人不宜吃,腹中胀满的人不宜吃,小儿不宜多吃。忌与葱同食,否则令人五脏不和。如与鱼同食,令人腰腹痛。李时珍说:现在的人蒸枣大多用糖、蜜拌过,长期吃最损脾,助湿热。另外,枣吃多了,令人齿黄生虫。枣是益脾的,脾病宜食。如无故常吃,则生虫损齿,害处很多。

核仁

【主治】核仁存放三年的最好。主治腹痛邪气,恶气猝忤痓。

核

【主治】核烧研,掺胫疮很好。

叶

【性味】味甘,性温,微毒。

【主治】覆盖麻黄,能令发汗。和葛粉,擦痱子疮,效果好。

木心

【性味】味甘、涩,性温,有小毒。

【主治】治疗寄生虫引起的腹痛,面目青黄,淋露骨立。锉取木心一斛,加水淹过三寸,煮至二斗水时澄清,再煎至五升。每日晨服五合,呕吐即愈。另外煎红水服,能通经脉。

根

【主治】煎水洗浴,可治小儿赤丹从脚背发起。

皮

【加工】枣树皮与等量相同的老桑树皮烧研。

【主治】每次用一合,以井水煎后,澄清,洗目。一月三次,眼昏的人会复明。但须忌荤、酒、房事。

【附方】调和胃气:将干枣肉烘燥后,捣成末,加少许生姜末,用白开水送服。

杏

【释名】二月里开红花,叶子圆而尖,有很多种:黄色的叫金杏,梅杏等。又名甜梅。现在处处都有。

【加工】凡是杏熟时,都可榨出浓汁,涂在盘中晒干,再摩刮下来,和水调麦面吃,是五果类最常用的调味配料。

【性味】味酸,性热,有小毒。

【主治】它是杏的果,有心病的人宜食用。但生吃太多,则伤筋骨。在杏类中像梅的味酸,像桃的味甜。凡杏的性都多热,多吃致疮疖膈热,动旧疾,使人眼盲、须眉脱落。生痰热,精神昏乏。产妇尤其要忌食。晒干作果脯吃,去冷热毒。

核仁

【性味】味甘、苦,性温、冷利,有小毒。

【主治】治疗咳逆上气如同雷鸣,咽喉肿痛,下气,产乳金疮,寒心如奔豚。惊痫,心下烦热,风气往来,时节性头痛,解肌,消心下胀痛,杀狗毒,解锡毒。治上腹闷胀不通,发汗,主温病脚气,咳嗽上气喘促。加天门冬煎,润心肺。和酪作汤,润声音。除肺热,治上焦风躁,利胸膈气逆,润大肠治便秘。杀虫,治各种疮疗,消肿,去头脸各种风气引起的水泡样小疙瘩。面粉、豆粉碰到杏仁则会烂。

【发明】曾有一个官兵因吃面粉积食,医师用积气丸、杏仁各等分研成丸,用开水送下,数次即愈。

花

【性味】味甘,性温,无毒。

【主治】花主补不足,女子伤中,关节红肿热痛和肢体酸痛。

叶

【主治】治疗急性肿胀,全身浮肿,煮成浓汤热浸,也可口服少许。

枝

【主治】可治摔伤,取一把加一升水,煮至水减半,加酒三合和匀,分次口服大效。

杏

根

【主治】根治吃杏仁太多,以致迷乱将死,则将根切碎煎汤服,即解。

【附方】治瘫痪,半身不遂,失音不语:生吞杏仁七枚,不去皮尖,逐日加到四十九枚,周而复始。每次吃后,再喝竹叶上的露水。直到病愈。

治咽喉肿痛和突然声哑:杏仁去皮熬黄三分,和桂末一分,研成泥,口含,咽汁。

治头面伤风,眼皮跳和歪嘴:杏仁研碎,加水煮后沐头,效果良好。

治破伤风,身体反张抽搐:杏仁杵碎,蒸令气溜,绞成汁服一大盏,同时擦些在疮上,效果良好。

治小便不通:杏仁十四枚,去皮尖,炒黄研细,和米饭吃。

治血崩不止诸药不效时,服此方立止:用杏仁上的黄皮,烧存性,研成粉末。每次服三钱,空腹用酒送服。

肠道有虫生疮,痛痒不一:杏仁杵成膏,常常敷搽。

治女人外阴生疮:杏仁半升,用面包好煨熟,去面后研烂,去油。每次服少许,加铜绿少许,研匀点在患处。

治小儿脐烂成风:杏仁去皮研后敷搽良。

治白癜风:每日早上嚼烂十四枚杏仁,用来擦患处,使其变红。晚上睡觉时再擦一次。

治箭头射入肉中,或在咽膈等隐处:杵杏仁敷上,即出。

治五劳七伤,一切虚损、咳嗽气逆等症:取杏仁一斗二升,和童子尿煮七次,加蜜四两拌匀,再加童子尿五升,放入碗内再蒸,取出杏仁后,日晒夜露数日,随时嚼食即愈。

治面生黑痣:杏仁烧黑研成膏,将墨痣擦破,每天用膏涂。

治狗咬伤后不愈:捣烂杏仁涂在伤口上。

治吃戌肉太多,心速过快,口干发热乱语:用杏仁一升去掉皮尖,和二升水煮沸,去渣取汁分两次服,直到排出肉为止。

治妇女不孕:二月的丁亥日,取杏花、桃花阴干捣成末,然后在戊子白调井水送服,每日服三次。

治粉刺、黑斑:将杏花、桃花各一升,用江河水浸七天后,用来洗脸二十一次极巧妙。

桃

【释名】桃树栽种五年后应当用刀割树皮,它流出脂液,就可多活数年。花有红、紫、白、千叶单瓣的区别;它的果子有红桃、碧桃、绯桃、细桃、白桃、乌桃、金桃、银桃、胭脂桃,都是用颜色命名的。桃树很容易栽种,一般三年就结果。

【性味】味辣、酸、甜,性热,微毒。

【主治】作果脯食,益于养颜。它是补肺的果食,得肺病的人宜吃。桃吃得太多后立即洗浴,易使人患寒热病。多吃生桃,会发热膨胀,发丹石毒,以及长痛疖,有损没有益,桃被列为五果中的下品就是根据此而来的。桃与鳖同食,患心痛。服术的人忌食。

冬桃

【主治】吃了解劳热。

核仁

【性味】味苦、甘,性平,无毒。

【主治】治疗瘀血血闭,腹内积块,杀小虫,止咳逆上气,消心下坚硬,除卒暴出血,通月经,止心腹痛,治血结、血秘、血燥,通润大便,破淤血,杀三虫。每夜嚼一枚和蜜,涂手和脸,效果良好。主治血滞,肢体游移性酸痛,肺痨病,肝疟寒热,产后血病。疗崩中,破两肋间积块,辟恶鬼邪气。

桃枭

【释名】又名桃奴。即在桃树上过冬不掉,正月采下来的桃。

【性味】味苦,性温,有小毒。

【主治】可杀百鬼精物,五毒不祥。和酒磨后热服,可疗心绞痛,治肺气腰痛、破血,疗心痛。治吐血,将它烧存性,研成末,用米汤调用,立即见效。还治小儿虚汗,妇女妊娠出血,破腹部气块,止邪疟。可烧烟熏痔疮,烧黑后用油调,敷在小儿头上可除疮疖。

花

【性味】味苦,性平,无毒。

【主治】杀疰恶鬼,使人面色润泽,除水气,破尿路结石,利大小便,下三虫,消肿胀,下恶气。治心腹痛及秃疮。利宿水痰饮积滞,治风狂。研成末,敷头上的肥疮,手脚疮。

叶

【性味】味苦,性平,无毒。

【主治】除尸虫,去疮毒。治恶气,小儿微热和突然受外界惊吓引起的面青、口涩、喘息、腹痛等症,疗伤寒,湿气,肢体游移性酸痛,治头风,通大小便,止霍乱腹痛。

茎及白皮

【性味】味苦,性平,无毒。

【主治】除腹痛,去胃中热,治心腹痛,解蛊毒,避疫疠,疗黄疸身目如金,杀各种疮毒。

桃胶

【加工】桃茂盛时,用刀割树皮,久了胶则溢出。采收下来用桑灰汤浸泡,晒干后用。如服食,应当按本方制炼,效果才妙。

【性味】味苦,性平,无毒。

【主治】炼制后服,保中不饥,忍风寒,下尿道结石,破血,治中恶疰忤,和血益气,治下痢,止痛。

【附方】治女人阴中生疮,如虫咬痒痛一样:将桃叶捣烂,再用布裹好放入。

治恶梦:取二十一枚桃仁炒后去掉皮尖,临睡时,朝着东方用自己的小便送服。

治产后百病:桃仁一千二百枚,去掉皮尖和双仁的,熬捣至极细后,加一斗一升,井水三斗,曲六升,米六斗,煮熟。用常规方法酿酒,每天空腹时任意喝。

治大肠瘀结,干粪不出,胀痛呻吟:用一两新鲜的毛桃花和二两面做馄饨煮熟,空腹吃。至正午腹鸣如雷,即可排出腹内恶物。

治面生粉刺:用等分的桃花、丹砂制成末。每次服一钱,井水送服,每日三次。二十天后小便当是呈黑色,但面色却莹白了。将三月三日收的桃花和七月七日取的鸡血,和涂在面上。二三天后剥下,则会使人面色光滑。

治黄疸:晴天的清晨,取朝东长的,大如筷子像钗股的桃根一把,切细。用一大盏水,煎至八分,空腹服。三、五天后,全身黄色自退,百天后完全恢复。

李

【释名】核小而肉厚,姑苏有南居李,还有绿李、黄李、紫李、牛李、水李都甘美好吃。山上的野李味道苦,但它的核仁能作药用。李时珍说:李,绿叶白花,树的存活期很长,有近百个品种。又名叫嘉庆子。

【加工】现代的人将李子用盐晒、糖藏、蜜饯等方法制成干果,唯有晒干的白李有益。制作方法:六、七月,李子色黄时摘下,加盐揉搓去汁,再和盐晒,最后剥去核晒干即可。用它来下酒和供除设均佳。

【性味】味苦、酸,性温,无毒。

【主治】去骨节间劳热。肝有病的人宜于食用。晒干后吃,去痼热,调中。不能经常吃,会使人发热。喝水前吃李会使人发痰疟。不能与麻雀肉同时吃。和蜜吃,会损五脏。在水中不下沉的李有毒,食用害人,不能吃。

核仁

【性味】味苦,性平,无毒。

【主治】治疗摔跌引起的筋伤骨折,骨痛瘀血。使人颜色好。治女子小腹肿胀,利小肠,下水气,除浮肿,治面上黑斑。

根白皮

【性味】性大寒,无毒。

【主治】治疗糖尿病和尿崩症引起的消渴,止腹气上冲引起的头昏目眩。治小儿高热,解丹毒。煎水含漱,治牙痛。煎汤饮服,治赤白痢。烤黄后煎汤,次日再饮,治女人突然带下赤白。

花

【性味】味苦、香,无毒。

【主治】将它制成末洗脸,使人面色润泽,去粉刺黑斑。

叶

【性味】味甜、酸,性平,无毒。

【主治】可治小儿壮热,疟疾引起的惊痫,则煎汤洗身,效果良好。

树胶

【性味】味苦,性寒,无毒。

【主治】治疗目翳,镇痛消肿。

【附方】治蝎子咬:将苦李仁嚼烂涂在伤口上。效果良好。

治女人面生黑斑:用李核仁去皮后研细,以鸡蛋白和如饴后在黄昏涂上。次日清晨用浆水洗去。再涂胡粉。不过五、六日便会有效。

治小儿丹毒,从双腿长到阴头:用李根烧成末,以田中的流水调和后涂。

治咽喉肿痛:用皂荚末吹鼻使人打喷嚏,再以李树靠近根的皮,磨水涂喉炎,良。

治女人面黑粉刺:用李花、梨花、樱桃花、白葵花、白莲花、红莲花、旋复花、川椒各六钱。桃花、木瓜花、丁香、沉香、青木香、钟乳粉各三钱,玉屑二钱,珍珠五分,黄豆七合,一同研成细末用瓶装起来。每日用它盥洗手脸,百日后便洁白如玉。

巴旦杏

【释名】树像杏树但叶比杏树叶小,果实肉也很薄。它的核像梅核,壳薄而且核仁的味道甘美。用它来泡茶,像榛子的味道,有人用它泡茶喝。也叫八担杏。

【性味】味甘,性平、温,无毒。

【主治】止咳下气,消胸腹逆闷。

栗

【释名】栗树长得很高,树叶像栎树叶,四月里开青黄色的花,每枝至少有四五个,苞的颜色有青、黄、红三种。子生时壳黄,熟时壳变紫,壳内有膜裹住,到九月降霜时才熟。只有苞自己裂开掉出来的子才能久藏,否则容易腐坏。

【性味】味咸,性温,无毒。

本草纲目白话精解

【主治】可益气,厚肠胃,补肾气,令人耐饥。生吃可治腰脚不遂。疗筋骨断碎,肿痛淤血,生嚼后涂上,立刻见效。吴栗虽大但味差,不如北栗。栗只要是晒干后吃,都能下气补益;不然仍有木气而失去补益。用火煨去汗,可除木气味,生吃则发气。蒸炒熟食也会胀气。用栗制成的粉喂养小儿,会使小儿不长牙齿。小儿不宜多吃,生的难消化,熟的则胀气,膈食生虫,往往致病。

【发明】李时珍说:栗在五谷中属水。水灾之年,则栗不熟,是物类相应的原因。有人内寒,腹泻如注,让他吃煨过的栗二三十枚后,顿愈。肾主大便,栗能通肾,由此可验证。《经验方》治肾虚腰脚没有力,用袋装生栗悬挂起来晾干,每天吃十余颗,再配以猪肾粥相助。久食必强健。风干栗比晒干的好;火煨油炒的栗比煮蒸的好。但仍需细嚼,连津液吞咽才有益。如快速吃饱,反伤脾。

栗楔

【释名】一个苞有三颗栗子,其中扁的一颗叫栗楔。

【主治】治疗筋骨风痛,活血尤为有效。每天生吃七颗,破胸胁和腹中结块。将它生嚼,还可拔恶刺,出箭头,敷颈淋巴结结核肿痛。

栗壳

【释名】栗的黑壳。

【性味】气味同栗。

【主治】煮汤喝治反胃消渴,止泻血。

毛球

【释名】栗外面的刺苞。

【主治】煮汤,洗火丹毒肿。

花

【主治】花治颈淋巴结结核。

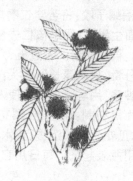

栗 子

树皮

【加工】剥带刺的皮煎水洗。

【主治】可治丹毒五色无常。

树根

【主治】用酒煎服,治偏坠疝气。

【附方】治骨鲠在咽:将栗子内的薄皮烧灰存性,研末,吹入咽喉中,骨鲠即下。

钓鲠丸:用栗子肉上的皮半两,制成末,与一个鮎鱼肝和二钱半乳香同捣,做成梧子大小的丸。

视鲠的远近:用线将丸子系紧,喝少许水吞下,提线即可钓出鲠。

治小儿疳疮:嚼生栗子敷上。芦刺入肉,方法相同。

治被马咬:独颗栗子烧研敷。野兽爪抓伤,方法相同。

治小儿口中生疮:大栗煮熟,天天吃,甚效。

治鼻出血不止,宣州大栗七颗刺破,连皮烧灰存性,出火毒,加少许麝香研匀。每次服二钱,温水送下。或者用栗子壳炭研成末,做粥吃。

治刀伤:大栗子捣烂敷。

治老人肾虚腰痛:栗子同公狗腰子、葱、盐煮吃,一月即愈。

治小儿脚弱没有力,三四岁仍不能行走,每天给生栗与他吃。

治跌打斗殴伤:生嚼栗子涂搽,良。

治栗子颈:用栗苞内隔断薄膜嚼烂敷。

治膈气:用煅烧过的栗子黑壳与等分的舂米槌上的糠,制成桐子大小的蜜丸。每次空腹服三十丸。

治眼红疼痛,火气上升,眼球上血丝:用栗子七个,同黑鱼煮成羹吃。

治颈淋巴结结核不愈:采栗花同贝一起制成末,每日用酒送服一钱。

梅

【释名】果很酸,人们叫它酸梅。和杏是一类,树、叶都很像,比其他很多果树先开花。

【加工】采半黄的梅子用烟熏制成叫乌梅,用盐腌青梅,便成了白梅。也可将梅加以蜜煎、糖藏,当果品食用。熟了的梅榨汁晒成梅酱。乌梅、白梅可以入药,也可食用。

【性味】味酸,性平,无毒。

【主治】生吃能止渴。经常吃,损齿伤筋,蚀脾胃,使人发膈上痰热。服黄精的人忌食。吃梅后牙酸痛的人,可嚼胡桃肉止痛。

乌梅

【加工】用篮子装青梅,放在灶头上熏黑,如再用稻草灰水淋湿后蒸过,则饱满而不被虫蛀。

【性味】味酸,性温、干涩,无毒。

【主治】可下气,除热、安心,治肢体痛,偏枯不灵,死肌,去青黑痣,蚀恶肉,去痹,利筋脉,止下痢,好唾口干。泡水喝,治伤寒烦热,止渴调中,去痰,治疟瘴,止吐泻,除冷热引起的下痢,治肺痨病,消酒毒,安神得睡。与建茶、干姜一起制成丸服,止休息痢最好。敛肺涩肠,止久嗽,反胃噎膈,蛔厥吐利,消肿涌痰。杀虫,解鱼毒、马汗毒、硫黄毒。

白梅

就是霜梅,又名盐梅。

【加工】将大青梅用盐水浸泡,白天晒晚上泡,十天便成。时间一长便会上霜。

【性味】味酸、咸,性平,无毒。

【主治】主要功效是和药点痣,蚀恶肉。有刺在肉中时,嚼烂敷上即出。治刀箭伤,止血,则研烂后敷搽。乳痈肿毒,则杵烂贴敷。治中风惊痫,喉痹痰厥僵仆。牙关紧闭的人,拿梅肉指擦牙龈,口水出来牙便打开。又治泻痢烦渴,霍乱吐下,下血血崩,功效与乌梅相同。

核仁

【性味】味酸,性平,无毒。

【主治】耳聪明目、轻身,使人肌肤润泽,精力旺盛,不易衰老,益气,不饥。除烦热。治手指忽然肿痛,则捣烂和醋浸泡。

花

【性味】味酸,性涩,无毒。

【主治】梅花汤:用半开的花,用溶蜡封住花口,投入蜜罐中,过段时间后,取一两朵加上一匙蜜用沸水快速服下。梅花粥:将飘落的梅花瓣放入米粥中煮来吃。

叶

【性味】味酸,性平,无毒。

【主治】治疗休息痢和霍乱,则将叶煮成浓汤喝。揉梅叶在清水中,用此水洗蕉葛衣,衣服经盛夏的阳光暴晒也不会痛,如六、七月的衣料长霉点,用梅叶煎汤洗,即去,很妙。

根

【主治】治疗肢体酸痛,痛而游来没有定处。刚生下来的小孩,用梅根和桃、李的根煮水洗身,以后便不会有疮热之患。煎汤喝,治霍乱,止休息痢,长在地面上的梅根毒人。

红枣

【释名】比黑枣小些,枣皮是红色,肉也有些微红,肉质酥松,放在水中多浮在水面,味也甜美。产自北方。

【性味】味甘,性平,无毒。

【主治】可补脾胃,益元气,生津液,令人不饱。小儿出痘后,宜多吃。

榔梅

【释名】是梅的一种。榔梅出自均州太和山。

【性味】味甘、酸,性平,无毒。

【主治】生津止渴,清神下气,消酒。

仙枣

【释名】它的形状如大枣,长二寸,纯紫色,纹细核小,味道甘美,现已不多见。

【性味】味甘,性温,无毒。

【主治】可补虚益气,润五脏,美容颜。

第十二卷 虫 部

虫乃生物中较微小的一类,它的种类繁多。这个类别形体虽然较小,不可与其他动物为伍,但是仍具有灵性,富有自己的特点。古时圣人,录其功,明其毒,流传于后世。于是集小虫之有功、有害者为虫部,供后人参考。

(1)卵 生 类

蚕

【释名】李时珍说,种类很多,有大、小、白、乌、斑色的差异。喜欢干燥,不喜欢潮湿,三眠三起,二十七天就衰老了。蚕吐丝成茧,茧里面的是蛹,蛹化为蛾,蛾产卵,凡是用蚕类作药,一定要用食桑叶的蚕。现在还有人喜食蚕蛹。

白僵蚕

【释名】蚕自死的,其色自白,故曰白僵蚕,特点是死而不朽,即不会生蛆虫。且以头次僵直的最好。使用时,先用淘糯米水浸一日,等蚕桑涎流出,如蜗涎浮水上,然后漉出,微火焙干,用布拭净黄肉、毛,并黑呷了,捣筛成粉末,入药。

【性味】味咸、辛,性平,无毒。

【主治】小儿惊痫夜啼,去三虫,灭黑黯,令人面色好。治男子阴痒病、女子崩中赤白、产后余痛。研成末,封疔肿,拔根极效。

【附方】治小儿惊风:白僵蚕、蝎梢等分,天雄尖、附子尖共一钱,微泡制为末。每次服半钱,用姜汤调和服用,治疗效果非常好。

治酒后咳嗽:白僵蚕焙研成末,用茶服一钱。

蚕蛹

【主治】炒食,治风及劳瘦。研成末饮服,治小儿疳瘦,长肌退热,除蛔虫。煎汁饮服,止消渴。

【附方】消渴止烦:蚕蛹二两,用无灰酒一中盏,水一大盏,同煮取一中盏,澄清,去除蚕蛹,温服。

茧卤汁

【主治】即茧中蛹汁。主治百虫入肉。用汤淋浴小儿,去疥疮,杀虫。

蚕

【附方】避蚊虫叮咬:用竹筒盛茧卤汁内浸泡山蛭、山蛭,可避蚊虫叮咬。

蚕茧

【性味】味甘,性温,无毒。

【主治】烧灰酒服,治痈肿没有头,次日即破。又疗诸疳疮及下血、血淋、血崩。煮汁饮服,止消渴反胃,除蛔虫。

【附方】茧黄散:治肠风,大小便血,淋沥疼痛。用茧黄。茧蜕并烧存性,晚蚕沙、白僵蚕并炒等分为末,加入麝香少许。每服二钱,用米汤饮下,一日三服,很有效。此方还可治妇人血崩。

治反胃吐食:蚕茧十个煮汁,烹鸡蛋三个吃,以无灰酒下,一日二服,效果很好。或用缲丝汤煮粟米粥吃下。

治口舌生疮:用五个蚕茧,包蓬砂,在瓦上焙焦成末,涂抹患处。

蚕蜕

【性味】味甘,性平,无毒。

【主治】血风病,益妇女。也治目中翳障及疳疮。

蚕连

【释名】即蚕纸。

【主治】吐血、鼻出血、肠风泻血、崩中带下、赤白痢。治妇女难产及吹乳疼痛。

蜻蜓

【释名】蜻蜓有五六种。它生活在水边,爱在水上飞行,长有六足四翼。蜻蜓头大露目,短颈长腰单尾,翼薄如纱。食蚊虻,饮露水。水虿化蜻蜓,只有青色大眼者或雄者可入药,其他黄细及黑色的不入药。又名:蜻蝏、诸乘。

【性味】性寒,无毒。

【主治】强阴,止精。又可壮阳,暖肾。

土蜂

【释名】有蜂做窝在地中的就是土蜂。它赤黑色,最大的土蜂,可以螫死人,也能酿蜜,蜂子大而且很白,土蜂子,江东的人喜吃。大概与蜂类同科,其性效相差也不大。又名:马蜂、嬗蜂、蜚零。

蜂

【主治】烧成末,用油调和,敷在蜘蛛咬成疮的患处,效果好。

蜂子

【性味】味甘,性平,有毒。

【主治】痈肿。利大小便,治妇女带下病。酒浸敷面,令人悦白。

【附方】使人颜面变白:土蜂子未成头翅的,炒食,并以酒浸敷面,使人面色增白。

蜂房

【主治】治疗痈肿不消。方法是:研成末,用醋调和涂抹患处,干后再换掉,不能口服。治疗肿疮毒。

蜜 蜂

【释名】蜂的尾部有垂锋,故称它为蜂。蜂懂得礼范,所以称之为蜜。蜜蜂有三种:一种在林木或土穴中做房的,是野蜂;一种被人们用器具收养的,是家蜂,小而微黄,蜜都味浓甘美;一种在山岩高峻处做房的,叫石蜜,这种蜂黑色如牛虻,它的蜜味酸色红。三种蜂皆群居有王,其余为工蜂,工蜂采花,以触须代鼻嗅花,采花则用腿抱住花粉。酿出的蜜甘甜。又名:蜡蜂、蜜。

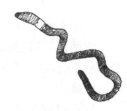

蜂子

【释名】即蜜蜂子未成时的白蛹。

【性味】味甘,性平、寒,无毒。

【主治】除蛊毒,补虚弱伤中。久服让人光泽容美,长生不老,轻身益气。治心腹漏,面目枯黄。主丹毒风疹,腹内留热,利大小便,去浮血,下乳汁,妇女带下病。

【附方】治须眉脱落,皮肉已烂成疮者:用蜜蜂子、胡蜂子、黄蜂子(并炒)各一分,白花蛇、乌蛇(并酒浸、去皮、骨、炙干)、全蝎(去土、炒)、白僵蚕(炒)各一两,地龙(去土、炒)半两,蝎虎(全、炒)各十五枚,丹砂一两,雄黄(醋熬)一分,龙脑半钱,研成末。每次服一钱匕,温蜜汤调下,每日服三、五次。

雪 蚕

【释名】雪蚕生长在阴山的北坡以及峨嵋的北坡,两山的积雪长年不化,雪蚕就生在里面。雪蚕大如瓠,味极甜美。又名:雪蛆。

【性味】味甘,性寒,无毒。

【主治】内热渴疾。

(2)湿 生 类

蚯 蚓

蚯蚓

【释名】得名为蚯蚓,是因爬行时先向后伸,垛起一丘再向前行。六、七月始出,冬月垫伏。雨前先从土中爬出,天晴则夜鸣。它与螽同穴才有雄雌之分。它分布很广,平原、水泽地、山地都能生存。治病须用白颈蚯蚓,即老蚯蚓。又名:土龙、地龙子、寒蚓、歌女。

白颈蚯蚓

【性味】味咸,性寒,无毒。

【主治】蛇瘕,三虫伏尸,鬼疰蛊毒,杀长虫。将它化为水,治疗伤寒,大腹黄疸、温病、大热狂言,饮汁水皆愈。将它炒成屑,去蛔虫。将它去泥,用盐化成水,主天行诸热,小儿热病癫痫,涂丹毒,敷漆疮。将它与葱化成汁,治疗耳聋。治中风、喉痹。干的炒研成末,主蛇伤毒。治脚风、疟疾。可解蜘蛛毒。

【附方】治水足肿痛:取蚓三升,以水五升,绞汁二升半,服下。

治阳毒结胸:按之极痛,促喘,闷躁狂乱;取生地龙四条洗净,研如泥状,加入生姜汁少许,蜜一匙,薄荷少许,新汲水调服。即揉按心窝,一会儿自然汗出而解。不应,再服一次。此方很有效。

治小便不通:将蚯蚓捣烂浸水,滤取浓汁半碗服食,即通。

治蜘蛛咬伤:用葱一根去掉尖头,将蚯蚓放入叶中,紧捏两头,勿令泄气,频频摇动,即化为水,用来点敷咬伤的地方,治疗效果非常好。

蟾蜍

【释名】蟾蜍生活在江湖池泽之地,或在房屋下潮湿的地方,形体较大,背上生有层层叠叠的点,行动迟缓,不能跳跃,也不会鸣叫。它在很多地方与蛤蟆有相似之处。又名:癞蛤蟆。

【性味】味辛,性凉,微毒。

【主治】能治外阴溃烂,恶疽疮,疯狗咬伤。能合玉石。又治湿病发斑危急,去掉蟾蜍的肠,生捣食一两只,没有不愈的。还可杀疳虫,治鼠瘘和小儿劳瘦疳疾,面黄,破腹内结块。

蟾　蜍

【附方】治腹中冷癖,心下停痰,两胁痞满:大蟾蜍一只,去掉皮、肠,支解,用芒消身体好的人一升,身体一般的人七合,身体比较差的人五合,水七升,水煮四开,顿服,得下为度。

治小儿癣疮:蟾蜍烧为灰,用猪油调和敷在患处。

治破伤风病:用蟾蜍二两半,切剁如泥,加入花椒一两,同酒炒熟,再加入酒二两半,温热服下,少顷通身出汗,效果很好。

蟾酥

【释名】就是蟾蜍眉间的白汗。制取方法是或用手理它的眉棱,取白汁于油纸上或桑叶上,放在阴凉处,一夜便干了,呈白色,然后将它盛放在竹筒内。真的蟾酥很轻、浮,入口味甜。或将蒜、胡椒等辣物入蟾蜍口中,它的身上便渗出白汁,然后手用竹篦刮下,和面调咸块,阴干。这种汁不能入目,否则使眼睛红肿失明,但可用紫草汁洗眼、点眼,即消。

【性味】味甘、辛,性温,有毒。

【主治】小儿疳疾,脑疳。又可治背部疔疮及一切肿毒。

【附方】治风虫牙痛不可忍:用蟾酥一片,用水浸软,加入麝香少许。制粒如粟米大小,绵裹咬住,吐口水即愈。或把蟾酥化开涂在丝绵上,煎一分,塞入牙缝里。忌热物,半日就会有效。

治一切疮毒:蟾酥一钱,白面二钱,朱砂少许,并用井华水调成小锭子如麦粒大。每用一锭,井华水服下。若疮势危急,则服五、七锭。用葱汤服亦可。汗出即愈。

治破伤风病:蟾酥二钱,汤化为糊;干蝎(酒炒)、天麻各半两,研为末,合捣制丸如绿豆大。每服一丸至二丸,用豆淋酒服下。

蛙

【释名】蛙,属蛤蟆类,水陆都能生存。像蛤蟆而脊部呈青绿色,嘴尖腹细,俗称青蛙;也有脊部长黄路纹的,叫金线蛙。大而青脊的,俗名土鸭,它鸣叫声很大。一种黑色的,南方人称为蛤子,食之味美。它的肉四月吃起来最美,五月渐老,可采制入药。它的肉味像鸡,因此,人们又称它为田鸡。又名:田鸡、长股、青鸡、坐鱼。

【性味】味甘,性寒,无毒。

【主治】小儿热毒,肌肤生疮,脐伤气虚。且能止痛,解虚劳发热,利水消肿。尤其对产妇有补益作用。捣汁服,治蛤蟆瘟病。南方人食蛙,认为能补虚损,尤益产妇。

【附方】青蛙丸:治诸痔疼痛,用青蛙一个,烧灰存性研为末,和上雪糕,制成丸如梧桐子大。空腹吃两匙饭,再用枳壳汤冲服十五丸。

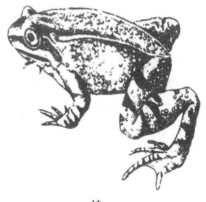

蛙

治虫蚀肛门,肛尽肠穿:用青蛙一个,鸡骨一分,同烧灰吹入肛门中,用数次有效。

治癌疮如眼:颗颗累垂,裂如人眼,带有青色,头上各露一舌,里面透毒;用生井蛙皮,烧存性为末掺,或用蜜水调和敷患处。

蜗牛

【释名】头上长有会伸缩的角如牛角状,故得名蜗牛。又因背负其赢状壳而行走,又名蚹赢。身体外面长有甲壳,形状像小螺,颜色是白的。头有四个黑角,走动时头伸出,受惊时则头尾一起缩进甲壳中,蜗牛身上有唾涎,能制约蜈蚣、蝎子。六、七月热时会自悬在叶下,往上升高,直到唾涎完了后自己死亡。又名:蜗螺、土牛儿、山蜗、蚹蠃。

【性味】味咸,性寒,有小毒。

【主治】跌打损伤,大肠下脱肛,筋急和惊痫。生研饮汁,止消渴。治各种肿毒、痔瘘,蜈蚣、蝎毒,研烂涂敷。

蜗壳

【主治】一切疳疾,面上赤疮,久痢脱肛。

【附方】治小便不通:蜗牛捣贴在脐下,用手擦。加少许麝香更妙。

治耳腮疖肿及喉下诸肿:用蜗牛同面研,敷患处。

蜗　牛

治大肠脱肛:用蜗牛一两烧成灰,猪脂调和后涂敷,立缩。

治鼻血不止:蜗牛一个焙干,乌贼骨半钱,研为末吹入鼻内。

第十三卷　鳞　部

李时珍说:鳞虫有水陆两类,类虽然不同,但却同有鳞甲。鳞部主要是鱼类和蛇类,它和我们的生活关系也很大,它分水陆两类,对人有利有弊,如果我们对它的性味和功能了解了,不也就知道它的利弊了嘛。

(1)鱼类

金　鱼

【释名】味道鲜美,肉也坚硬;有鲤、鲫、鳅、餐鱼数种,金鲫易找,鳅、餐鱼难寻。
肉
【性味】味甘,性平,无毒。
【主治】可治疗久痢,敷涂火疮。

青　鱼

【释名】像鲤鱼、鲩鱼而背上呈青色,它头中枕骨蒸令气通,晒干时形状像琥珀,湖北人常常煮了作为酒器、梳子、篦子,甚佳。又名:鲭鱼、鳞鱼。
肉
【性味】味甘,性平,无毒。
【主治】脚气和下肢软弱无力,又能补气,解除烦闷。
头中骨
【主治】用水磨成粉服,可治心腹忽然气滞作痛,平抑水气。有解毒的功效。
胆
【性味】味苦,性寒,无毒。
【主治】腊月收取阴干。点眼,能消除眼睛赤红肿痛症状,又能治疗恶疮,吐出因咽喉痹引起的痰多及鱼骨鲠喉。

白　鱼

【释名】白色的,喜昂头,体形大者长六、七尺。又名乔鱼,生长在江河湖泊中。
肉
【性味】味甘,性平,无毒。
【主治】作用是开胃下气,去水气,令人肥健。助脾气,调整五脏,理十二经络。可治肝气不足,补肝耳聪明目、轻身,使人肌肤润泽,精力旺盛,不易衰老,助血脉。患疮疖、痤

本草纲目白话精解

疮的人食后,可促使其成熟,加快脓液排出而愈。宜用新鲜的豆豉一起煮汤,虽可免于发病,但也不要多食。隔夜的鱼最好不要吃,吃后会使腹部冷痛。腌后或糟藏后都可食。多食生痰。与枣同食,患腰痛。

鲳鱼

【释名】身体呈正圆形,没有硬骨。鲳鱼生长在南海。

【性味】味甘,性平,无毒。

【主治】食后令人身体健壮,有力气。腹中子有毒,可引起腹泻。

鲈鱼

【释名】每年四、五月份出现,它的身长不过数寸,形态像鳜鱼,色白,有黑点,口大鳞细,有四个鳃,它生产于江浙一带。又名:四鳃鱼。

肉

【性味】味甘,性平,有小毒。

【主治】补益五脏,益筋骨,调和肠胃,治疗水气。腌制或晒干更好,能补益肝肾,安胎。多食能诱发腹胀和腹疮肿,不能同乳酪一起食用。

鲤鱼

【释名】有从头至尾的胁鳞一道,鱼不论大小都有三十六鳞,每鳞上有小黑点。它味道最佳,现在处处都有生产。鳞有十字纹理,所以名鲤。死后鳞不反白。人很爱吃。但山涧水中的鲤鱼,不能吃。

肉

【性味】味甘,性平,无毒。

【主治】煮食,可治咳逆上气、黄疸、口渴,通利小便。消除下肢水肿及胎气不安。作鲋,有温补作用,去冷气、胸闷腹胀、上腹积聚不适等症。烧研成末,能发汗,治咳嗽气喘,催乳汁和消肿。用米饮调服,治大人小儿的严重腹泻。用童便浸煨,可治反胃及恶风入腹。

【发明】李时珍说:按丹溪朱氏所言,诸鱼在水,一刻不停地游动,所以皆能动风动火,不单独指鲤鱼。鲤脊上两筋及黑血有毒,食用害人,山涧溪水中的鲤鱼脑中有毒,不可以食。凡烧烤鲤鱼,不可让烟入眼,否则损害视力。流行病后,痢疾腹泻后,皆不能吃,服天门冬、朱砂者不能吃。也不能与狗肉及葵菜同食。

鲑

【性味】味咸,性平,无毒。

【主治】可杀虫,不可和豆藿同食。

胆

【性味】味苦,性寒,无毒。

【主治】治疗目热红痛等症状,还可治青光眼,有聪耳明目、轻身,使人肌肤润泽,精力旺盛,不易衰老作用。久服使人强悍健壮,益志气。点眼,可除红肿疼痛,视物不清。滴耳,治聋病。

脂

【主治】食服,治小儿惊厥和抽搐症状。

脑髓

【主治】治疗各种抽搐症状。煮粥食,治突然耳聋。和胆等分,点眼,可治青光眼。

血

【主治】治疗小儿红肿疮毒。涂于患处立即见效。

肠

【主治】治疗小儿皮肤生疮。同醋捣烂,棉布裹后塞入耳内。治疗痔瘘时,切断鱼肠烤熟,棉布裹后坐贴于患处。

齿

【主治】治疗结石症及小便不利。

骨

【主治】治疗女性白带多、带血、阴部疮疖。又治鱼鲠不出。

皮

【主治】治疗瘾疹。烧研成灰,用水服,治鱼鲠六七日不出者。

鳞

【主治】烧研成灰后酒服,治产妇滞血腹痛。又可治吐血,崩中漏下和痔疮脱出。

【附方】治水肿及妊娠水肿:用大鲤鱼一尾,醋三升,煮干食用,即愈。又可用鲤鱼一尾,赤小豆一升,水二斗,煮食饮汁,一顿服完,即愈。

治咽喉麻痹疼痛:用鲤鱼胆二十枚,和灶底土混合后涂抹在咽喉外,很快见效。

治阳痿:鲤鱼胆公鸡肝各一枚为末,成雀蛋和豆子大的丸,每次吞一丸。

鲢 鱼

【释名】它的形态像鳙鱼,鱼头小而形体扁,有细小的鱼鳞和肥大的肚腹。它的色彩最白,现在到处都有。

鱼

【性味】味甘,性平,无毒。

【主治】它的作用是温中益气,多食会使人的中焦酿生温热,出现口干症状,又易生疮。

鲚 鱼

【释名】生长在江湖中,常在三月出现。形态狭长。鳞边呈白色。唇边有两根硬须,肋下有像麦芒的长毛,腹下有硬角刺,锋利如刀。腹后近尾端有短毛,肉中多细刺。又名刀鱼。

【性味】味甘,性平,无毒。

【主治】它能助火生痰,引发疥疮。不可多食。

鳟 鱼

【释名】鱼身圆而长,有一条红色的脉纵贯全骨止于鱼目,鱼鳞细小,颜色为青底赤纹。

【性味】味甘,性平,无毒。

【主治】它的作用是温补脾胃。多食易引起风热和疥癣。

鲫 鱼

【释名】形状像小鲤鱼,颜色较黑,体形粗短,胖,肚腹中大而脊隆起。大的可达三四斤重。喜欢藏在柔软的淤泥中,不食杂物,所以能补胃。三、四月它的肉厚而且鱼子多,味道很美。鲫鱼是鱼中上品,它生产在池塘水泽地域。又名:鲋鱼。

肉

【性味】味甘,性温,无毒。

【主治】与五味子煮食,作用是温中下气,补虚羸,止下痢肠痔。六、七月发生的热痢可用;十一、十二月发生的则不宜用此种方法。和莼菜一起做汤饮用,治疗脾胃虚弱、饮食不下,调理中焦,补益五脏。和茭白煎汤,治疗丹石发势。鲫鱼与赤小豆煮汁服,可消除水肿。烤鱼滴出的油涂抹妇女阴部及诸疮处,可杀虫止痒。剖开鱼腹后塞入白矾,烧烤研成末冲服,治疗肠风血痢。用硫黄酿后,五倍子煅烧,研成末用酒冲服,治疗便血。酿茗叶煨服,治疗消渴。酿胡蒜煨好后研末冲服,治疗膈气。酿盐花烧研成粉,掺入齿缝,上牙痛和当归一起焙干,研磨成粉,可用来止牙出血和乌胡须。和酒、盐一起焙干成粉,可治疗鱼疽。和附子一起烤焦后加油混合,擦治头部脓疮和斑秃。

【附方】治反胃吐食:用大鲫鱼一尾,去肠留鳞,入绿矾末令满,泥固煅固性,研末,每次饮服一钱。一日两次。

消渴引水:用鲫鱼一枚,去肠留鳞,以茶叶填满,纸包煨熟食之,不过数枚便愈。

治小儿头疮:小儿头上长疮,白天开口流脓,晚上口子又合起来者,用四寸长鲫鱼一尾,去肠,大附子一枚,去皮研末填入,炙焦研敷,捣蒜封之,效果显著。

治恶疮似癞:十余年不愈者,鲫鱼烧研,和酱清敷之。

头

【主治】小儿头疮和口疮、重舌和眼睛视物不清。烧成灰研末冲服,治咳嗽及下痢。用酒送服,治脱肛及女性子宫脱垂,也可用油调搽。烧灰和酱汁涂抹,治面部黄水疮。

卵

【主治】调中,益肝气。

骨

【主治】虫咬引起的烂疮,烧成灰敷于患处。

脑

【主治】耳聋。将其放在竹筒中蒸后,滴入耳中。

胆汁

【主治】涂于各种恶疮上,杀虫止痛。点于喉中,治疗骨鲠,竹刺不出。

【附方】治男女虚劳消瘦,发热咳嗽病症:取活鲫鱼一尾,刮去鳞肠,将蓖麻子去壳,按病人年龄计算,一岁一粒,纳入鱼腹中,外用湿草纸包几层,放入柴火中煨,煨至极熟后,睡前全部食完。连用三尾疗效甚速。

治小儿脑疳:鼻内痒,毛发好像穗子一样,样子黄瘦,用鲫鱼胆滴鼻中,三五日即愈。

治妇女血崩:用鲫鱼一个,长五寸,去肠,放入血竭、乳香在腹内,在炭火中煅烧后,研成粉末,每次用热酒送服三钱。

治小儿鼻喘:活鲫鱼七个,用器皿装好,用小儿的小便伺养,等到鱼体发红,煨熟吃,疗效极佳。

治小儿丹毒,阴部红肿出血:用鲫鱼肉五分、赤小豆末二分捣匀,用水和好,敷于患部。

治小儿秃疮:用鲫鱼烧成灰,用酱汁和好涂敷局部。

鲥 鱼

【释名】鲥鱼这种鱼只在初夏才出现,其他时间不出现,所以称"鲥鱼"。

肉

【性味】味甘,性平,无毒。

【主治】作用是补虚劳,治疗小儿慢性营养不良和顽症,不宜多食。蒸出的鱼油用瓶装后埋于土中,过一段时间取出涂于火损伤的皮肤创面,效果特佳。

(2)蛇宗类

蚺 蛇

【释名】它的形状很是吓人。就是埋头蛇,它的头是扁的,尾巴呈圆柱形,身上没有鳞,生命力强。身上有斑纹,如旧的丝织品。它常在春夏的山林中伺机捕食野鹿,羸瘦的蛇将鹿消化后才变得肥壮。

肉

【性味】味甘,性平,有小毒。

【主治】治流行病,喉中有毒,吞吐不出。除疬疮及瘟瘴气,手足风痛。可杀三虫,去死肌、皮肤风毒、疬风,疥癣、恶疮。四月勿食。

胆

【性味】味甘,苦,性寒,有小毒。

【主治】眼睛肿痛、心腹隐痛,下部暗疮。治小儿八种癫痫、疳疾。将胆水灌入小儿鼻内,可除脑热,治疳疮;灌下部,治小儿疳痢;和入麝香,可敷齿疳宣露。还能治大风,聪耳明目、轻身,使肌肤润泽,精力旺盛,不易衰老去翳膜。

膏

【主治】治疗皮肤病。

【附方】治狂犬咬人：将蛇脯为末，用水送服五分，每日三次。

蚒蛇酒：治疗中风瘫痪，筋脉拘挛骨病，肢体麻木，瘙痒。杀虫辟邪，治疗风疥癣恶疮。蚒蛇肉一斤，羌活一两，用袋子装好。取糯米二斗蒸熟，把酒曲放在缸底，再将蛇盘在酒曲上，用米饭密盖，待酿熟时取酒。然后将蛇焙后研末，用它的酒随量温饮几杯，但应忌风及房事。

鳞 蛇

【释名】就是巨蟒，它生在云南的边远地带。长达一丈多，有四只脚，鳞有黄、黑两种颜色，能食麋鹿。春、冬两季生活在山中，夏、秋则生活在水中，能伤人。当地人将其捕捉而食，取胆治病。

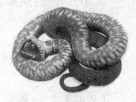

蛇

胆

【性味】味苦，性寒，有小毒。

【主治】解药毒，治恶疮及牙齿疼痛。

肉

【性味】味甘，性平，有毒。

【主治】杀虫，去死肌，治大风。

乌 蛇

【释名】背部有三条棱线，色黑如漆。性情温和，不乱咬物。还有一种能缠物至死，也是这一类。又名乌梢蛇、黑花蛇。

肉

【性味】味甘，性平，无毒。

【主治】顽痹诸风、皮肤不仁、风瘾瘙痒、疥癣、皮肤生癞、眉毛胡须脱落。功效与白花相同，而性善无毒。

膏

【主治】耳聋，用棉花裹豆粒大的膏塞进耳朵，有神效。

胆

【主治】大风疠疾、木舌胀塞。

皮

【主治】风毒气、胆生翳、唇紧唇疮。

卵

【主治】大风癫疾。

金 蛇

【释名】大小如中指，长一尺左右，常攀树饮露水，身体是金黄色的，在阳光下闪闪发光。色白的叫银蛇。都能解毒。又名:金星、地鳝、银蛇、锡蛇。

肉

【性味】味咸,性平,无毒。

【主治】解中金药毒。令入肉作鸡脚裂,夜晚如银色,到次日早晨变为金色的,就是中金药毒。可取蛇四寸炙黄,煮汁常饮,直到毒消为止。解众毒,止泄泻,除邪热、疗久痢。

水 蛇

【释名】生活在水中。体大像鳝鱼,黄黑色,咬人但毒性不大。它能变成黑色。又名公蛎蛇。

肉

【性味】味甘、咸,性寒,无毒。

【主治】消渴、烦、热、毒痢。

皮

【性味】烧成灰用油调,敷小儿骨疽脓血不止。

【主治】手指天蛇毒疮。

【发明】治天蛇毒:刘松篁《经验方》载:会水湾陈玉田的妻子患了天蛇毒。一个老头用一条去除了头、尾的蛇,取其中段,如手指长,剖去骨肉。不让患者看见,便用蛇皮包她的手指,束紧,外面用纸裹好。患者立即感到遍身清凉,病也就好了。过几天解开看,手指上有一条如小绳的浅沟,蛇皮内宛然有一条小蛇,头目俱全。

黄颔蛇

【释名】它大多生活在人们的房室里。以吞食老鼠及小鸡为生。身上的花纹黄黑相间,喉咙下呈黄色,大的近丈长。毒性不大,有人喂养它来玩耍,死后即食。又名:黄喉蛇、赤楝蛇、桑根蛇。

肉

【性味】味甘,性温,有小毒。

【主治】酿酒,或入丸散用,主治风癞顽癣恶疮。

【附方】治疯犬咬伤:自死的蛇一条,烧焦为末,纳入疮孔中。

治恶疮似癞:及马疮大如钱者,自死的蛇一条,水渍至烂,去骨取汁涂之,随手涂之即愈。

蛇头

【主治】蛇头烧灰,治久疟及小肠痛,将其研末入丸散中。

【附方】治发黄背肿毒:蛇头烧灰,醋和敷之,一日换三次。

治蛤蟆瘘疮:蛇头及野猪脂同水衣封之,效果好。

骨

【主治】久疟劳疟,炙,入丸散用。

【附方】治一切冷漏:自死的蛇,取骨为末封之,大痛,以杏仁为膏抹之,即止。

蛇吞鼠

【主治】鼠瘘。

蛇吞蛙

【主治】噎膈,劳嗽,蛇瘘。

【附方】治噎隔:用蛇含蛤蟆,泥包烧存性,研末。米饮服。

治久劳咳嗽:吐臭痰者,寻水边蛇吞青蛙未咽者,连蛇打死,黄泥固脐,煅研。空腹酒服二钱,有奇效,忌生冷五、七日,永不复发。

蝮 蛇

【释名】黄黑色像土,有白斑,黄额尖口的,毒最烈。众蛇之中,只有这是胎生的,它咬人着足断足,着手断手,一会儿全身就开始糜烂。七、八月毒盛时,啮树以泄它的毒。树一会儿就死亡;又吐涎沫在草木上。咬人成疮身肿,称为蛇谟疮,最不容易医治。又名:反鼻蛇、五步倒。

胆

【性味】味苦,性微寒,有毒。

【主治】各种漏疮,杀下部虫,研敷之,若作痛,杵杏仁抹之。

肉

【性味】味甘、性温,有毒。

【主治】酿作酒,可治疗癞诸瘘,心腹痛,且可下气结,除蛊毒。治五痔,肠风泻血、大风,诸恶风,恶疮瘰疬,皮肤顽痹,半身枯死,手足脏腑间重疾。

【附方】治白癞:大蝮蛇一条,勿令伤,以酒一斗渍之,糠火温令稍热,取蛇一寸,和腊月猪脂捣敷。

皮

【主治】烧灰,疗丁肿,恶疮,骨疽。

蜕

【主治】身痒、疥癣。

白 花 蛇

【释名】身上的花纹呈方形,胜似白花。它喜欢咬人的脚。贵州人一旦脚被薪蛇咬了,立即将此脚锯掉,接上木脚。

【加工】凡用白花蛇,春秋二季用酒浸三夜,六、七月浸一夜,十一、十二月则浸五夜,然后取出用炭火焙干,如此三次;再用瓶装好,埋在地下一夜,消除火气,除去皮、骨,肉用。

肉

【性味】味甘、咸,性平,有毒。

【主治】中风及肢体麻木不仁、筋脉拘急、口眼歪斜、半身不遂、骨节疼痛、脚软不能长久站立。瘙痒及疥癣。又能治肺风鼻塞、瘾疹、身上白癜风、疬疡斑点;破伤风、小儿风热及急慢惊风抽搐。李时珍说：风善行数变，蛇亦善行数蜕，又食石南藤，所以能透骨搜风，截惊定搐，为风痹惊、淤癣恶疮之要药。

眼睛

【主治】治疗小儿夜啼。以一只为末，用竹沥调少许灌入。

【附方】驱风膏治风瘫疬，遍身疥癣。用白花蛇肉四两酒炙，天麻七钱半，薄荷二钱半，研末。放入好酒二升，蜜四两，用瓦器熬成膏。每天服一盏，用温汤送服一日三次。

（3）无鳞鱼类

鳢 鱼

【释名】头有七颗星，夜间朝向北斗星，是自然界的规律，所以称为鳢鱼。形体长而圆，头尾相等，鳞细色黑，有斑点花纹，很像蝮蛇，有舌、齿及肚，背腹有刺连续至尾部，尾部没有分叉。它生长在北方。又名文鱼。

肉

【性味】味甘，性平，无毒。

【主治】能治疗各种痔及湿痹、面目浮肿，利大小便。利气，可治疗妊娠有水气。制成鱼汤给有风气、脚气的患者食用，效果极佳。但不能多吃，否则会引发顽固性疾病。有疮者不能食，否则易留下白色的瘢痕。

肠及肝

【主治】治疗疮中生虫。

肠

【主治】用五味调料炙香研成粉末，贴于痔瘘及蛀骨干疮处，以诱虫出完为限度。

胆

【主治】绝大多数鱼胆味道苦，只有此胆甜而且可吃。治疗喉痹将死的患者，点入少许即可痊愈，病重的用水调后灌服。

【附方】治疗十种水气垂死：用黑鱼一斤重的，和冬瓜、葱白做汤食用。

浴儿稀痘法：除夕黄昏时，用大乌鱼一尾，小的二、三尾，煮汤后，用汤汁沐浴小儿，浑身上下均要遍及，不能嫌它的腥味，再用清水洗净。若留一处不洗，遇到出痘时，则未洗处较多。

海豚鱼

【释名】形态像河豚，鼻部在脑袋上方，能发出声音，且能喷水直上，每群海豚数目都在百条以上。海豚生活在海中，随着风潮出没。

肉

【性味】味咸、腥。

【主治】治疗各种传染病。

脂

【主治】治疗恶疮、疥癣、痔瘘,且能杀虫。

章 鱼

【释名】形体像乌贼,味道比乌贼好得多。形体比乌贼大,脚有八只,肉多。也叫章举。

肉

【性味】味甘、咸,性平,无毒。

【主治】作用是养血益气。

水 母

【释名】它的腹下有物体,虾子附在它上面吞食涎沫。水母形状完全像凝结的一样,它的颜色红紫,没有口、眼。

肉

【性味】味咸,性平,无毒。

【主治】治疗妇女劳损、积血带下;另可治疗小儿风疾丹毒,水、火烫伤。对因食河鱼引起的疾病也有作用。

鲍 鱼

【释名】用盐腌制成的,称腌鱼;未加盐者,称淡鱼;石首鱼晒干称白鲞。又名干鱼。

肉

【性味】味辛、臭,性平,无毒。

【主治】治疗骨折、扭伤、淤血不散、女子阴道流血。煮汤可治疗女子贫血并利肠。同麻仁、葱、豉一起煎煮,可以通乳汁。

头

【主治】煮汁,治眼闭;烧成灰,可治疮肿及瘟疫。

【附方】治疗产后贫血:鱼胶烧存性,用酒和童便调和,每次服用三至五钱。

黄 鱼

【释名】它的形状像鲟鱼,色灰白,它的背部有三行骨甲,鼻上长有胡须,它的嘴靠近额下,尾部有分叉。它生长在深水处。是没有鳞的大鱼。

肉

【性味】味甘,性平,有小毒。

【主治】功用是通利五脏,健身美容。多吃,常很难消化。

肝

【主治】治疗淤血疥癣。不要同盐一起烤来吃。与荞麦一起食用,可致人声音嘶哑。

虾

【释名】有大而色白的虾,也有小且色青的虾,生活在江湖中。都有胡须钩鼻,背弓呈节状,尾部有硬鳞,脚多,善于跳跃。它的子在腹外。味很鲜人们喜食。

【性味】味甘,性平,有小毒。

【主治】治疗小儿赤白游肿,将虾捣碎后敷贴于患部。做汤可治疗包块,托痘疮,下乳汁。煮成汁,治风痰。捣成膏,敷虫疽有效。生于水田及沟渠的虾有毒,制成腌品更有害。和热饭盛于密器中腌制来吃,能将人毒死。没有须或腹下通黑的,煮后变为白色的,都不能吃。

虾

鳝 鱼

【释名】像蛇,但没有鳞,黄色,有黑色斑纹,体表有黏液,大的有二三尺长,夏季出来,十一、十二月藏于洞中。又名:黄坦、黄鳝。

肉

【性味】味甘,性大温,无毒。

【主治】补中益血,治疗口中唾液过多。补虚损。妇女产后恶露淋沥、血气不调、消瘦均可食用。另可以止血,除腹中冷气肠鸣及湿痹气,驱除十二经的风邪。患有风恶气、体虚出汗、食肉后消化不良的人,可以食用。另外治各种痔、瘘、疮疡。

【附方】治臁疮溃烂:取几条鳝鱼,打死,用香抹在腹部,将鳝环绕在疮上并用布带固定,马上就会痛不可忍,然后取下布带,看鱼腹部有针眼,那都是虫。如果虫还没有出完,再做一次,然后用人胫骨灰与油调和后涂搽。

血

【主治】疥癣及痔瘘。治口眼歪斜,用少量麝香调匀,左歪涂右,右歪涂左,正后就洗去。治耳痛及鼻出血,分别滴数滴入耳、鼻。治痧后出翳。治赤疵、赤游风。

头

【性味】味甘,性平,无毒。

【主治】烧成灰后研成末服用,止痢疾,治疗消渴症,除内脏冷气,及消化不良、食物积滞。同蛇头、地龙头一起烧成灰后用酒服下,治小肠痈。将它烧成灰研末包好塞耳,能治疗虫类入耳。

皮

【主治】妇女乳房红肿疼痛,烧成灰后空腹以温酒送服。

河 豚

【释名】形状如蝌蚪,大的有一尺多长,背部呈青白色,有黄色条纹。没有腮没有胆,腹部白但没有光泽。江浙一带很多。又名:气包鱼,吹肚鱼,嗔鱼等。

【性味】味甘,性温、有大毒。

【主治】补虚,去湿气,利腰脚,去痔疮,杀虫。

肝及子

【性味】有大毒。

【主治】用子同蜈蚣烧研,香油调搽,治疥癣虫疮。入口烂舌,入腹烂肚,没有药可解。只有橄榄木、鱼茗木、芦根、煮汁可解。

乌贼鱼

【释名】形状像皮囊,口在腹下,八足生在口的旁边。其背上只有一块骨头,厚三、四分,像只小船,形状轻虚,非常白有两条像飘带一样的须,很长。又名:乌鲗、墨鱼、缆鱼。

肉

【性味】味酸,性平,无毒。

【主治】益气,增志,通行月经。

骨(又名海螵蛸)

【性味】味咸,性温,无毒。

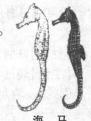
乌
贼
鱼

【主治】女子赤白漏下、阴痒肿痛、不孕、惊气入腹、男子睾丸肿痛,杀虫,以及妇女下腹包块,大人、小儿腹泻等。经常服用可补益清血,治疗女子血枯病以及肝伤咳血、尿血、便血、阴道流血疟疾和结核病。研成末外敷,治疗小儿疳疮、痘疹臭烂、水火烫伤及外伤出血。烧成性,和鸡蛋黄一同研末外涂,治疗小儿鹅口疮。同蒲黄末外涂治疗舌体肿胀及出血。同槐花末一起吹入鼻,止鼻出血。同银朱一起吹入鼻,治疗喉痹。同白矾末一起吹入鼻,治疗蜂蝎螫咬疼痛。同麝香吹耳,治疗中耳炎及耳聋。

【附方】治骨卡在喉:用海螵蛸、陈年橘红焙干,各等分制成末,再用冷面和饮,做成芡子大小的药丸。每次服用一丸,含服。

治小儿脐疮:小儿肚脐流血及脓汁,海螵蛸,胭脂为末,油调搽之。

治阴囊湿痒:乌贼骨,蒲黄,扑之。

治卒然吐血:乌贼骨末,寒食面和汤,丸芡子大,每用一丸,含化咽汁。

血

【主治】耳聋。

腹中墨

【主治】血刺心痛,醋磨服之。

海马

【释名】海马产于南海,形如马,长五、六寸,属于虾类,背弓起,有竹节纹,雌者为黄色,雄者为青色。又名:水马。

【性味】味甘,性温、平,无毒。

【主治】难产及血气痛,补肾,壮阳道,消瘕块,治疗疮肿毒,海马雌雄成对,其性温暖,有交感之义,故难产及阳虚房中方术多用之。

【附方】海马拔毒散:治疗发背恶疮有奇效。用海马(炙黄)一对,穿山甲(黄土炒)、朱砂、水银各一钱,雄黄三钱,龙脑、麝香各少许为末,入水银研细末不见星。每以少许点之,一日一点,毒自出。

海马

第十四卷　介　部

李时珍说:介虫很多,而龟为其长。在本书介部的介绍中,主要以龟为主,现在生活中用龟做的补品也很多,它还有药用价值。

(1)蚌蛤类

蛤蜊

【释名】壳色白,嘴唇紫色,约二、三寸大。蛤蜊的穴在海滨的沙泥中,沙上有孔。人欲掘取,一挖便得。

肉

【性味】味咸,性冷,无毒。

【主治】滋润五脏,止消渴,开胃。治寒热引起的结胀,妇女淤血,宜煮食。又能醒酒。

蛤蜊粉

【性味】味咸,性寒,无毒。

【主治】热痰、老痰、湿痰、顽痰、疝气、小便白浊、白带过多,定喘嗽,止呕吐,消浮肿,利小便,止遗精,化积块,解结气,消瘿核,散肿毒。还可治妇女血症。用油调匀可涂烫火伤。同香附末、姜汁调服,可以治愈心痛。

【附方】治小便白浊遗精:宜用珍珠粉丸。也可取煅过的蛤粉一斤,在新瓦器中炒过的黄柏一斤,一同研为细末,和水做成梧桐子大的丸,每次服用一百丸,一日二次,用温酒送下。蛤粉味道是咸的能补肾阴,黄柏味道苦能降心火。照此服,没有不愈的。

治雀盲夜视不清:蛤粉炒黄为末,用油熔化和成皂子大,放入猪肾中扎定,蒸熟后食用。一日一次。

蜗　螺

【释名】它的种类很多,形似蜗牛,故有蜗赢之名。大如指头,壳比田螺厚,只喜欢泥水。三、四月,人们采来后放在锅中蒸,它的肉便自出,各处湖泊小溪都有,它的生命力很强。又名:螺蛳。

肉

【性味】味甘,性寒,无毒。

【主治】聪耳明目、轻身,使人肌肤润泽,精力旺盛,不易衰老。利尿,止渴,醒酒解热,利大小便。消黄疸水肿。治反胃、痢疾、脱肛痔疮出血。但多食令人腹痛不消。

壳

【主治】痰饮及胃脘痛、反胃膈气、痰嗽及鼻窦炎、脱肛痔疮及水火烫伤。

【附方】治淋巴结炎已溃烂:取土墙上的白螺壳为末,每日敷用。

治小儿哮喘:取朝南的墙上年久的螺蛳为末,下午用水调匀,晚上吞服。

治黄疸酒疸:将小螺蛳用水喂养,让它吐出泥土,每天煮食饮汁,自愈。

治各种淋症及小便白浊:将一碗螺蛳连壳炒热,倒入三碗白酒,煮至一碗,挑肉吃,用此酒送下。几次即愈。

治小儿脱肛:用二、三升螺蛳,放入桶内,让小孩坐上去,即愈。

田 螺

【释名】生长在水田及湖泊中。形状呈圆形,大的如梨、橘,小的如桃、李。螺属于蚌类。它的壳上有圆形的纹理。它的肉随着月的圆缺而肥瘦。

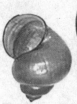

田 螺

肉

【性味】味甘,性寒,无毒。

【主治】眼睛红肿疼痛,解渴。煮汁能清热醒酒。用珍珠、黄连末放入汁中,隔一会儿,取汁点目,可以治愈目痛。煮食,利大小便。除腹中结热、眼胞黄、脚气向上冲心、小腹拘急、小便短赤、手足浮肿。利湿热,治黄疸,压丹石毒。将它的生肉浸汁饮,止消渴。捣肉,可敷热疮。捣烂贴脐,能退热,止痢疾,饮食不进,下水肿淋闭。煮水,可搽痔疮狐臭。不可多食,否则会腹痛。

【附方】治腋气狐臭:取一只田螺,先用水养,待它的厣打开时,放入一个巴豆仁,将田螺放入杯中,六、七月只需一夜,十一、十二月需七夜,便会化成水。经常涂擦即可断根。或者用一个大田螺,放入三分麝香,埋入地下四十九天取出,先用螺汁洗擦患处,再涂上墨,然后洗掉,有墨点的地方便是病根所在,只需用螺汁点三、五次即愈。

治酒醉不醒:用螺、蚌和葱、豉煮后饮汁,即醒。

治大肠脱肛:将三至五枚大螺用井水养上一、二天,去掉泥沙。将鸡爪,黄连研末放入螺厣内,等到药物化成水后,先用浓茶洗净肛门,再用鸡毛蘸取药水扫,然后用软布托上,即愈。

治外阴长疮:用大田螺两枚,连壳烧存性,加入轻粉一同研末,外敷,有效。

治小便不通,腹胀如鼓:用一个田螺,半匕盐,生捣敷在脐下约一寸三分处即通,治痢疾,饮食不进将二枚大田螺捣烂,加入三分麝香,制成饼,烘热后贴在肚脐上,过半日,热气下行,人就想吃东西了。

淡 菜

【释名】它的肉像珍珠母,一头小,中间衔着少许毛。味道甘美。又名:壳菜、东海夫人。

【性味】性味,性温,无毒。

【主治】虚劳、精血衰少,吐血久痢、肠鸣腰痛、癥瘕积聚、妇女白带过多、产后身体虚弱及瘀血、腹中冷痛。还能治腹部结块,润毛发。都可烧食。煮熟食用,能补五脏,壮阳,消食,治脚气除腹中冷气。也可烧沸它的汁而食,能消瘿气。但不能多食,否则令人头昏眼胀,肠结,发丹石,且久食脱发。

牡 蛎

【释名】有胎生和卵生两种形式。只有雄的,没有雌的,在海边都附在石头上。像房子一样相连,称为蛎房。渔民得到它后,凿开它的小房,并用烈火烧,挑出房中的肉当食品吃,味道鲜美且益人,是很珍贵的海味。又名:牡蛤、蛎蛤、蚝。

壳

【性味】味甘,性温,无毒。

【主治】伤寒寒热、温疟、风疟,消气,除急性或慢性淋巴结炎、女子白带含血。长期服用,能壮筋骨,辟邪,延年益寿。除去留在骨节之间的热结、虚热、心中烦懑疼痛气结。能止汗止渴,除淤血,治泄精,充实大小肠,止大小便频繁。还可治咽喉肿痛、咳嗽胸胁下结块热。做成粉擦身,可以治愈大人、小孩盗汗。治阴虚盗汗还可与麻黄根。蛇床子、干姜为粉。又治风疟及鬼邪缠身。能补肾安神去烦热,治男子虚劳、小儿惊痫。还可化痰软坚,清热除湿,治疝瘕积块,甲状腺肿大。

肉

【性味】味甘,性温,无毒。

【主治】煮食后可治虚损,且能调中,解丹毒及妇人血气。拌以姜、醋生吃,治丹毒,酒后烦热。

【附方】治心脾气痛,有痰:牡蛎煅粉,酒服二钱。

治痈肿未成:水调牡蛎粉涂在患处,干了再涂,以拔毒根。

治疗妇女月经不止:牡蛎煅烧研末,米醋调成团,再煅烧研末,用米醋调艾叶末熬膏,做成梧桐子大的丸,每服四、五十丸,醋汤送下。

治产后盗汗:牡蛎粉,麦麸(炒黄)等分。每服一钱,用猪肉汁调服。

治梦遗及大便溏:用醋将牡蛎粉制成梧桐子大的丸,每次服用三十丸。用米汤送下。

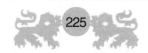

牡 蛎

蚌

【释名】它的品种很多。大的蚌约有七寸长,形状如牡蛎;小的像石决明。它的肉可供食用。壳可制成粉末。

肉

【性味】味甘、咸,性冷,无毒。

【主治】能除热止渴,解酒毒,清肝热,聪耳明目、轻身,使人肌肤润泽,精力旺盛,不易衰老,除湿。能治妇女劳损下血、白带过多、痔瘘,解丹石毒。放入黄连末取汁,点眼,可治耳眼红肿、视物不明。

蚌粉

【性味】味咸,性寒,无毒。

【主治】能治各种疳痰,止痢及呕吐呃逆。

烂壳粉

【主治】可治反胃、心悸短气、呕吐白沫,解热除湿:化痰消积,止小便白色浑浊、带下痢疾、消水肿及痰湿咳嗽,聪耳明目、轻身,使人肌肤润泽,精力旺盛,不易衰老。还可用来搽阴疮湿疮及痒等。

【附方】治反食吐食:将二钱蚌粉,一盏姜汁,用米醋调好,送服,立即见效。

治痰饮咳嗽:将蚌粉放入新瓦器中炒红,加入少许青黛,用麻油调匀,每次服用二钱。

治痈疽红肿:用米醋和蚌粉调涂。

治近视,夜晚视物不明:用螺蚌粉三钱,洒上几滴水,剖开雄猪肝一叶,将蚌粉放入扎好,再同第二次的淘米水煮熟。另以蚌粉蘸食,以汁送下,一日一次,功同夜明砂。

治脚趾湿烂:用蚌粉掺涂即可。

海 螺

【释名】螺属蚶类。大的如斗,生长在潮水中。

肉

【性味】味甘,性冷,无毒。

【主治】治疗多年眼痛。将生螺肉取汁洗,或将黄连末放入眼内,取它的汁点,同菜煮食,治心痛。

海 月

【释名】海月大如镜,色白浑圆,常常死在海边。壳中有肉肥美无比,它的壳很美丽。

【性味】味甘、辛,性平,无毒。

【主治】可消渴下气,调中,利五脏六腑,止小便,消食和胃,增强食欲。

紫 贝

【释名】形状像贝子但比它大,约二、三寸,质地洁白如玉且有紫色斑点。又名文贝。

【性味】味咸,性平,无毒。

【主治】耳聪明目、轻身,使人肌肤润泽,精力旺盛,不易衰老,去热毒,可治小儿斑疹入目,眼睛生翳。

【附方】治小儿癍疹人目:紫贝一个,生研为细末,再取羊肝一具,用快刀剖开,将紫贝末放在里面,扎好,同淘米水煮熟,装在瓶里放上一夜,然后空腹嚼食。

海 蛳

【释名】每年三、四月出现,黏在海崖石壁上。和螺蛳相比,身体较为细长,壳上有六、七道旋纹,头上有厣。

【性味】味咸,性寒,无毒。

【主治】治疗淋巴结核,胸中郁气不舒。

【附方】将它同盐、酒、椒、桂烹熟,然后敲掉尾、尖、使它通气,便可吸食肉。煮食时火候要适当,太过或不及,都会使它的壳肉粘连,不能吸食。

（2）龟鳖类

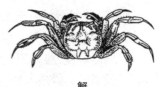

蟹

蟹

【释名】它有两只前爪,八只脚,都非常锋利,它的外壳坚硬,上有十二星点。雄蟹脐长,雌蟹脐圆。腹中的蟹黄随季节而增减。它的性很躁。生长在流水中的,色黄而带腥味;生长在死水中的,色黑红而有香气。霜前的蟹有毒,食用害人,霜后即将冬蛰的味美。独螯,两目相向,独目,有六足或四足,腹下有毛,腹中有骨,背有星点,足斑目赤的,都有毒,食用害人。可用冬瓜汁、紫苏汁、蒜汁、豉汁、芦根汁解毒。孕妇不能吃,易引起难产。又名:螃蟹、郭索、横行介士。

【性味】味咸、性寒,有小毒。

【主治】胸中邪气,热结作痛,口眼歪斜,面部浮肿。能养精益气,解漆毒。产后腹痛血不下的,同酒食。筋伤骨折的,生捣后炒烂贴在患处。小儿囟门不合,将蟹的前脚同白芨末捣后涂用,直到合为止。能治疟疾、黄疸。将汁滴入耳中,治耳聋,且能解药物及鳝鱼毒。蟹极能动风气,患有风症的人不能吃。不可同柿子荆芥食,否则易生霍乱,唯有木香汁能解。

【附方】治中鳝鱼毒:食蟹即解。

治骨节脱离:生蟹捣烂,以热酒倒碗内,连饮数碗,用余渣涂患处。半日内,骨内有响声即好。干蟹烧灰,服酒亦可。

治湿热黄疸:蟹烧存性,研末,酒糊丸如梧桐子大小。每服五十丸,白汤饮下,一日二次。

蟹爪

【主治】破胞堕胎,破宿血,止产后血闭。堕生胎,下死胎。

【附方】下胎蟹爪散：治妊妇有病欲去胎；用蟹爪二合，桂心、瞿麦各一两，牛膝二两，为末。空腹温酒服一钱。

壳

【主治】烧存性，蜜调，涂治冻疮及蜂伤。酒服，治妇人血崩腹痛，消积。

【附方】治崩中腹痛：毛蟹壳烧存性，米汤饮眼一钱。

盐蟹汁

【主治】喉风肿痛，满含细咽即消。

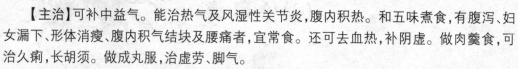

鳖

【释名】鳖没有耳朵，全凭眼睛。鳖就是甲鱼，可在水里和陆地生活，脊背隆起与龟类似，甲壳的边缘有肉裙。鳖在水中时，水面上有鳖吐出的津液，叫鳖津。

鳖

肉

【性味】味甘，性平，无毒。

【主治】可补中益气。能治热气及风湿性关节炎，腹内积热。和五味煮食，有腹泻、妇女漏下、形体消瘦、腹内积气结块及腰痛者，宜常食。还可去血热，补阴虚。做肉羹食，可治久痢，长胡须。做成丸服，治虚劳、脚气。

【发明】李时珍说：根据《三元参赞书》载：鳖性冷，吃了能发水病。有冷劳气、腹部包块的人不宜食。

鳖甲

【性味】味咸，性平，无毒。

【主治】治疗胸腹包块、积滞寒热，去痞块息肉、温疟、腹内积气结块及腰痛、小儿胁下肿胀。隔夜食，治脐腹或肋硬条块、冷腹胀气、虚劳羸瘦、除骨热、骨节间劳热、结滞壅塞、下气、妇女漏下杂质。治下淤血，去血气，破结石恶血，堕胎，消疮肿肠痈及跌损淤血。能滋阴补气，去复发性疟疾、阴毒腹痛，治积劳成病、饮食不当、旧病复发、斑痘烦闷气喘、小儿惊痫、妇女经脉不通、难产、产后阴户开而不闭、男子阴疮淋病。还可收敛疮口。

脂

【主治】除白发。拔掉白发后，取脂涂孔，即不生。如欲再生的，用白狗的乳汁涂。

头

【主治】烧灰，治小儿多种疾病及妇女子宫脱垂，产后阴户不闭，发高烧及胸腹痛。还可治多年脱肛。

卵

【主治】用盐腌藏后煨食。止小儿下痢。

【附方】治脐腹或胁肋长硬条块：用大鳖一只，蚕沙一斗，桑柴灰一斗，淋汁五次，同煮烂后去骨再煮成膏,捣成梧桐子大的丸。每天服三次,每次服十丸。

治寒湿脚气,痛不可忍:用鳖二只,水二斗,煮取一斗,去鳖留汁,加苍耳、苍术、寻风藤各半斤,煎至七升,去渣,用盆盛好后薰蒸,待水温凉一些浸洗。

治痈疮久不收口:将鳖甲烧灰存性,研末掺在疮口上,治疗效果非常好。

治妇女难产:取鳖甲烧灰存性,研末,用酒送服。

治阴茎生疮:将鳖甲烧后研末,用鸡蛋清调匀涂。

治小便沙石淋痛:将九肋鳖甲用醋炙过,研末,用酒送服,每日三次。

治产后阴户不闭:用五枚鳖头烧后研末,用井水送服,一日三次。或加用二两葛根。

治大肠脱肛:将鳖头烧后研末,用米汤送服,一日二次。再将末涂在肠头上。

水 龟

【释名】头像蛇头,颈很长,它的骨甲很硬,包着里面的筋肉,肠与头部连着,因而能通运任脉。肩宽腰粗,它属于卵生动物,喜欢蜷缩,且用耳朵呼吸。

肉

【性味】味甘、酸,性温,无毒。

【主治】食后令人轻身不饥,益气增智,开胃。用它酿酒,可治中风四肢拘挛,用水煮后食用,疗风湿痹痛、身肿、骨折、筋骨疼痛、日久寒嗽。还可以治愈泻血血痢。

龟甲

【性味】味甘,性平,无毒。

【主治】治疗漏下赤白、腹内包块、疟疾、外阴溃烂、痔疮、湿痹、四肢萎缩、小儿囟门不合。经常服用,可以轻身不饥。还可压惊解烦,治胸腹痛、不能久立、骨中寒热、伤寒劳役或寒热欲死,用甲做汤饮服,效果好。烧灰,治小儿头疮瘙痒、女子阴疮。

壳

【主治】治疗久咳,疟疾,炙后研末用酒冲服,疗中风。

板

【主治】治疗血痹。可治脱肛。

下甲

【主治】可补阴。治阴血不足,活血化淤,止血痢,续筋骨,治劳累过度、四肢无力。又可治腰腿酸痛,补益心肾,益大肠,止久痢久泄。主难产,消痈肿。烧成灰后可敷臁疮。

血

【性味】味咸,性寒,无毒。

【主治】治疗脱肛。治跌打损伤,和酒饮用。

胆

【性味】味苦,性寒,无毒。

【主治】治疗痘疹后眼睛浮肿,闭经。取汁点,效果好。

溺

【主治】将龟放在荷叶上用镜子照,它的尿就会自然流出来。将尿滴入耳中,治耳聋;点舌下,治大人、小孩中风,惊邪不语,抹擦胸背,可治小儿龟胸、龟背。

绿毛龟

【释名】养殖者从溪涧中捕捉到后,畜养在水缸中,用鱼虾来饲养,十一、十二月将缸中的水倒掉。时间一长,这种龟会生毛,长四五寸,毛中有金线,脊骨上有三条棱,底甲呈象牙色,其他龟饲养的时间长了也长毛,但大都没有金线,底甲颜色也不同,为黄黑色。又名:绿衣使者。

【性味】味甘、酸,性平,无毒。

【主治】通运任脉,助阳道,补阴血,益精气,治痿弱。收藏在书笥中,可杀蛀虫。

秦　龟

【释名】生长在陕西山地,又有人说它生活在海水里。

肉

【主治】补阴养血。

甲

【主治】除风湿性关节炎、颈风冷痹、关节气壅、妇女白带含血,破气消积,强心,治淋巴结瘘管。

本草纲目白话精解

第十五卷　禽　部

李时珍说:两只足而有羽毛的叫禽。禽是我们常见的动物之一,尤其是鸡、鸭一类的,是我们经常食用的,它对人的补益作用很大,可您知道它还有别的作用吗?

(1)原禽类

雀

【释名】羽毛是褐色,有斑点,下颌、嘴巴都是黑色,头形像独蒜,眼睛像大椒,尾巴长约二寸,脚爪是黄白色,喜爱跳跃,不会走。

肉

【性味】味甘,性温,无毒。

【主治】十一、十二月食用,可以壮阳,令人有子,益气,暖腰膝,缩小便。固崩止带,益精髓,滋养五脏六腑。

卵

【性味】味酸,性温,无毒。

【主治】五月捕雀食用,能生精壮阳,利小便,消除腹内包块。和天雄、菟丝子末和为丸,空腹时用酒服五丸,治男子阳痿不举、女子带下、便溺不利,并可以除疝瘕。

肝

【主治】可治疗肾阳虚衰。

头血

【主治】可治疗夜盲。

脑

【主治】用布包好塞耳,治疗耳聋。又可涂抹治疗冻疮。

雄雀屎

【性味】味苦,性温,有小毒。

【主治】又名白丁香。治疗眼痛,破痈疽,女子带下,小便不利。治疗龋齿。又可健身美容。和艾叶、桂心、干姜制丸,能消腹内包块;和天雄、干姜制成丸服用,能强阴。能消积除胀,利咽,妇女乳房肿痛、疮疡、中风及风虫牙痛。

【附方】补益老人,治疗老人脏腑衰弱羸疫,阳气衰弱:用五只雀,粟米一合,菊白三根,先将雀炒热,加酒一合,煮一会儿,再加二盏水,最后下葱,煮粥食用。

本草纲目白话精解

治疗睾丸湿冷坠胀及疝气:用三只雀,同毛及肠,将茴香三钱,胡椒一钱,缩砂、桂肉各二钱,纳于雀腹中,用湿纸将雀包好,煨熟,空腹食用。用酒送下较好。

治疗霍乱,腹部胀闷难忍:用雄雀粪二十一粒,研末,温酒送服。没有效则再服。

治疗咽喉堵塞不利:用雄雀屎研末,温水送服半钱。

治疗喉痹乳蛾:白丁香二十个,用砂糖混合制丸,将一丸用布包好含化。病情较重的,不超过二丸。

燕

【释名】燕子像雀那么大,身长,口小而尖,颔大,翅薄且尾有分叉。来时在屋檐下筑巢,飞走后在南方的洞穴中藏身。三、四月飞来。

肉

【性味】味酸,性平,有毒。

【主治】外用治疗痔疮。它的肉不能吃,能损伤人体正气。

卵黄

【主治】可治疗水肿暴起。每次吞服十粒。

秦燕毛

【主治】取二至七枚烧成灰用水送服,可解药毒。

屎

【性味】味辛,性平,有毒。

【主治】利尿,解虫毒,消除甲状腺肿大。杀虫疗疮,截疟。治疗疟疾,发作当天的早晨取燕屎,和酒调和,让病人捧住吸气,但不要让药入口,以免对人体造成危害。

【附方】治疗虫症:取三合燕屎炒好,加去皮的独蒜十枚,一起捣烂,制成梧子大的丸子,每次服用三丸。

鸽

【释名】鸽子的毛色在禽类中是最多的。品种很多,它的羽毛颜色有青、白、黑、绿、花等色。眼睛各异,有大、小、黄、赤、绿等颜色。鸽生性淫而易合,亦可与鸠为配偶。又名:飞奴、鹁鸽。

白鸽肉

【性味】味咸,性平,无毒。

【主治】解药毒。疗疮疥,食用后立愈。调精益气。炒熟用酒服,治恶疮癣、白癜风等。

【附方】预解痘毒:每至除夜,用白鸽煮炙喂小儿,还用毛煎汤洗沐。则出痘很稀少了。

血

【主治】解药物及虫蛇毒。

卵

【主治】疮疡、疱疹。

【附方】预解痘毒:小儿食之,很少出,或出得稀少。用白鸽卵一对,密封在竹筒中,放置在厕所中,半月取出。同卵白和辰砂三钱,制丸如绿豆大小,每服三十九粒,三豆饮下,毒从大小便排出。

左盘龙

【释名】就是鸽屎。因它的屎都向左盘作旋状,所以得名左盘龙。野鸽屎更好。

【性味】味辛,性温,微毒。

【主治】炒研后敷搽治疥疮。消肿及腹中包块,除疮疡及破伤风、颈淋巴结结核等。

【附方】治疗阴证腹痛,面色青紫:将鸽子屎大炒,然后研末,用一钟加热滚烫的酒和匀,然后澄清,一次服用,即愈。

治疗鹅掌风:用鸽粪和雄鸡屎炒过研末,然后煎水外洗。

治头痒生疮:白鸽屎五合,加醋煮三沸如稀膏,敷患处,一日换三次。

鸡

【释名】鸡的种类极多,大小形色也都不一样。又名:烛夜。

丹雄鸡肉

【性味】味甘,性微温,无毒。

【主治】女人崩中漏下赤白沃,通神,杀恶毒,辟不祥,补虚温中止血,能愈久伤乏疮不瘥者。补肺。

【附方】治辟禳瘟疫:冬至时将红色雄鸡制成干肉,到立春时煮着吃完。

白雄鸡肉

【性味】性酸,性微温,无毒。

【主治】下气消积,疗狂躁,安五脏,调中祛邪,止消渴,利小便,治丹毒。

【附方】治癫狂:用白雄鸡一只,和五味子一同煮好,食用,或者做成羹粥食用。

乌雄鸡肉

【性味】味甘,性微温,无毒。

【主治】中止痛,补虚,安胎。治疗肚痛、风湿麻痹、虚弱羸瘦、骨折痈疽等。生的捣细,可涂肉中刺入竹木。

【附方】补益虚弱:用一只乌雄鸡和五味煮烂食用。

治反胃呕吐:用乌雄鸡一只,将腹掏尽后加入胡荽子半斤,烹食二只即可以治疗。

黑雌鸡肉

【性味】味甘、酸,性温、平,无毒。

【主治】做羹食,治风寒湿痹、五缓六急,安胎定志,辟除邪气,破血化瘀;治疗痈疽,补血及产后虚弱,益气。治反胃及腹痛、骨折、乳痛。孕妇产后,用一只黑雌鸡加五味炒香,再加二升酒,密封一夜后饮服,可使人长得肥白。

黄雌鸡肉

【性味】味甘、酸、咸,性平,无毒。

【主治】饮食伤中,消渴,小便频数、泄泻痢疾,补水气。治五脏虚损、肢体乏力,且能填精补髓,助阳气,添髓补精,暖小肠,止泄精,补水气。补丈夫阳气,治冷气瘦着床者,渐渐食之,效果好。产后虚弱,煮汁煎药服,效果佳。

【附方】治消渴饮水:以黄雌鸡煮汁冷饮,并做汤食肉。

治下痢禁口:黄肥雌鸡一只,如常煮食,做湿馄饨,空腹食之。

治脾胃弱乏:人瘦黄瘦者,用黄雌鸡肉五两,白面七两,切肉做馄饨,下五味煮熟,空腹食之。每日一次,益颜色,补脏腑。

乌骨鸡

【性味】味甘,性平,无毒。

【主治】补虚强身,治疗消渴、心腹疼痛,以及妇女崩中带下,一切虚损病,以及大人小孩患噤口痢,都取乌骨鸡煮汤饮汁,也可以捣和丸药。

【附方】治赤白带下或遗精白浊:白果、莲肉、江米各五钱,胡椒一钱,为末,乌骨鸡一只,洗净,装药末入腹中煮熟,空腹食之。

补益虚弱:用一只乌雄鸡和五味煮烂食用。

反毛鸡

【释名】反毛鸡,就是翻翅鸡,毛翎都反生前向。

【主治】反胃。将一只鸡煮烂,去掉骨头,加入人参、当归、食盐各半两,再煮,然后一直将它吃完。

泰和老鸡

【性味】味甘、辛,性热,无毒。

【主治】内托小儿痘疮。

鸡头

【主治】祛除瘟疫,因为鸡是阳精,且雄性为阳体,头是阳气交泄之处,所以能祛阳邪,以丹、白雄鸡的头为好。

鸡冠血

【性味】味咸,性平,无毒。

【主治】乌鸡的鸡冠血,可治疗乳汁不通,又可用于眼睛见风流泪以及天行赤眼。红鸡的鸡冠血,可治白癜风,祛除经络间风热,及涂面颊治口眼歪斜。内服,可用于缢死欲绝、小儿急惊风,解蜈蚣、蜘蛛毒。治常流眼泪,可用鸡冠血点眼,每天三次。

【附方】益肋阳气:丹雄鸡冠血,和天雄、太阳粉各四分,桂心二分,制成丸服。

治浸淫疮毒:不早治,全身长满时,可致人死命,用鸡冠血涂之,四、五即可。

鸡血

【性味】味咸,性平,无毒。

【主治】骨折及肢体痿弱不用、腹痛、乳汁不下。热的血服用,可治疗小儿便血及惊风,解丹毒及虫毒,安神定志。治白癜风疬疡风,取公鸡翅下的血涂擦。

【附方】杂物眯目:用鸡血滴入眼中少许,即出。

本草纲目白话精解

治筋骨折伤:急取雄鸡一只刺血,按患人酒量,同一碗或半碗酒和饮,痛立止。

脂肪

【性味】味甘,性寒,无毒。

【主治】耳聋,头发脱落。

脑

【主治】小儿惊痫。烧成灰后用酒送服,治妇女难产。

心

【主治】祛五邪。

肝

【性味】味甘、苦,性温,无毒。

【主治】补肾壮阳,治疗心腹疼痛,安胎止漏,则用一具肝,切碎调五合酒服。治妇女阴痒,则切片纳入阴道。还治肝虚视物昏花。

【附方】治阳痿不举:用雄鸡肝三具,菟丝子一升,研为末同雀卵和,丸如小豆大。每服一百丸,酒饮下,一日二次。

治睡中遗尿:雄鸡肝、桂心等分,捣成丸如小豆大。米汤饮下,一日三服。

胆

【性味】味甘,性寒,无毒。

【主治】可聪耳明目、轻身,使人肌肤润泽,精力旺盛,不易衰老,生肌敛疮。用灯芯蘸胆汁点胎赤眼,很好,用水化后搽痔疮,也有效。

【附方】治眼热流泪:五倍子、蔓荆子煎汤洗,后用雄鸡胆点之。

嗉

【主治】小便失禁以及噎食不消。

【附方】治发背肿毒:鸡嗉及肫内黄皮,焙干。湿则干掺,干则油调搽之。

鸡内金

【性味】味甘,性平,无毒。

【主治】泄泻下痢,小便频数以及五脏烦热。并可治疗遗精、尿血、崩中带下、肠风下血。又能消食和胃。

【附方】治小便淋沥,痛不可忍:鸡肫内黄皮五钱,阴干烧存性,作一服,白汤下,立愈。

治一切口疮:鸡内金烧灰敷上,立可见效。

肋骨

【主治】小儿多食易饥,形体消瘦。

肠

【主治】遗尿、小便失禁以及遗精,用鸡肠烧灰存性,每次服三指长,用酒下。

蛋清

【性味】味甘,性寒,无毒。

【主治】眼睛红肿疼痛,除胸中郁热。

距

【主治】即两脚,治疗难产,将其烧研酒服,又可软化骨鲠,烧灰水服。

翮翎

【主治】妇女闭经,左翅毛又能助阴。且能治疗妇女小便失禁,子宫脱垂,又能治疗骨鲠,痈疽。

【附方】治妇女遗尿:雄鸡翎烧成灰,酒服方寸匕。

解蜀椒毒:鸡毛烧烟吸之,并且用水调一钱灰服下。

治阴肿如斗:取鸡翅毛(一孔生两茎者),烧灰饮服。左肿取左翅,右肿取右翅,双肿并取。

尾毛

【主治】解蜀椒毒,则将尾毛烧烟,吸入,并且用水调灰口服。治小儿痘疮后化脓,则烧灰和水敷搽。

【附方】治小便不禁:雄鸡尾烧研,酒服方寸匕。

屎白

【释名】雄鸡屎的屎白,腊月收之,白鸡黑骨的更好。

【性味】微寒,无毒。

【主治】消渴,祛伤寒寒热,破石淋及转筋,利小便,止遗尿,灭瘢痕。治中风头昏,失音痰迷,及消除胸腹结块。治诸种虫咬毒伤。

【附方】牵牛酒:治一切肚腹、四肢肿胀,不论是鼓胀、气胀、湿胀、水胀等。制方:用干鸡屎一升炒黄,用好酒三碗,煮做一碗,滤汁饮下。一会儿,腹中气大动,利下,自脚下皮皱消尽。不尽的,隔日再做。

治反胃吐食:用乌骨鸡一只,与水饮四、五日而不让吃食。将五蒲蛇二条,用竹刀切碎让鸡吃。待鸡下粪,取来阴干研末,制丸如粟米大。每服一分,桃仁汤饮下。五、七天即愈。

治中诸菜毒,发狂欲死:用鸡屎烧为末,水服方寸匕。

治破伤中风,腰脊反张,牙齿紧闭,四肢僵直:用鸡屎白一升,大豆五升,一同炒黄,乘热用酒浸泡,微烹后金豆澄下,随意饮用。

治头疮白秃:雄鸡屎末,和陈酱、苦酒洗头。

鸡子

【释名】就是鸡蛋。黄色雌鸡的蛋为好,乌色雌鸡的次之。

【性味】味甘,性平,无毒。

【主治】祛热镇心安神,安胎止痒,止痢。用醋煮食,治赤久痢和妇女产后虚痢。用蛋炒干,止疳痢和妇女阴疮。和豆淋服,治风邪引起的麻痹。用醋浸泡直到蛋坏,可敷疣。和蜡烛,治耳鸣、耳聋。和蜡煎,止小儿发热,也可用一合白蜜,和三颗搅服,立愈。多食使人腹鸣、动风气。

【附方】治伤寒发狂,烦躁热极:吞服生鸡蛋一枚,很有效。

治胎动下血:鸡蛋二枚,打破后加入白粉成稀粥样,一顿吃下。

治断肠草中毒:一叶入口,七窍流血,急取凤凰胎(即鸡子未抱成雏鸡的,已成雏鸡的则不能用),研烂后加入麻油灌下。吐出毒物后还可还生,稍迟就会中毒死亡。

卵白

【性味】味甘,性寒,无毒。

【主治】眼睛红肿疼痛,除胸中郁热,止咳喘,治疗难产,美容及小儿下泄,都生吞它。用醋浸泡一夜,可治黄疸,祛烦热。产后血闭不下,则取一枚鸡蛋的蛋清,加一半醋搅匀后服食。与赤小豆末调和,涂一切热毒、丹毒肿、肋痛有神效。冬月新生的蛋,取蛋清用酒浸密封七月后取出,每夜涂脸,可除面上墨黯与疮疗,有美容作用。

【附方】治下痢赤白:生鸡蛋一个,取蛋清摊纸上晒干,折作四重,包肥乌梅十个,放在熨斗中,以白炭烧存性研末,入水银粉少许和匀。成人二服,小儿三服,空腹水调下。如觉微利,不需再服。

治面黑变白:鸡蛋三个,用酒浸泡,密封28天,每夜用蛋清敷面,则会肤白如雪。

治蛔虫攻心,口吐清水:用鸡蛋一枚去蛋黄,纳好漆入鸡子壳中和匀。吞服,虫即出。

卵黄

【性味】味甘,性温,无毒。

【主治】用醋煮后,治疗妇女产后身体虚弱下痢,小儿气虚发热。和常山末制成丸,用竹叶汤送服,治疗久疟。煎吃,可祛烦热,炼后治呕逆。炒后取油,和粉,可以敷头疮。突然干呕,生吞数枚卵黄、良,小便不通者,也生吞,只数次即可有效。

【附方】治脚上臭疮:熟蛋黄一个,黄蜡一钱,煎油涂上即可。

治赤白下痢:鸡蛋一枚,取黄去白,加入满壳胡粉,烧存性。以酒服一钱匕。

治妊娠漏血,血不止,血流尽则子死:用蛋黄十四枚,取好酒二升,煮汤服下。未止再作,以瘥为度。

抱出卵壳

【释名】俗名混沌池,凤凰蜕。即是受精的鸡蛋,但还没有发育成雏鸡的蛋。

【主治】烧成灰后用油调好外用,治疗疥癣。用酒送服二钱,可治疗反胃。研成末,可治白内障。伤寒劳复,熬令它的颜色变成黄黑时,捣为末,用热汤和一合服,汗出即愈。

【附方】治耳内毒疮出脓:用抱出卵壳,炒黄为末,用油调和灌下,疼痛即止。

治小便不通:鸡子壳、海蛤、滑石,等分研为末。每服半钱,米饮下,一日三次。

卵壳中白皮

【主治】日久咳嗽,用麻黄、紫菀同服,效果明显。

【附方】治咳嗽日久:鸡蛋白皮(炒)十四枚,麻黄三两(焙),同研为末,每服方寸匕。饭后饮下,一日二次。

窠中草

【主治】和白头翁草一起烧成灰后,用猪油调好外敷,治疗头疮及白秃。眼内似有异物,烧灰淋清水洗,效果好。

【附方】治小儿夜啼:鸡窠草放席下,勿使母亲知道。

治产后遗尿:鸡窠草烧为末,用酒服下一钱匕。

秧　鸡

【释名】像小鸡那么大,颊部为白色,嘴狭长,尾巴短,多生活在水田边和水泽边,夏至后每每整夜鸣叫,八、九月来了就停止鸣叫。

肉

【性味】味甘,性温,无毒。

【主治】可治疗蚁瘘。

伏　翼

【释名】伏翼多栖居在屋檐、山洞夹缝中。白天休息,晚上出来觅食,它喜欢吃蚊蚁和小飞虫。它呈灰黑色,有很薄的肉翅,它的翅膀与四只脚、尾巴相连。六、七月出来,十一、十二月藏在洞中。又名:蝙蝠、天鼠、飞鼠、夜燕。

肉

【性味】味咸,性平,无毒。

【主治】聪耳明目,夜视有精光,使人精力旺盛,欢畅情志。治五淋,通利小便。治疗妇女产后痛、带下病、不孕,及久咳上气,治久疟和颈部淋巴结结核,疮疡痔瘘。小儿惊风。

【附方】治疗久疟不止:取七只蝙蝠,去头、足、翅,捣烂,做成梧子大的丸子,每次鸡叫时服用一丸。

治疗多年的颈部淋巴结结核:用蝙蝠一只,猫头一只,都撒上黑豆,火烧以至骨化,研末外涂,干了可用油调敷患处,并内服连翘汤。

血及胆

【主治】滴眼,能聪耳明目,轻身,使人肌肤润泽,精力旺盛,不易衰老,甚至夜中也能见物。

伏翼屎

【释名】石肝、夜明砂、黑砂星。

【性味】味辛,性寒,无毒。

【主治】面部痈肿,血气不和腹中疼痛。破寒热积聚,除惊悸。烧灰用酒送服一方寸匕,下死胎。炒后研末服用,治疗颈淋巴结结核。捣后熬为末,拌饭让小儿食用,可治小儿疳积。

【附方】治疗内外障翳:夜明砂炒过后研末,放入猪肝内煮,吃肉喝汤,效甚佳。

治疗小儿雀目:将夜明砂炒后,再将猪胆汁加入和匀,做丸如绿豆大小,每次用米汤送下五丸。

蒿　雀

【释名】肉的味道比其他鸟雀要好。形体像雀,毛色青黑,生活在蒿草间。

肉

【性味】味甘,性温,无毒。

【主治】补精髓,壮阳。

脑

【主治】涂治冻疮,使手足不绽破化脓。

(2)山禽类

鹰

【释名】它身体很重,爪子很硬,非常锋利,它的羽毛上有斑点,有白,有黑。它的毛常常脱落,生出来的毛颜色往往不同。

肉

【主治】食肉,可治疗精神错乱。

头

【主治】烧灰内服,治疗痔疮及头昏目眩。

嘴及爪

【主治】烧灰用酒送服,可治疗痔疮及精神错乱。

睛

【主治】和乳汁研末调好滴眼,可以聪耳明目、轻身,使人肌肤润泽,精力旺盛,不易衰老。

骨

【主治】烧灰,用酒送服,每次服用二钱,可以接骨疗伤。

毛

【主治】用水煮后取汁饮用,可以戒酒。

屎白

【性味】性寒,有小毒。

【主治】生肌敛疮,止伤损,美容。

雕

【释名】像鹰一样,比鹰大,翅膀短,尾巴长,羽毛是黄色的。它强健有力,在空中盘旋,能看见地上的任何东西。它有几个品种:生长在北方,色黑的,称皂雕;生长在东北,色青的,称青雕;生长在西部,头部黄,眼睛红,羽毛颜色多样的,称羌鹫。又名:鹫。

肉

【主治】食肉,可治疗精神错乱。

骨

【主治】烧灰用酒送服,每次两钱,治疗骨折筋伤。

屎

【主治】烧灰,用酒送服,每次服方寸匕。治疗鸟兽骨。

鹗

【释名】鹗亦是雕类的一种。生活在江边,会在水面上飞翔捕鱼,人称它为食鱼鹰。体形像鹰,呈土黄色,眼眶深陷,喜欢寻戏。雄雌之间和鹰不同,交合时雌雄一同飞翔,平常则雄雌分开。又名:鱼鹰、雕鸡、王睢。

骨

【主治】可接骨续筋。

【附方】治骨折:用鹗骨烧存性,用古钱一个。煅红醋淬七次,为末等分。酒服一钱,不可过多。下身骨折,空腹时服、上身骨折则饭后服,极有效应。

嘴

【主治】烧灰存性研末,一半用酒送服,一半外部涂抹,治疗毒蛇咬伤。

孔 雀

【释名】它生长在高山乔木中。像雁那么大,有三四尺高,颈部细,背部隆起,头部有三根毛,约一寸长,常常几十只聚在一起飞翔,早晨鸣叫声此起彼伏。雌鸟尾短无金翠,雄的五年才能长二、三尺。夏天脱毛,春季夏生。自背至尾有圆纹,五色金彩,相绕如钱。自爱其尾,休息先择置尾之地。又名:越鸟。

肉

【性味】味咸,性凉,微毒。

【主治】解药物及虫蛇毒。

血

【主治】生血饮用,可解虫毒。

屎

【性味】味寒。

【主治】内服可治疗妇女白带过多,小便不利。外敷可治疗疮疽。

(3)水禽类

鸳 鸯

【释名】像水鸭大小,颜色为杏黄色,有纹理,红头、黑翅、黑尾巴,脚掌红,头部有很长的白毛可垂到尾部生活在水中,休息时雄雌两只颈部相互接触缠接,人们常用它来比喻爱情。鸳鸯又名匹鸟,也叫黄鸭。

肉

【性味】味咸,性平,有小毒。

【主治】治疗痔瘘疥癣。

【附方】治疗痔疮:取鸳鸯一只炙熟切细,用五味、醋调好食用。

治疗痔疮下血不止:取鸳鸯一只,洗净切片,用五味、椒、盐腌后烤熟,空腹食用。

鸥

【释名】生活在海边的称海鸥,生活在江边的称江鸥。还有一种鸥,它随海潮的涨落而来去,人们称为"信鸥"。形色像白鸽或小白鸡,长脚长嘴,成群飞翔,三月份产卵。

肉

【性味】味甘,无毒。

【主治】治疗烦渴狂躁。

鹜

【释名】雄性头呈绿色,翅膀上有纹理,雌性为黄斑色,但也有纯黑色和纯白色的,雄鸭不会鸣叫,雌鸭则会叫。又名鸭。

肉

【性味】味甘,性冷,微毒。

【主治】补虚,除热,调和脏腑,通利水道,定小儿抽风,解丹毒,止热痢,生肌敛疮。和葱、豆豉同煮,除心中烦热。白鸭的肉最好;黑鸭的肉有毒,食用害人,易损伤中焦致中焦虚寒、生脚气等。便血的人不能吃用。

肪

【性味】味甘,性寒,无毒。

【主治】可治风虚感冒、水肿。

头

【主治】煮服,治疗水肿、小便不利。

脑

【主治】外用,治疗冻疮。

血

【性味】味咸,性冷,无毒。

【主治】解药物、金属和蛇毒。

舌

【主治】治疗痔疮,杀虫。

涎

【主治】治疗小儿惊风、角弓反张。

胆

【性味】味苦、辛,性寒,无毒。

【主治】可治疗外痔。

本草纲目白话精解

肫衣

【主治】可治疗诸骨鲠喉。将它烧后研末,用水送服一钱,取其消食导滞之功。

卵

【性味】味甘、咸,性寒,无毒。

【主治】可治疗心腹及胸膈热邪,多食易损伤阳气,令人气短。小孩多食导致下肢乏力。不可和鳖肉、李子一同食用。

翡 翠

【释名】在树中做巢,体积比鱼狗大。雄性为翡,雌性为翠,雄性毛色红,雌性毛色青。它也是穴居。生长在东南沿海。

肉

【性味】味甘,性平,无毒。

【主治】治疗水肿病,利小便。

鱼 狗

【释名】又名鱼虎,也就是翠鸟,形体大的叫翠鸟,小的叫鱼狗,它的羽毛是翠绿色,尾巴可用来做装饰品。也有的毛色斑白。大如燕子,嘴巴尖长,脚红而短,背部毛色翠绿,翅膀上的毛色是青黑色的,它以洞穴做巢。

肉

【性味】味咸,性平,无毒。

【主治】可治鱼鲠及鱼骨刺入肉中不能出来,将鱼狗肉烧灰研末或煮汁服都很有效。

鹅

【释名】有青、白两种颜色,眼睛绿,嘴黄,脚掌红。又名家雁、舒雁。

白鹅膏

【性味】味甘,性微寒,无毒。

【主治】灌耳,治卒聋。润皮肤,可和到面脂。涂面急,令人悦白,唇裂,手足皲裂,消痛肿。

肉

【性味】味甘,性平,无毒。

【主治】滋润五脏、除五脏热邪,煮汤服用,治疗消渴症。

血

【性味】味咸,性平,微毒。

【主治】解金属及药毒。

胆

【性味】味甘,性寒,无毒。

【主治】热毒及痔疮初起,频涂抹之,自消。

【附方】治痔疮有核:白鹅胆二三枚,取汁,入熊胆二分,片脑半分,研匀,瓷器密封,勿令泄气。用则手指涂之,立效。

卵

【性味】味甘,性温,无毒。

【主治】补中益气。过食易引发旧病。

毛

【主治】解毒,治小儿惊风,烧灰研末用酒送服,治疗饮食不下。

【附方】通气散:治疗误吞铜钱和钩绳,取鹅毛一钱烧灰,磁石皂子大一枚,煅好,象牙一钱,烧存性。一同研末。每次服用半钱。

治饮食不下:将白鹅尾毛烧成灰,每次用米汤送服一钱。

掌上黄皮

【主治】烧过研末,搽脚。治疗脚趾缝湿烂流水。焙好研末,外用治疗冻疮。

屎

【主治】绞汁服用,治疗小孩患鹅口疮。

【附方】治鹅口疮:将食草白鹅的清粪过滤取汁加砂糖少许,外搽。

鹤

【释名】长约三尺,高也有三尺多,喙长约有四寸。头顶颊部及眼睛是红色,脚部色青,颈部修长,膝粗指细,躯干部羽毛白色,而翅膀和尾部有羽毛为黑色,有的为灰色,它直达的叫声特别洪亮。又名仙禽,羽毛有黄、白、黑等色,其中以白毛的最好。

血

【性味】味咸,性平,无毒。

【主治】益气补虚,祛风益肺。

脑

【主治】和天雄、葱一同服用,可以明目。

卵

【性味】味甘、咸,性平,无毒。

【主治】可预防小儿痘疹。用法:每天给小儿煮食一枚。

雁

【别名】鸿。

【释名】雁的形状像鹅,有黑白二色,十一、十二月南飞,六、七月到北方去。在北方繁殖。

肉

【性味】味甘,性平,无毒。

【主治】中风麻痹,长期食用,能补气,强筋骨,利脏腑,解丹石毒,且能长眉毛、胡须。

骨

【主治】烧成灰和淘米水洗头,可以生发。

毛

【主治】喉下生白毛,小儿抽风。雁身上自行脱落的羽毛,小孩佩戴可以防抽风。

屎白

【主治】疗疮肿毒。

鸬 鹚

【释名】毛色像乌鸦,喙长稍微钩曲,擅长于沉入水中捕鱼,白天它停在河堤上,夜间在树中栖息。它的粪有毒,食用害人,可以腐烂树木。它生长在有水的地方。

肉

【性味】味酸、咸,性冷,微毒。

【主治】可治疗鼓胀,利尿。

头

【性味】性寒。

【主治】治疗哽噎,烧研酒服。

骨

【主治】烧灰水服,可治疗鱼骨鲠噎。

喙

【主治】治疗噎病,发病时衔上便好。

嗉

【主治】治疗鱼鲠。

翅羽

【主治】烧灰,用水送服半钱,可治疗鱼鲠。

鸭

【释名】雄性头呈绿色,翅膀上有纹理,雌性为黄斑色,但也有纯黑色和纯白色的,雄鸭不会鸣叫,雌鸭则会叫。又名鹜、舒凫、家凫。

肪

【性味】味甘,性寒,无毒。

【主治】风虚感冒、水肿。

本草纲目白话精解

【附方】治瘰疬汁出:用鸭脂调半夏末敷之。

肉

【性味】味甘,性冷,微毒。

【主治】补虚,除热,调和脏腑,通利水道,定小儿抽风,解丹毒,止热痢,生肌敛疮。和葱、豆豉同煮,除心中烦热。

【附方】治大腹水病:小便短少者,用青头雄鸭煮汁饮,厚盖取汁。

头

【主治】煮服,治疗水肿、小便不利。

【附方】鸭头丸:阳水暴肿,面赤,烦躁喘急,小便涩,其效如神,用甜葶苈(炒)二两(煎膏),汉防己末二两,以绿头鸭血同头全捣三千杵,丸梧子大,每木通汤下七十丸,日三服。

脑

【主治】冻疮。涂之。

血

【性味】味咸,性冷,无毒。

【主治】解诸毒,热饮,解野葛毒,入咽即活,热血,解中生金、尘银、丹石、砒霜诸毒,灌之即活,蚯蚓咬疮,涂之即愈。

【附方】治小儿白痢:似鱼冻者,白鸭杀取血,滚酒泡服,即愈。

舌

【主治】痔疮,杀虫。

胆

【性味】味苦、辛,性寒,无毒。

【主治】外痔。又点赤目初起,也很有效果。

肫衣

【主治】诸骨鲠喉。将它烧后研末,用水送服一钱,取它有消食导滞之功。

卵

【性味】味甘、咸,性寒,无毒。

【主治】心腹及胸膈热邪。

鹭

【释名】它的毛很白,颈部细长,脚呈青色,身高约有一尺多,它的脚趾分开,尾巴很短,嘴长约有三寸。头顶有十几根长毛,可用来作诱饵捕鱼。它在树林里休息,在水中觅食。又名:鹭鸶、丝禽、雪客、白鸟。

肉

【性味】味咸,性平,无毒。

（4）林禽类

莺

【释名】莺大部分地区都很容易见到。往往雄雌一起飞翔。体部的毛呈黄色,翅膀上和尾部有黑毛,眉毛黑,嘴尖,脚部色青。立春后它就开始鸣叫,在小麦黄桑椹熟了的季节叫得最欢,它的声音圆滑,好听,这种鸟很常见。又名:黄鸟、黄鹂、仓庚、青鸟。

肉

【性味】味甘,性温,无毒。

【主治】补益阳气,助脾。

鹊

【释名】像乌鸦那么大,尾巴长,嘴尖爪黑,背上有绿毛,腹部毛色白,尾巴上的毛色黑白相间,它们上下飞舞,善于鸣叫,人们把它看成吉祥物。又名喜鹊,属于鸟类。

肉

【性味】味甘,性寒,无毒。

【主治】可治疗石淋,消除热结。将鹊烧成灰,将石投入灰中,灰散的,是雄鹊的肉,它能治疗消渴,祛风,利大小便,并除四肢烦热,胸膈症结。妇女不宜食用,十一、十二月将喜鹊埋在厕所旁,能祛除流行病邪及瘟疫。

巢

【主治】将使用多年巢烧灰研末用水送服,治疗癫狂,解除虫毒。以及治疗积年漏下不断困笃的,也可外敷治疗痔疮。

鸲

【释名】头身都是黑,两只翅膀下都有白点,它的舌头像人舌头,能模仿人说话。口黄的为小八哥,口白的为老八哥。人爱养它逗趣。又名鸲鹆,也叫八哥。

肉

【性味】味甘,性平,无毒。

【主治】治疗痔疮出血。又可下气,止咳嗽。

眼睛

【主治】和乳汁研好滴于眼中,可聪耳明目、轻身,使人肌肤润泽,精力旺盛,不易衰老。

乌 鸦

【释名】乌鸦嘴大而性贪,性情凶猛。古有鸦经以占凶吉。有人以脖子白的为不祥。

又名:鸦乌、老鸦。

肉

【性味】味酸、涩,性平,无毒。

【主治】内伤咳嗽,体虚发潮热,以及小儿惊痫,五劳七伤。咳血。

【附方】治五劳七伤,吐血咳嗽:乌鸦一个,枯蒌瓢一枚,加白巩少许,填入邪肚中,缝扎起来放入瓷罐中煮熟,分四服吃。

治疝气偏坠:用乌鸦一个,胡桃七枚,苍耳心子七枚,新生儿胎衣一副,煅研为末,每服一钱,空腹热酒下。

心

【主治】烤熟食用,治疗咳嗽。

胆

【主治】外感眼病,眼红肿烂。

翅膀

【主治】能活血化瘀,治疗从高处坠下,瘀血攻心,面青气短;治小儿瘟疹不出。

斑　鸠

【释名】斑鸠长大后,它的毛色有梨花样斑点的,不会鸣叫,只有项下的斑点像珍珠的,声音很大。它的体形小,毛色是灰色的。性情温和,不善于做巢,它产的卵往往会从巢中落下来。

肉

【性味】味甘,性平,无毒。

【主治】聪耳明目、轻身,使人肌肤润泽,精力旺盛,不易衰老,久吃可益气,助阴阳,久病虚损的人食斑鸠肉,具有补益作用。

血

【主治】趁热饮下,解虫毒。

屎

【主治】用夜明末和屎等分,吹耳,可治疗耳流脓疼痛。

杜　鹃

【释名】杜鹃出自蜀中,今南方亦有。形状如雀、鹞而色惨黑,红口,有小冠,春暮就开始鸣叫,日夜不停,总是面对北方而叫,至夏天叫得更厉害,昼夜不间断,其声哀切。所以有杜鹃啼归这种说法。又名:杜宇、子规、怨鸟、催归。

肉

【性味】味甘,性平,无毒。

【主治】疮疡,将杜鹃肉切细烤热外贴。

山 鹊

【释名】形状像鹊,羽毛是黑色有斑点,嘴及脚都为红色,尾巴长,但不能飞远,它能捕食鸡、雀。又名山鹛、赤嘴鸟。

【性味】味甘,性温,无毒。

【主治】解各种果实之毒。

啄木鸟

【释名】它的爪也很坚硬,用嘴啄得虫后,用舌头钩出吃掉。啄木鸟小的像雀,大的像乌鸦,面部粉红如桃花,嘴、脚都是青色。有大、有小,雌性是褐色的毛,雄性毛上有斑点。它啄木食虫,嘴很锋利,有几寸长,舌头比嘴长。这是一种益鸟。

肉

【性味】味甘、酸,性平,无毒。

【主治】治疗痔疮、牙病及龋齿。

舌

【主治】治疗龋齿。

血

【主治】热饮可以美容。

【附方】取劳虫:取啄木鸟一只,瘦肉四两,朱砂四两,让患者饿一昼夜,将药物调匀,一次喂光。

第十六卷　兽　部

李时珍说:兽,四足而有毛,产于地。各种兽肉,有毒害人的不止一种,有时也因烹调方法不得当,所以我们不可忽略,因为肉是我们餐桌上必不可少的美味。

(1)野兽类

兔

【释名】兔子大小像狸,毛色为褐色。形体像鼠而尾短。耳大而尖。上唇缺而无脾,长胡须,前脚短。屁股有九个孔,靠脚背坐,能跳善跑。又名:明视。

肉

【性味】味辛,无毒。

【主治】补中益气,热气湿痹,止渴健脾。凉血,解热毒,养利大肠。腊月做酱食,去小儿豌豆疮。

【附方】治消渴羸瘦:用兔一只,去皮、爪、五脏,以水一斗煎稠,去滓澄清,渴即饮之。再重的病人,吃了两只兔也会痊愈。

血

【性味】味咸,性寒,无毒。

【主治】凉血活血,解胎中热毒,催生易产。

【附方】治心气痛:用腊月兔血和茶末四两,乳香末二两,捣丸芡子大。每温醋化服一丸。催生丹:难产时,可用腊月兔血,以蒸饼染之,纸裹阴干为末,每服二钱,乳香汤下。

脑

【主治】涂冻疮,催生滑胎,同膏治耳聋。

【附方】治手足皲裂:用兔脑髓涂之。

骨

【主治】热中,消渴。煮汁服,止霍乱吐痢。治鬼疰,疮疥刺风。

头脑

【性味】味甘、酸,性平,无毒。

【主治】头眩痛,癫疾。连着皮毛烧灰存性,用米汤饮服方寸匕,治疗不能适应环境变化引起的呕吐不止。用酒送服,治妇女难产,产后胎血不下。还可治妇女产后子宫脱垂,

兔

痈疽恶疮。

肝

【主治】明目补劳,治头晕目眩。切后洗净如食羊肝法吃,治丹石毒发上冲,眼黑不见物。

【附方】治风热目暗:肝痛气虚,风热上攻,目肿暗者,可用兔肝一具,米三合,和豉汁,如常煮粥食。

皮毛

【主治】烧成灰,用酒送服方寸匕,治难产和胞衣不下,余血攻心,胀刺难受的,极灵验。煎汤,洗豌豆疮。

屎(明月砂、玩月砂)

【主治】目中浮翳,劳瘵五疳,疳疮痔瘘,杀虫解毒。

【附方】明月丹:治劳瘵,驱虫。用兔屎四十九粒,如兔屎大小的砒砂四十九粒,研成末,做成梧子大小的丸。月望前,用水浸泡甘草一夜,五更初时取汁送下七丸。有虫下,急捉到油锅内煎杀。不然,此虫极可恶,恐怕延入他人耳鼻中成隐患。三天内不下,再服用。

狸

【释名】它的种类很多,形体很像猫。它的花纹有两种:一如连钱,一如虎纹。肉味与狐狸肉相同。又名:野猫。

肉

【性味】味甘,性平,无毒。

【主治】诸疰,治风湿鬼毒气,皮中如针刺。做成羹,治痔及老鼠疮,不超过三顿即愈。益气去游风。

【附方】治风冷下血:脱肛疼痛,野狸一枚,大瓶盛之,用泥封固,火煅存性,取研,入麝香二钱,每食前,米饮服二钱。

膏

【主治】鼠咬人成疮,用狸膏抹揉伤口,并同时吃它的肉。

肝

【主治】鬼疟。

阴茎

【主治】女人月水不通,男子阳痿,烧灰,水服。

骨

【性味】味甘,性温,无毒。

【主治】毒气在皮中淫跃,有如针刺。心腹痛,游走没有固定的痛点,颈淋巴结核瘘管和恶疮。烧成灰用酒服用,治一切游风。炒末,治噎病,不通饮食。

【附方】治瘰疬已溃:狸头烧成灰,经常调敷。

治瘰疬肿痛:用狸头、蹄骨涂栈后,炙黄,研成末,每天空腹用米汤饮下一钱匕。如果是淋巴结结核破裂、臭烂,可用狸骨烧灰后敷搽。

鹿

【释名】马身羊尾,头窄,脚高但跑动迅速。雄性有角,夏至则分开,大的像小马,黄底白花。雌性没有角,小而没有斑,毛杂有黄白色。

肉

【性味】味甘,性温,无毒。

【主治】可补中,益气力,强五脏。补虚弱干瘦,调血脉,养血养容。治产后风虚邪僻。九月以后,正月以前可以吃,其他月不能吃,如食后则发冷痛。白臆的,豹纹的,都不可吃。鹿脯烧烤不动,而见水则动,或者暴晒也不干燥的,都能杀人。不可以同野鸡、茭白、鱼、虾等同吃,否则,会长恶疮。

头肉

【性味】味甘,性平。

【主治】治疗糖尿病和尿崩症引起的消渴,夜梦鬼物,煎汁服,作胶弥善。也可酿酒。

蹄肉

【主治】治疗诸风,脚膝骨中疼痛,不能踏地,同豉汁、五味煮食。

脂

【主治】治疗痈肿肌死,温中,四肢不遂,头风,通腠理。不可接近阴物。

髓

【性味】味甘,性温,无毒。

【主治】治疗男子、女子伤中绝育、筋急痛、咳逆,用酒和,服后效果更好。同蜜煮服,壮胆道,利于生子。同地黄汁煎膏服,可填骨髓,壮筋骨,补阴强阳,生精益髓,润燥,养肌。

脑

【主治】可加到面脂中,让人容颜悦泽。刺入肉内不出,用脑敷涂,十次再敷,半天时间刺就会出来。

精

【主治】治疗补劳损引起的虚弱。

血

【主治】治疗性欲冷淡,可补虚,止腰痛和鼻出血,折伤和狂犬伤。和酒服下,治慢性肺虚弱引起的吐血,及妇女白带过多,各种气痛要死的,服后立即痊愈。大补损,益精血,解痘毒、药毒。

肾

【性味】味甘,性平,无毒。

【主治】可补肾、补中,安五脏,壮阳气,做成酒和煮粥吃。

鹿茸

【释名】嫩角长在肉中的,叫茸。

【性味】味甘,性温,无毒。

【主治】治疗不规则阴道流恶血,寒热惊痛,益气强志,生齿不衰。治疗虚劳,洒洒如疟,瘦弱,四肢酸疼,腰脊痛,小便频繁,泄精尿血。破腹中淤血,散石淋痈肿,骨中热疽,养骨安胎下气,杀鬼精物,久服耐老。还可治男子梦与鬼交,女子月经不调,白带过多。烤成末空腹服,壮筋骨。

【发明】李时珍说:生用则散热、行血、消肿、辟邪。熟用则益肾、补虚、强精、活血。炼成霜熬成膏则专门用于滋补。

鹿角胶、鹿角霜

【性味】味甘,性平,无毒。

【主治】用新鹿角切成寸许一节,用淘米水浸七天让它软,再盛在长流水中浸七日,去掉粗皮,用东流水、桑柴火煮七日,不断添水,加上醋少许,捣成霜用。它的汁,加上没有灰酒,熬成胶使用。主治伤中劳绝,腰痛瘦弱,补中益气。妇女闭经不孕,止痛安胎。长期服用,轻身延年。治吐血便焦,血崩不止,四肢作痛,多汗,跌打损伤。烤后噙酒服用,补虚劳,长肌益髓,让人肥健,悦颜色。又治过度疲劳引起的咳嗽,尿精尿血,疮疡肿痛。

骨

【性味】味甘,性微热,无毒。

【主治】可安胎下气,杀鬼精物,长期服用耐老,可用酒浸泡服。做成酒,主治内虚,补骨除风。烧成灰用水服用,治小儿严重腹泻。

齿

【主治】治疗颈淋巴结核破损后久不收口、留血和心腹痛。

筋

【主治】治疗劳损续绝。尘沙眯眼,嚼烂后按进眼中,尘沙就会黏出来了。

靥

【主治】治疗甲状腺肿大,用酒浸后烤干,再浸入酒中,含在口中慢嚼。汁味淡则更换,吃十只即愈。

【附方】治头昏目眩,人如站在车船上,更有甚者转眼黑,或见一为二:用鹿茸半两,没有灰酒三盏,煎一盏,加麝香少许,温服。功效神奇。

治胞衣不下:鹿角刮成屑,取三分,用姜汤送服。

异类有情丸:大补气血虚损,凡男子中年觉衰,便可服用。用龟板酒浸泡七日,烤酥后细磨,鹿角霜(制法见前)各三两六钱;鹿茸熏干后用酒洗净,烤酥后细磨,取虎胫骨用长流水浸泡七日,蜜糖涂酥烤,各一两四钱;加入公猪脊髓九条,炼蜜捣成梧子大小的丸子。每天早晨用盐水送服七八十个丸子。鹿属纯阳,龟、虎属阳,血气有情,不是其他的类,如金,石、草、木可比的。

治肾虚耳聋:用鹿腰子做成羹吃。

山羊

【释名】像羚羊但角大,角下弯的,山羊有两种,一种大角盘环,肉重百多斤;一种角细,它的角很大,有时是下坠的,暑天尘露落角上,角上长草。又叫野羊。

肉

【性味】味甘,性热,无毒。

【主治】男人食了,肥软益人。治劳冷山岚疟痢,妇女赤白带下。治疗筋骨强直,虚劳,益气。利产妇,但不利于生季节病的人。

熊

【释名】熊比猪大而眼睛是竖的,脚像人脚但是黑色。冬月蛰伏时不吃东西,饥饿时舔它的脚掌,所以它的美味在掌。即熊掌。熊性敏捷,好攀援,能上高木,冬天钻入洞穴休眠,春天才出来。

脂

【释名】又名熊白,为熊背上的脂肪,色白如玉,味道鲜美。只有冬天才有,夏天没有。

【性味】味甘,性微寒,无毒。

【主治】风痹不仁,抽筋,五脏腥中积聚,寒热瘦弱,头疡白秃,皮疹。长期服用人不饥并可延年益寿,补虚损,杀寄生虫。用酒炼制后服用,长发变黑,悦泽人面,治面上扁平疣及疮。不可用脂点灯,因烟灰会损伤人眼睛,让目失明。

【附方】治毛发焦黄:用熊脂、蔓荆子末等分和匀,醋调和好,涂在毛发上。

治令发长黑:熊脂,蔓荆子(末)等分和匀,醋调涂之。

肉

【性味】味甘、性平,无毒。

【主治】风痹,筋骨不仁,功效与脂同。

【附方】治中风痹疾:熊肉一斤切入豉汁中,和葱、椒、姜、盐作腌腊,空腹食之。

治脚气风痹:用熊肉半斤,如上方食之。

胆

【性味】味苦,性寒,无毒。

【主治】时气热盛,变为黄疸,夏天久痢,疳匿心痛疰忤。治诸疳,耳鼻疮,恶疮,杀虫。

小儿惊痫,以竹沥化两豆许服之,去胸中涎,甚良。退热清心,平肝明目去翳,杀蛔、蛲虫。熊胆有许多假的,取米粒大的一滴滴于水中,有一道像线一样而不散者为真的。

[附方]治白内障:用熊胆,加冰片少许滴眼。

治小儿初生,因胎受热眼睛闭而不开:用熊胆少许,蒸水洗目,一日七、八次。如若三天目不睁开,服用四物加甘草、天花粉。

治年久痔疾:熊胆涂在伤口上有神效之功力。一切配方皆不及此。

治肠风痔瘘:熊胆半两,加龙脑少量,细磨后和猪胆汁涂在伤口处。

治小儿疳膨积食,日晡发热,肚大骨立:用熊胆、使君子末各等分,磨细调匀,用瓷器蒸溶,蒸饼丸如麻子大小。每日用米汤服用十丸即可。

掌

[主治]食之可御风寒,益气力。

脑髓

[主治]耳聋,疗头旋。去秃风屑,生长头发。

骨

[主治]作汤,浴历节风和小儿惊吓后引起的面青、抽搐,惊痫邪热。

羚 羊

[释名]羚羊像羊,颜色青但粗毛,两角短小。

[性味]味甘,性平,无毒。

[主治]吃了治恶疮。和五味炒热,放在酒中经一夜后饮服,治筋骨僵硬强直,中风。北方人常常食用,南方人食用了,免除蛇、虫伤害。

肺

[主治]治疗水肿鼓胀,小便不通利。

角

[性味]味咸,性寒,无毒。

[主治]聪耳明目、轻身,使人肌肤润泽,精力旺盛,不易衰老,益气起阴,治恶血如水下注泄泻,辟蛊毒恶鬼不祥,夜晚不寐。除邪气惊梦,疗伤寒时气,寒热在肌肤,湿风注毒潜伏在内间,及食噎不通,强筋骨健身,起阴益气,利男子。治中风痉挛,附骨疼痛之症。研成末和蜜糖服用,治卒热引起的烦闷和热毒引起的痢血,疝气。磨成水涂肿毒,一切热毒风攻注,中毒恶风,卒死错乱不认人,打胎后恶血冲心烦闷。烧成末和酒服用,治小儿惊痫狂悸。平肝舒筋定风,安垢散血,下气,辟恶,解毒。治子痫痉。

胆

[性味]味苦,性寒,无毒。

[主治]治面上黑斑,如雀斑。

鼻

【主治】炙烤后细磨,治五尸遁尸邪气。

【附方】治难产:用羚羊角尖刮末,用酒冲服。

堕胎腹痛:取羚羊角烧灰三钱,豆淋酒冲服。

胸胁胀痛:羚羊角烧末,水服。

遍身赤丹:羚羊角烧灰,用鸡蛋清和,然后涂搽。

豹

【释名】形状像虎,但比虎稍小,白面圆头,它的花纹像钱纹的叫金钱豹,宜用皮做裘衣。它的花纹如艾叶,叫艾叶豹,皮毛不如金钱豹。

肉

【性味】味酸,性平,无毒。

【主治】安五脏,补绝伤。壮筋骨。

脂

【主治】和在生发膏中,朝涂暮生。也可加到面脂中。

头骨

【主治】作枕,睡后可以避邪。烧灰淋汁,去头风白屑。

皮

【主治】不可靠皮睡觉,令人神惊。它的毛渍入疮中,有毒。

虎

【释名】为山兽之王。生长在深山里。它的形状如猫,像牛般大,黄底黑纹,锯牙钩爪,胡须坚硬而尖,舌有手掌一般大,生倒刺,颈项短,吼叫时鼻道有阻塞感。又名大虫、李耳。

虎骨

【性味】味辛,性微热,无毒。

【主治】除邪恶气,杀鬼疰毒,止惊悸,治恶疮和颈淋巴结核破损后,久不收口。头骨尤其有效。又可治屈伸不得,走动疼痛,治尸疰腹痛,伤寒温气,温疟,还可祛犬、蛇咬毒。煮汁浸浴,可去骨节风毒肿。和醋浸泡膝部,可以治愈脚痛肿,治胫骨痛尤其好。初生小儿用虎骨煎汤洗浴,可以辟恶气,去疮疥,能追风定痛健骨,止久痢脱肛。

【附方】治痢疾:经年不愈者,取大虫骨炙焦捣末,每服一方寸匕,一日三次。

治髃节走痛:用虎的头骨一具,涂酥后炙黄捶碎,浸在酒里面五天五夜后,随量饮服。

治肛门挺出:虎骨烧成末,每日服一方寸匕。

治健忘惊悸:可用预知散,用虎骨(酥炙)、白龙骨、远志肉等分为末,生姜汤服,一日三次。

治腰脚不遂,筋骨疼痛:取虎胫骨五、六寸,刮去肉膜,涂酥炙黄捣细,用绢袋盛装,用

本草纲目白话精解

瓶盛酒一斗浸泡,火微温。七日后,任意饮用。当微利,便是起效了。又方:虎腰脊骨一具,前两脚全骨一具,捶碎,放在铁床上,用文炭火炙,待脂出,则投进没有灰酒中,密封,春夏七日,秋冬二十一日,每日饮三次。患十年者不过三剂,五年上下者,一剂即愈。

治兽骨鲠咽:把虎骨捣为末,用水冲服一方寸匕,极其有效。也治恶犬咬伤,外敷内服。

虎肉

【性味】味酸,性平,无毒。

【主治】恶心欲呕,益气力,止唾液过多。

【附方】治痔瘘脱肛:用虎胫肉两节,蜜二两,炙黄捣末,蒸饼丸如梧子般大,每早用温酒冲服二十丸。

治脾胃虚弱:恶心,不思饮食,虚肉半斤切,以葱、椒、酱调,炙熟,空腹冷食。

血

【主治】壮神强志。

肚

【主治】反胃吐食。取生肚不要洗,存滓秽,放在新瓦上固锻存性,每次用开水服三钱,有效。

肾

【主治】瘰疬。

胆

【主治】小儿惊痫。小儿疳痢,神惊不安,研水服之。

睛

【主治】癫疾。疟病,小儿热疟惊悸。惊啼,客忤,疳气,镇心安神。明目去翳。

【附方】治小儿夜啼:用虎眼睛一只研为末,以竹沥调少许服用。

鼻

【主治】癫疾,小儿惊痫。

皮

【主治】疟疾。

须

【主治】牙痛。

虎脂

【主治】狗咬伤形成的疮,纳下部,可治五痔下血。治反胃,煎消,涂小儿头疮白秃。

狮

【释名】长得像虎但比虎小,黄色。狮子的头大尾巴很长。目光如电,吼声如雷。有很长髯须,公狮尾巴上的茸毛很多,每天能跑五百里,是毛虫之王。它发怒时的威风表现在齿部,欢喜时威风则留在尾上。当它一吼,有的兽都会躲避起来,马会吓出血尿。现在我国还用醒狮来表现一种兴奋的精神。又名狻猊。

狮肉

【性味】味甘、辛,性热,无毒。

【主治】吃了可生胆助神,使人雄健威武。

尿

【主治】可以使瘀血清散,还可杀灭百虫。

象

【释名】象有灰、白两种颜色,形体庞大,大的身高长均有丈余,是牛的好几倍,眼睛像猪。四脚像柱子般粗壮,没有指甲而有爪甲。行走时先移动左脚,卧下时用臂着地。它的头不能俯地,它的颈不能旋转,它的耳朵下垂。它的鼻子长长的能垂到地上,平时弯卷着,鼻端很深,可以开闭。吃物饮水都用鼻卷入口,一身的力量,都在鼻上。所以象伤了鼻就死。后边有小洞、如鼓皮,刺伤了也会死。口内有食齿,两边有两个牙齿,夹着鼻子,雄者长六、七尺,雌者不过一尺多长。

牙

【性味】味甘,性寒,无毒。

【主治】铁屑及杂物入肉。刮牙屑和水敷在伤口上,铁屑、杂物立出。治疗痫病,刮象牙屑炒黄,研成粉末饮服。生煮汁吸,治小便不通,烧灰饮服,治小便多。

各种物刺在喉中,用象牙磨水饮服,诸物也能取出。治疗风痫惊悸,一切邪魅精物,阴虚发热(肺结核病人常见的热型),用各种疮。并适宜用生屑入药。

【附方】治小便不通:胀急者,象牙生煎服之。

治小便过多:象牙烧灰,饮服之。

治各种兽骨鲠咽:象牙磨水吞服。

治骨刺入肉:象牙刮成粉末,用水煮白梅肉调涂,有效。

治针、箭入肉:象牙刮成粉末,和水敷涂,异物即可出。

肉

【性味】味苦、淡,性平,无毒。

【主治】烧灰,和油涂秃疮。多食,可以让人发胖。

胆

【性味】味苦,性寒,微毒。

【主治】明目治疳,治疮肿,用水化后涂在伤口上。治口臭,用绵裹少许贴于齿根,第二天早晨漱洗去,数次即可。

【附方】治内障目翳:目翳如弯月,如枣花,可用象胆半两,鲤鱼胆七枚,熊胆一分,牛

本草纲目 白话精解

胆半两,麝香二钱,名决明末一两,为末,糊丸绿豆大,每茶下十丸,一日二次。

睛

【主治】目疾,和人乳滴于眼中。

皮

【主治】下疳,烧灰和油敷之,又治金疮不合。

骨

【主治】解毒,胸前小横骨,烧灰酒服,令人能浮。

【附方】象骨散:治脾胃虚弱,水谷不消化,反酸,泄泻腹痛,便急而频繁,不思饮食等病症。用象骨四两火煅,肉豆蔻、枳壳各炒一两,诃子肉、甘草各炒二两,干姜半两,炒成末。每次服三钱,水一盏半,煎至八分,和滓热服。

野　马

【释名】野马像马而小,出产在塞外,现在的宁夏、甘肃及辽东山中也有。其肉与马肉一样,但是据说落地以后不沾沙土。

肉

【性味】味甘,性平,有小毒。

【主治】人病马痫,筋脉不能收缩自如。全身麻痹肌肉不仁。

阴茎

【性味】味酸、咸,性温,无毒。

【主治】男子阴茎萎缩和精液少。

（2）鼠 类

黄　鼠

【释名】像大鼠,黄色,脚短,善于奔走,很肥。住在洞穴中,秋天蓄豆、粟、草木之实过冬。味道肥美。又名:礼鼠、拱鼠。

肉

【性味】味甘,性平,无毒。

【主治】润肺生津。煎成膏贴疮,解毒止痛。

【附方】灵鼠膏:主诸疮肿毒,止痛退热。用大黄鼠一只,打死,再用清油一斤,慢火煎熬,水上拭油不散,于是滤去滓澄清再煎,再加紫黄丹五两炒,不停地用杨柳枝搅匀,滴水成珠时,下黄腊一两,熬黑即成。去火毒三日。如常摊贴。

猬

【释名】猬的头、嘴似鼠,刺像豪猪蜷缩则像芡房及栗房,攒毛外刺,尿之即开。人若碰到它,便藏起头足,以刺刺人,不可捉。又名:毛刺、蝟鼠。

皮

【性味】味苦,性平,无毒。

【主治】五痔和妇女外阴部、阴道内瘙痒、白带带血、五色血汁不止。妇女下阴部肿痛,痛引至腰背的,用酒煮后治疗。治腹痛疝积,烧成灰用酒送服。吹鼻,止鼻出血。用它解一切药力。可治多年痔病不愈者,烤为末,饮用方寸匕。治汤风泻血。

【附方】治大肠脱肛:猬皮一斤(烧),磁石五钱(锻),桂公五钱,捣成末。每次服二钱,用米汤饮下。

治蛊毒下血:猬皮烧末,水服方寸匕,当吐出毒。

肉

【性味】味甘,性平,无毒。

猬

【主治】烤食,补下元,理胃气,增强食欲,烤吃、或者汤饮,治反胃,又生治瘘疮。

脂

【主治】肠风泻血,溶滴耳中,治聋,涂秃疮疥癣,杀虫。

【附方】治虎爪伤人:用刺猬脂天天敷在伤口上,同时内服香油。

脑

【主治】狼瘘。

心、肝

【主治】蚁、蜂等引起的瘘疮,颈淋巴结核恶疮,烧成灰,用酒送服一钱。

胆

【主治】点眼睛,止泪。化成水,涂痔疮。

【附方】治痘后风眼:发则两眼红烂多泪,用刺猬胆汁,用簪点入,痒不可当,二、三次即愈。

鼠

【释名】有四齿而没有其他牙,长须露眼。前脚有四爪。身上没有毛,尾巴和身子一样长。青黑色。

肉

【性味】味甘,性热,无毒。

【主治】烧烤后吃,治小儿哺露大腹,又主治肺痨病,四肢劳瘦。祛中。治疗四肢猛折而筋骨受伤,续筋骨,用生的捣末敷搽。煎成膏,治疮瘘。

本草纲目 白话精解

肝

【主治】治箭镞不出,则捣烂涂在伤口上。耳病流脓水。每次用枣核大小的肝,趁热塞上,能引出虫来。

胆

【主治】治疗眼暗。点上,治青光眼和夜盲症。滴耳,治耳聋。

脂

【主治】烧伤和耳聋。

脑

【主治】治针、棘、竹、木诸刺,在肉中不出,捣烂厚厚地涂在上面,刺即退出。箭镞针刃在咽喉脑膈等隐匿处的,同肝一道捣烂涂在上面。还可涂小儿头颅治骨缝分裂,前囟不能闭合症。用棉裹后塞耳,治耳聋。

头

【主治】治瘘疮、酒糟鼻和烧伤。

目

【主治】治耳聋目浊,肤色无华,四肢无力。

涎

【性味】有毒,食用害人。落在食中吃了,让人生颈淋巴结结核。

脊骨

【主治】治齿折断后多年不生长的,研成末,天天揩擦。

四足及尾

【主治】治妇女习惯性流产。烧成灰服,可催生。

皮

【主治】烧成灰,封痈疽口冷不合者。生剥,贴附邪气郁于筋骨间引起的疮疡,即追脓出。

粪

【性味】味甘,性寒,有小毒。

【主治】治疗小儿疳疾腹大,大人伤寒劳复,男子腹痛,通女子月经,下死胎。研成末服,治催奶引起的乳痈,解马肝毒,涂颈淋巴结结核疮瘘。烧存性,敷伤,治疗肿诸疮、猫狗咬伤。人误食另物,让人成黄疸。

【附方】治鼠瘘溃烂:用鼠一个,乱发一鸡蛋大小,用已三年的腌猪油油煎,会消尽。用一半涂搽,用一半以酒服送,是不传的秘方。

治产后子宫脱垂:温水洗净,用两头尖烧烟熏阴部,即入。

拔鼠

【释名】形体像獭,皮可做成裘,很暖和,湿寒不能打透它。生长在山泽间。

肉

【性味】味甘,性平,无毒。

【主治】煮来吃,味很肥美,治野鸡瘘疮。

头骨

【主治】治疗小儿夜卧不宁,悬于枕边,即能安然睡卧。

硕　鼠

【释名】鼠到处都有,在土洞、树洞中住。比鼠大,头像兔子,尾长有毛,青色。善于叫,能像人一样直立。爱吃粟、豆,与鼠都是田害。

肚

【性味】味甘,性寒,无毒。

【主治】治疗咽喉痹痛,一切热气,含在口中咽汁,神效。

(3)寓类

果　然

【释名】居住在树上,其形状如猿,白面黑颊,多胡须而毛彩斑斓。尾长过身,它的末端有分叉,雨天则用叉塞住鼻孔。爱群行,老的在前,小的在后。吃食相互推让,相爱而居,相聚而生,相赴而死。古人说它是仁兽。又名禺。

肉

【性味】味咸,性平,无毒。

【主治】同五味子煮肉羹吃,治受山岚瘴气而发的寒热疟疾,则坐在它的皮上,直到有效为止。

狒　狒

【释名】它的形状像人,被发现后迅速逃跑,能食人。又名枭羊,也叫人熊。

肉

【性味】味甘,性平,无毒。

【主治】做肉干吃,补五脏,不饥,延年,连同脂肪薄割炙热,贴人的癣疥,能引虫出,不断换巾,直至痊愈。

猩　猩

【释名】形状像狗和猕猴,它的毛如猿,人面人脚,长发,头颜端正,叫声如小儿啼哭,也如狗叫。

肉

【性味】味咸,性温,无毒。

【主治】食了不昧不饥,让人善于奔跑。古人认为是珍味。

猕 猴

【释名】形状像人,眼如悉胡,两颊塌陷有颊囊,是藏食物的地方。屁股没有毛而尾短。能立起来走。咯咯的声音如咳嗽一般。孕五月而生子,生子后多在山涧洗浴。性情躁动,爱举石掷人。

肉

【性味】味酸,性平,无毒。

【主治】做肉干食,治久疟,辟引起疟疾的山峰气瘴。治各种风劳,酿酒则更好。

头骨

【主治】治受山岚瘴气引起的疟疾。制作成热水沐浴,治小儿惊痫,寒热鬼魅邪气。

手

【主治】治疗小儿惊痫引起的口噤。

屎

【主治】涂蜘蛛咬伤。治新生儿破伤风和急惊风,则烧成末,和生蜜少许灌服。

皮

【主治】治疗马疫气。《马经》说马厩养猴,辟马瘟疫。

（4）畜 类

猫

【释名】身形像狸,外貌像老虎,毛柔而齿利。有黄、黑、白、花等各种颜色。以尾长腰短,目光如金银,上腭棱多的最好。因小巧,样子很招人喜爱。又名家狸,是鼠的天敌。

肉

【性味】味甘、酸,性温,无毒。

【主治】治疗劳、颈淋巴结核瘘管和血吸虫病。李时珍说:本草以猫、狸为一类加以注解。然而狸肉人食,猫肉则不佳,也不能归入食品,所以用它的地方很少。

【发明】胡濙《易简方》说:凡是预防血吸虫病,只要从小吃猫肉,则虫就不能伤害身体。这也是《随书》所说的猫鬼野道的血吸虫病了。《肘后》治颈淋巴结结核肿大,或已溃烂而出脓血的,取猫肉如平常一样做羹,空腹食用,并说这是不传秘方。过去的人都认为颈淋巴结结核肿大是老鼠的口涎毒所致。

头骨

【性味】味甘,性温,无毒。

【主治】治疗血吸虫病和心腹疼痛,并可杀虫,治痔疾和痘疮变黑,且对颈淋巴结结核、溃烂和恶疮都有治疗作用。

脑

【主治】治疗颈淋巴结结核溃烂,它的用法为,与莽草等分捣为末,纳入疮口中。

眼睛

【主治】治疗颈淋巴结结核。同人牙、猪牙、犬牙一道烧成炭,各取等分研为末,用蜜水服一盒,即会发出。

舌

【主治】治疗颈淋巴结结核,它的用法是,将生舌晒干,然后研末敷涂。

涎

【主治】治疗颈淋巴结结核,它的用法是,将患部刺破涂搽。

肝

【主治】治疗劳病,杀虫。取黑猫的肝一具,生晒研末,每月朔、望日的五更,用酒调服。

胞衣

【性味】味甘、酸,性温。

【主治】可治反胃吐食,它的用法是,先将胞衣烧灰存性,然后加朱砂末少量,置于舌下,十分有效。

【附方】治血吸虫病:腊月取死猫头烧成灰,每次用水服一钱匕,每日三次。

治多年的颈淋巴结结核不愈:用猫头、蝙蝠各一个,都撒上黑豆,一同烧存性,然后捣为末掺搽,若过干,可用油调后搽。同时内服五香连翘汤,直到有效。

治走马牙疳:黑猫头烧成灰,调酒送服。

治对口毒疮:猫头骨烧存性,研末,每次用温酒服三、五钱。

狗

【释名】李时珍说:狗的品类很多,但就它的功用可分为三类:田犬长嘴,善于狩猎;吠犬短嘴,善于看守;食犬体肥,可用来做食品。凡是本草中所用的,都是食犬。犬受孕三月后出生,豺见到狗会下跪,虎吃狗会醉,狗食番木鳖则会死,这是因为物性相制伏的原因。又名犬。

肉

【释名】黄犬为上品,黑犬、白犬次之。

【性味】味咸、酸,性温,无毒。

【主治】可以安五脏,补绝伤,轻身益气。宜养肾、补胃气、壮阳、暖腰膝、益气力。可补五劳七伤,益养阳事,补血脉,增加肠胃运化能力和肾、膀胱的功能,填补精髓,它的方法为,和五味烹煮,空腹食用。凡是吃犬肉,不可去血,去血则力少不益人。与蒜同食,损人;与菱同时食用,生抑郁病。白犬与海鱼同食,必得恶病。九月不要食犬肉,否则伤神。瘦犬有病,发疯的狂犬发狂,自己死亡的犬有毒,食用害人,蹄子悬空的犬伤人。赤屁股

本草纲目白话精解

而且躁的、犬目红的都不能吃。

蹄肉

【性味】味酸,性平。

【主治】煮成汤吃后能下乳汁。

血

【性味】味咸,性温,无毒。

【主治】用白狗血,可治癫疾发作;乌狗血可治横生难产,血上抢心,方法是和酒一起服用。补安五脏。饮热血,可治虚劳吐血,又可解射罔毒。点眼睛,可治痘疮入目。又可治伤寒热病所致的发狂见鬼和鬼击病,可辟诸邪。可治心痹心痛,方法是,取心血与蜀椒粉相和,做成梧子大小的丸,每次服五丸,每日服五次。

乳汁

【主治】治疗十年不愈的青光眼。用法是,取白犬生小犬后(小犬目未开时)的乳,不断点眼,待小犬眼睁开时即愈。另外,赤秃发落者,用犬乳汁经常涂搽,甚妙。

脂胰

【主治】治手足皲裂,入面膏,可去面上黑斑,柔五金。

脑

【主治】治头风痹、鼻中息肉、阴部匿疮。狂犬咬伤后,取本犬脑髓敷涂,以后就不会复发。

心

【主治】治忧愤气,除邪,治风痹所致的鼻出血及阴部疮。也可治狂犬咬伤。

肾

【性味】味平,微毒。

【主治】治妇女产后肾劳如患疟疾者。妇女体热,可用猪肾;体冷,可用犬肾。

肝

【主治】治狂犬咬伤:同心、肾一道捣烂,涂狂犬咬伤。治脚气攻心:生切,用姜、醋拌后食,取泄。已泄的不要用。

胆

【性味】味苦,性平,有小毒。

【主治】可耳聪明目、轻身,使人肌肤润泽,精力旺盛,不易衰老,敷涂痂疡恶疮,疗鼻道阻塞和鼻中息肉。主治鼻出血和耳病,止消渴,杀虫除积,能破血。凡是血气痛和有伤损的人,可用热酒服半个,则淤血尽下。治刀箭疮,可去肠中脓水。如与通草、桂和为丸服,则会令人隐形。

公狗阴茎

【性味】味咸,性平,无毒。

【主治】治疗中焦受损,治阳痿不举,而且会使它强热硬大。还可治女子带下十二疾。治绝阳和妇女性冷淡,补精髓。

阴卵

【主治】烧灰后服食,可治妇科十二种疾病。

皮

【主治】治疗腰痛,用烤热的黄狗皮裹腰,经常用即愈。烧成灰,可治各种风病。

毛

【主治】治疗难产,颈下毛:用降袋装起系在小儿背上,治小儿夜啼。烧灰,每次一钱,开水冲服,治邪虐。

尾

【主治】烧灰,敷犬咬伤。

齿

【性味】性平,微毒。

【主治】治疗癫痫寒热、痔子,但要在伏天收取的。磨汁,治犬痫。烧研成末,和醋,可敷发背和马鞍疮。同人齿一起烧成灰,田汤冲服,治痘疮倒陷,有效。

头骨

【性味】味甘、酸,性平,无毒。

【主治】治疗金疮出血。烧成灰,可治久痢、劳痢。与干姜、莨菪炒,直到见烟,做成丸,空腹饮服十丸,极有效。治痈疽恶疮,头颅闭合不全,女人白带过多。

颔骨

【主治】烧灰用酒冲服,可治小儿诸痫、诸瘘。

骨

【性味】味甘,性平,无毒。

【主治】烧成灰,主治生肌,可用于敷马疮。可疗各种疮瘘和妨乳痈肿。补虚,理小儿受到外界惊吓引起的惊痫。用米汤每日一服,可治休息久痢。用猪脂调后,可敷鼻疮。煎汁,同米煮成粥,可补,令妇女容易怀孕。

【附方】戊戌酒:大补元气。用一只黄狗肉,煮一小时,再捣成肉泥,和汁拌炊糯米三斗,入曲,像常规酿酒一样,成后每日早晨饮。

治诸骨鲠:狗涎液不断滴在骨上,会自己下去。

治大肠脱肛:狗涎液涂抹大肠,自己便会回缩。

治误吞水蛭:用蒸饼半个,绞出狗的涎液,吃。连食二、三次,它的物自己会散去。

治肝虚目暗:白狗胆一枚,萤火虫十四枚,阴干,合捣成末,点眼。

治产后血乱,奔入四肢,并违堕:以狗头骨灰,用酒饮服二钱,甚效。

治打损接骨:狗头一个,烧存性,捣为末,热醋调后涂搽,然后暖卧。

治附骨疽疮:烧狗头骨,直到起烟,并用此烟每日熏疽疮。

治恶疮不愈:狗头灰同黄丹粉各等分,和匀敷涂。

治梦中泄精:狗头鼻梁骨烧后研末,每日睡前用酒冲服一钱。

羊

【释名】河西生长的最佳,河东的也好。南方的羊多食野草、毒草,所以江浙的羊少味而易使人发病。南方的人食用后,却不感到忧郁。北方的羊到南方一、二年后,补益的功效降低,更何况土生土长在南方的羊。这都是水土的原因。又名:羝、羯羚。

【附方】治子宫脱垂:煎羊脂不断地涂搽。

治肺结核和慢性肺病:他方没有效者,用炼羊脂、炼羊髓各五两,煎沸。加炼蜜,及生地黄汁各五合,生姜汁一合,不停地用手搅,微火熬成膏。每日空腹温酒调服一匙。

虚劳口干:用羊脂一鸡子大,淳酒半升,枣七枚,渍七日食,立愈。

血

【性味】味咸,性平,无毒。

【主治】女人血虚中风和产后血欲绝。热饮一升马上就会活转。治产后崩及下胎衣,治突然受惊所致的七窍出血,解莽草毒和胡蔓草毒,还可解一切丹石毒。

【附方】治鼻出血不止:饮热羊血即愈。

治胎死不出及胞衣不下:饮羊血一小盏,有效。

治误吞蜈蚣:以猪羊血灌服,即吐出。

治大便下血:羊血煮熟,拌醋食。

乳

【性味】味甘,性温,无毒。

【主治】补寒冷虚乏。润心肺、治消渴,疗虚劳,益精气,补肺和肾气,调小肠气。同羊脂一起做羹,可补肾虚和男女中风。利大肠,治小儿惊痫。含在口中,可治口疮。治心突然疼痛,可以温热后服食。另外,如果蚰蜒入耳,灌耳即使它化成水。大人干呕和反胃,可时时温饮。解蜘蛛咬毒。

【附方】治漆疮作痒:羊乳敷搽。

治面黑令白:白羊乳三斤,羊胰三副,和在一起捣烂,每晚洗脸涂上,早晨洗去。

脑

【性味】有毒。

【主治】可发风病。与酒和服,迷人心,成风疾。男人或妇女吃后,会损精气,少子。食白身黑头羊的脑,肠会长结块。加到面脂手膏中,可润皮肤,去黑干黯,还可涂搽损伤、丹瘤、肉刺。

【附方】治遍身丹瘤如火:羊脑同朴硝研后涂搽。

治足指肉刺:刺破,以新酒酢和羊脑涂之。一合即愈。

肉

【性味】味苦、甘,性大热,无毒。

【主治】暖中,治乳余疾,及头脑大风出汗、虚劳寒冷,补中益气,镇静止惊。止痛,益养产妇。可治风眩引起的头晕和消瘦,男人五劳七伤,小儿惊痫,另可开胃健力。

【附方】羊肉汤：产后寒劳虚羸，心腹疝痛。用肥羊肉一斤，水一斗，煮汤八升。加当归五两，黄芪八两，生姜六两，煮至二升，分四次服。

治女子虚怯不孕，带下赤白：取羊肉二斤，香豉、大蒜各三两，水一斗，煮至五升。加酥一两，再煮至二升服用。

治五劳七伤虚冷之证：用肥羊腿一只，密盖煮烂，取汤服，并食肉。

治肺结核身冷：羊肉一斤，山药一斤，分别煮烂如泥，下米煮粥食用。

治阴道出血过多，垂死：肥羊肉二斤，水二斗，煮成一斗三升，加生地黄一升，生姜、当归三两，煮至三升。分四次服。

小儿蛔虫症：买羊肉一斤，炒或烤食，或煮汤食也可以。

头、蹄

【性味】味甘，性平，无毒。

【主治】风眩瘦疾，小儿惊痫，脑热头晕。安心止惊，缓中、止汗、补胃，治男子五劳引起的阴虚、潮热、盗汗。热病后宜于食用，患冷病的人不要多食。还可疗肾虚精竭。

皮

【主治】一切风和脚中虚风，补虚劳，则去毛做肉羹食用。取湿皮卧伏后，可治散打伤青肿；干皮烧后服用，可治蛊毒导致的下血。

脂

【性味】味甘，性热，无毒。

【主治】生脂：治下痢脱肛，去风毒和产后腹中绞痛。治鬼疰，去游风和黑皯熟脂：治贼风痿痹飞尸，辟温气，止劳痢，润肌肤，杀虫治疮癣。入膏药中，可透入肌肉经络，祛风热毒气。

髓

【性味】味甘，性温，无毒。

【主治】主治女子血虚风闷。润肺气，养皮肤，去除瘢痕。男子、女子伤中，阴阳气不足，利血脉，益经气，用酒送服。还可祛风热、止毒。经常服食不会损人。和酒服用，可补血。

【附方】治舌上生疮：羊胫骨中髓，和胡粉涂上。

治白秃头疮：生羊骨髓，调成粉搽之。先以泔水洗净，一日两次，数日可愈。

心

【性味】味甘，性温，无毒。

【主治】忧愤引起的膈气。补益心。

【附方】治心气郁结：羊心一枚，红花三钱，浸玫瑰水一盏，入盐少许，徐徐涂心上，炙熟食之，令人心变多喜。

肺

【性味】味甘，性温，无毒。

【主治】补肺，止咳嗽。伤中，补不足，去风邪。与小豆叶一同煮食，治渴，止小便频数。通肺气，利小便，行水解毒。

本草纲目白话精解

【附方】治咳嗽上气:多年咳嗽,生命垂危者,可用莨菪子(炒)熟羊肺(切爆)等分为末,以醋拌,每晚不吃饭,空腹服二匙,粥饮。隔日一服。

治小便频便:下焦虚冷,羊肺一具,切碎,做羹,入少量羊肉,和盐豉食,三具即愈。

肾

【性味】味甘,性温,无毒。

【主治】补肾气虚弱,益精髓。补肾虚引起的耳聋阴弱,壮阳益胃,止小便,治虚损盗汗。和脂一起做羹食,疗劳痢甚效。蒜、薤食一升,疗腹内积块、胀痛。治肾虚消渴。

【附方】治五劳七伤:阳虚没有力,用羊肾一对,去脂切碎;肉苁蓉一两,酒浸一夜去皮后做羹,下葱、盐、五味后食。

治肾虚精竭:羊肾二只,切碎,加在豉汁中,以五味同白粱米揉,做成羹、粥食。

治阳气衰弱,腰脚疼痛。用羊腰子三对,羊肉半斤,葱白一茎,枸杞一斤,同五味煮成汤。再下米做粥,食用。

治虚损劳伤:羊肾一枚,术一升,水一斗,煮九升,服一升,一日三次。

治肾虚腰痛:用羊肾去膜,阴干为末,酒服二方寸匕,一日三次。

羊石子

【释名】即羊的外肾。

【主治】肾虚精滑。

肝

【性味】味苦,性寒,无毒。

【主治】补肝,治肝风虚热。治眼睛红、痛和热病后失明,用羊肝七枚,生食,有神效。切成片用水浸贴,可解蛊毒。与猪肉、梅子、小豆合食,伤人心。与生椒合食,伤人五脏,对小儿尤其如此。与苦笋合食,会致青盲病。妊妇食后会令子多病厄。

【附方】治肝虚目赤:青羊肝,薄切水浸,吞三有效。

治虚损劳瘦:用新猪脂煎取一升,入葱白一握煎黄,平旦服。到第三日,用枸杞一斤,水三斗煮汁,入羊肝一具,羊脊膂肉一条,麹末半斤,着葱,豉做羹食。

治青盲内障:羊肝一个,黄连一两,熟地黄二两,同捣合作丸,如梧子大小。每天服三次,每次服七十丸,饭前或饭后用茶服下。

治妇女阴户有虫作痒:羊肝纳入引出即止。

胆

【性味】味甘,性寒,无毒。

【主治】青盲聪耳明目点赤障、白翳、风泪眼,解蛊毒。疗疮湿、时行热火瘭疮,和醋服用,效果好。治各种疮,还能生人的血脉。同蜜一道蒸九次后,点赤风眼,很有效。

【附方】治产妇面斑:产妇面如雀卵的样子,可以羊胆,猪胰,细辛等分,煎三沸,夜涂,白天以浆水洗掉。

治小儿疳疮:羊胆二枚,和酱汁灌下部。

胃

【性味】味甘,性温,无毒。

【主治】反胃,止虚汗,治虚弱,小便频数,做羹食用,三五次即愈。羊肚和饭食,经常如此会使人多流清口水,成反胃作噎病。

【附方】治久病虚羸:不长肌肉,水气聚在胁下,不能饮食,四肢烦热,可用羊胃一枚(切),白术一升(切)、水二斗,煮九升,分九服,一日三次,不超过三剂即痊愈。

治中风虚弱:羊肚一具,粳米二合,和椒、姜、豉、葱做羹食之。

脬

【治】下虚遗尿,将水盛入脬中,炙熟,空腹食用,四、五次即愈。

胰

【主治】润肺,治各种疮疡。加到面脂中,去面上黑斑,使肌肤光泽明润,除瘢痕。

【附方】治多年咳嗽:羊胰三具,大枣百枚,酒五升,渍七日,饮之。

治痘疮瘢痕:羊胰二具,羊乳一升,甘草末二两,和匀涂之,早晨,用猪蹄汤洗去。

舌

【主治】补中益气。

【附方】治补中益气:用羊舌二枚,羊皮二具,羊肾四枚,蘑菇、糟姜做羹,食用肉汤。

睛

【主治】目赤及翳膜,晒干为末,点眼。取熟羊眼中白珠二枚,于细石上和枣核一起磨汁,点目翳会复明,接连用三、四日即愈。

公羊角

【性味】味咸,性温,无毒。

【主治】青盲,聪耳明目止惊悸寒泄。久服,可安心益气身轻。杀疥虫。进山时烧它,可辟恶蛇虎狼。可疗百节中结气,风头痛和蛊毒吐血,妇女产后余痛。它的灰可治漏下,退热,御山瘴溪毒。

【附方】治赤秃发落:公羊角、牛角烧灰等分,猪脂调敷。

治风疾恍惚:心烦腹痛,或时而昏倒又苏醒。以青公羊角屑,微炒为末,不时温酒服一钱。

头骨

【性味】味甘,性平,无毒。

【主治】风眩瘦疾,小儿惊痫。

脊骨

【性味】味甘,性热,无毒。

【主治】虚劳寒中赢瘦。补肾虚,通督脉,治腰痛下痢。

【附方】治小便膏淋:羊骨烧研,榆白皮煎汤,服二钱。

治老人胃弱:羊脊骨一具捶碎,水五升,煎取汁二升,入青粱米四合,煮粥常食。

治虚劳白浊:羊骨为末,酒服方寸匕,一日三次。

治老人虚弱:白羊脊骨一具挫碎,水煮取汁,枸杞根一斗,水五斗,煮汁一斗五升,合

本草纲目白话精解

汁同骨煮至五升。去骨,瓷盒盛之。每以一合,和温酒一盏调服。

治疮口不合:脓水不止成漏,用小羊(初生的)的脊骨,盐泥固汗,煅过研末五钱,加麝香、雄黄末各一钱,填疮口,三日后必愈合。

胫骨

【性味】味甘,性温,无毒。

【主治】虚冷劳、脾弱、肾虚者不能射精或精液白浊,除湿热,健腰脚,固牙齿,去黑斑,治误吞铜铁。

【附方】治误吞铜钱:用羊胫骨烧灰,煮稀粥食用,神效。

治妇女月经不断:羊前左脚胫骨一条,用纸包裹后再用泥封,令干,煅赤,加等量棕榈灰。每次服一钱,温酒下。

治面黑干黯,皮厚鳖黑:用羊胫骨灰,再用鸡蛋清调和后敷搽,夜涂晨洗。洗时用淘白梁米的水。三日腻白好颜。

治咽喉骨鲠:羊胫骨灰,米汤送服一钱。

治脾虚白浊:忧虑过度,伤脾不能射精,用羊胫骨灰一两,姜制厚朴末二两,面糊丸梧子大,米饮下百丸,日二服。

须

【主治】小儿口疮,蟹蝈引起的尿疮,方法是烧成灰后和油敷涂。

【附方】治香瓣疮:浸淫水出,痛痒不一,久不能愈:用公羊须,荆芥、干枣肉各二钱,烧灰存性,加轻粉半钱。淘米水洗拭,清油调搽,二、三次必愈。

驴

【释名】驴面长额宽,耳朵像长矛,尾巴修长,夜间鸣叫的时间与更次相应,善于驮负重物,有褐、白、黑三色,入药的黑色为佳。还有一种善于驮负野驴,像驴,但它的皮斑驳,尾巴和鬃毛很长,骨骼大,它的功效与马相同。

肉

【性味】味甘,性凉,无毒。

【主治】解心烦,止风狂。酿酒,可治一切风。治忧愁不乐,能安心气。同五味煮食,或以汤做粥食。补血益气,治多年劳损,可煮汤后空腹饮。疗痔引虫。野驴肉功效与此相同。

头肉

【主治】煮汤服二、三升,治多年消渴,没有不愈者。用渍曲酿酒服食,可去大风动摇不休者。洗头,治头风屑,姜同煮汁每天服用,治黄疸百药不治者。

【附方】治中风头眩:心肺浮热,肢软骨疼,语言不清,身体打颤。用黑驴的头;如同吃的方法一样,豉汁煮食。

脂

【主治】敷治恶疮、疥、癣和风肿。调酒后服三升,可治不能说话,不认识人的狂癫病。

与乌梅一起调和成丸,治多年疟疾,未发时服二十丸。和生椒捣熟,用棉布裹来塞耳,可治多年聋疾。和酒各等分服用,可治咳嗽。和盐,可涂治身体手足的风肿。

【附方】滴耳治聋:黑驴脂少许,鲫鱼胆一个,生油半两,和匀纳葱管中,七日取滴耳中,一日两次。

治目中胬肉凸出:用驴脂、白盐各等分,和匀,注进两眼眦。每日三次,一月即愈。

髓

【性味】味甘,性温,无毒。

【主治】耳聋。

【附方】治多年耳聋:严重者用三、两次,初起者用一次便见效。将驴前脚胫骨打破,在太阳下沥出髓,用瓷器收储。每次用都以棉球点少许入耳内,侧卧待药行。它的髓不可多用。以白色者为上品,黄色者不用。

血

【性味】味咸,性凉,无毒。

【主治】利大小肠,润燥结,下热气。

乳

【性味】味甘,性冷利,无毒。

【主治】小儿热急黄等,服得太多会腹泻。疗大热,止渴渴,小儿高热引起的惊邪赤痢,小儿惊痫。突然心痛至腰脐者,可热服三升。蜘蛛咬疮,可用器具盛来浸泡。蚰蜒和飞虫入耳,滴之当化成水。频频热饮,可治郁气,解小儿热毒,不生痘疹。浸泡在黄连中,然后取汁,可点风热赤眼。

【附方】治小儿口噤:驴乳、猪乳各一升,煎一升五合,服如杏仁许,三、四服即愈。

阴茎

【性味】味甘,性温,无毒。

【主治】强阴壮筋。

驹衣

【主治】戒酒。煅研为末,酒冲服,每次方寸匕。

皮

【主治】煎胶状食,治一切风毒,骨节疼痛,呻吟不止。和酒一起服食更好。煎成胶后服,主治鼻出血、吐血、肠风引起的血痢和白带过多。

【附方】治牛皮癣:生驴皮一片,用朴硝淹过,烧灰,油调后搽涂。

治中风口眼㖞斜:将乌驴皮拔掉毛,如常物一样制干净后蒸熟,加豆豉汁,和五味煮食,即愈。此方又治骨节疼痛。

毛

【主治】用一斤炒黄,投入一斗酒中,浸三日,治骨中一切风病。空腹慢饮,使自己醉,然后暖卧发汗。第二天再饮。同时忌食陈仓米粥。

【附方】治小儿客忤:剪驴膊上旋毛一弹子大,以乳汁煎饮。

骨

【主治】煮汤浴治麻风。母驴骨煮汤服,治多年消渴,极有效。

头骨

【主治】烧灰调油,治小儿头颅内缝分裂、前囟不闭。

悬蹄

【主治】烧灰敷痛疽,可散脓水。和油敷小儿颅囟不闭,以痊愈为度。

【附方】治饮酒过度:欲穿肠者,用驴蹄硬处削下,加水煮浓汤,冷后饮服。

治肾风下注:用驴蹄二十片(烧灰),密陀僧、轻粉各一钱,麝香半钱,为末敷之。

尿

【性味】味辛,性寒,有小毒。

【主治】恶疮,反胃不止,治水肿,蜘蛛狂犬咬死。风虫牙痛,频含漱之,有奇效。

【附方】治白癜风:驴尿,姜汁等分,和匀频洗。

治耳聋:人尿一分,干地龙一条,为末,以黑驴尿一合和匀,用瓷器盛,每次滴少许入耳。

屎

【性味】味辛,性寒,有小毒。

【主治】绞汁,治心腹结块疼痛,反胃不止,烧灰吹入鼻孔,止鼻出血的效果甚好。和油,涂恶疮湿癣。

【附方】治卒心气痛:驴屎绞汁五合,热服即止。

治经水不止:妇女血崩,用黑驴屎存性研末,面糊为丸梧子大,每空腹黄酒下五、七十丸。

耳垢

【主治】刮取,可涂治蝎螫咬伤。

马

【释名】马以西北的最好,东南的马较劣,入药以纯白者为良。

肉

【性味】味辛苦,性冷,有毒。

【主治】伤中,除热下气,长筋骨,强腰脊,壮健强志,轻身不饥。做肉干,可治寒热痿痹,煮汤,洗头疮引起的白秃有效。

【附方】治豌豆疮毒:马肉煮清汁,洗之。

乳

【性味】味甘,性冷,无毒。

【主治】渴甚,治热。做成酪后则性温,饮食后会消肉,减肥。

心

【主治】善忘。患痢的人吃马心则会使胸腹的痞闷加重。

肝

【性味】有大毒。

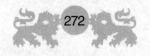

【附方】治月水不通,心腹滞闷,四肢疼痛:红马肝一片炙研,服前热酒调服一钱,通即止。

白马阴茎

【性味】味甘、咸,性平,无毒。

【主治】伤中绝脉,阴茎不举。可强志益气,使肌肉肥健,生子。治小儿惊痫。益养男子阴气。

驹胞衣

【主治】妇女不通经。煅存性后,再捣为细末,每次服三盏,加入少许麝香,用新汲的井水空腹服下,不超过三服,效果很好。

齿

【性味】味甘,性平,有小毒。

【主治】小儿马痫,则用水磨服。烧成灰后用唾液调和,涂痈疽疔肿,有效。

【附方】治赤根疔疮:马牙齿烧存性,捣细为末,腊猪脂调和后敷搽,根即出来。

治小腿两侧的臁疮溃烂:二、四岁马牙床骨烧研,先以土窨过,小便洗数次,敷搽。

骨

【性味】有毒。

【主治】烧灰后和醋,敷小儿头疮和身上的疮。止邪疟。烧灰后和油,敷小儿耳疮、头疮、阴疮体表感染化脓灼痛。敷涂在乳头上让小儿饮吞,可以治愈夜啼。

头骨

【性味】味甘,性寒,有小毒。

【主治】喜眠,令人不睡,烧成灰后,用水冲服,每次一方寸匕,每日白天三次,晚上一次,或者做枕头效果也好。治牙痛。另可烧灰敷头疮、耳疮。治疗马汗气入疮后痛肿,可烧灰敷涂,则白汗出而愈。

【附方】治胆热多眠:马头骨灰,铁粉各一两,朱砂半两,龙脑半分,为末,炼蜜丸梧子大。每服三十丸,竹叶汤下。

治胆虚不眠:用马头骨灰,乳香各一两,酸枣仁(炒)二两,为末。每服二钱,温酒服。

胫骨

【性味】味甘,性平,无毒。

【主治】煅存性,降阴火,中气不足的人可用来代替黄芩、黄连。

悬蹄

【性味】味甘,性平,无毒。

【主治】小儿不吃乳,辟恶气蛊毒,蛊疰不详。止鼻出血,龋齿。主癫痫,齿痛。疗肠痛,散瘀血,白带过多,杀虫。烧成灰后加入少许盐,掺走马疳蚀,治疗效果非常好。赤马的悬蹄可辟瘟。

【附方】治肛门腐烂:见脏腑则死,用猪脂和马蹄灰,绵裹导入肛门,每日数次即愈。

皮

【主治】妇女临产,红马皮可催生。治小儿白秃,可用赤马皮、白马蹄烧成灰,和腊猪的脂调膏后敷搽,效果很好。

鬃毛

【性味】有毒。

【主治】小儿惊痫,女子崩中赤白。烧灰服,止血,可涂搽恶疮。

汗

【性味】有大毒。

【附方】治黡刺雕青:用白马汗搽上,再以汗调水蛭末涂之。

白马溺

【性味】味辛,性微寒,有毒。

【主治】消渴,破腹内积块,男子疝气,妇女腹内积块,取铜器盛装饮服。洗头疮白秃,溃恶刺疮,每日十次,愈后即停止。热饮马尿,可治反胃、杀虫。

【附方】治脱牙:用白马尿浸泡茄科三日,晒干,研为末,点牙即落。或煎巴豆点牙亦落。注意,不要点好牙。

白马屎

【性味】性微温,无毒。

【主治】止渴,止吐血、下血、鼻出血、金疮出血,妇女经血过多。敷头顶,止鼻出血。绞汁服可治产后各种血气、伤寒时疾。治时行病起合阴阳垂死的,绞汁三合,日夜各服一次。治杖打疮及杖打损伤疮伤风而作痛的,则炒热,用布包裹后在伤疮处熨五十遍,极有效。绞汁灌服,可治突然卒中恶死。用酒冲服,可治产后下腹子宫寒热闷胀。烧灰后用水冲服,可治久痢赤白。与猪脂调和后,可涂治马咬人疮,白马汗浸入疮口,剥死马时骨刺伤人等毒攻欲死者。

【附方】治搅肠痧欲死者:用马屎研汁饮服,立愈。

治炼指欲堕:马粪煮水,渍半日即愈。

骡

【释名】骡为驴和马交配而生,体形比驴大,比马健壮,力量在腰部。

肉

【性味】味辛、苦,性温,有小毒。

蹄

【主治】难产。烧灰,加少许麝香,用酒冲服,每服一钱。

屎

【主治】打损,诸疮,破伤中风,肿痛。炒焦裹熨之。冷即换。

牛

【释名】牛有黄、黑、赤、白、驳杂等色。水牛为青苍色,腹大头尖,它的牙齿有上而没有下,观察它的牙齿的情况可以知道它的年龄,二颗牙齿的三岁,四颗牙齿的四岁,另外,六颗牙齿的五岁,六岁以下的,每年脊骨增加一节。牛耳都聋,均用鼻子闻。牛的瞳孔竖长而不是横的。它的声音叫牟,牛站起时是先抬后足,卧时后曲前足。

黄牛肉

【性味】味甘,性温,无毒。

【主治】可安中益气,养脾胃。对腰脚有补益作用,可以止消渴和唾涎。也有人说黄牛肉有微毒,食用后会诱发药物的毒性,会加重病情,所以对病人来说吃黄牛肉不如水牛肉好。如是自死的,血脉已绝,骨髓已竭,不能食用。

水牛肉

【性味】味甘,性平,无毒。

【主治】消渴止干呕腹泻,安中益气,益脾胃。补虚壮健,强筋骨,消水肿,除湿气。吃水牛肉的宜忌与黄牛相同。

头蹄

【性味】性凉。

【主治】治疗肾、膀胱炎症。

鼻

【主治】消渴。同石燕煮汤喝,治妇女没有乳,做羹食用,不过两日,乳汁就会增多,气壮的人尤其有效。治疗口眼歪斜,不管是干是湿,只要用火烤热,于患处熨擦,即会逐渐恢复。

皮

【主治】治水肿,小便涩少,方法是将皮蒸熟,切细,加豆豉汁食用。熬胶最良。

乳

【性味】味甘,性寒,无毒。

【主治】可补虚羸,止渴。养心肺,解热毒,润皮肤。冷补,下热气。和蒜煎沸后食饮,去冷气所致的胸腹胀痛。患热风的人宜于食饮。老人煮食有益。加姜、葱,可以治愈小儿吐乳,补劳。治反胃热哕,补益劳损,润大肠,治气痢,除黄疸,老人煮粥食十分适宜。

血

【性味】味咸,性平,无毒。

【主治】解毒利肠,治金疮折伤垂死,又下水蛭。煮后拌醋吃,治血痢便血。

脂

【性味】味甘,性温,微毒。

【主治】治各种疮疥癣所致的白秃,也可以加到面脂中。多食会使人发旧病老疮。

髓

【性味】味甘,性温,微毒。

【主治】可补中,填骨髓,久服增寿。安五脏,平三焦,续绝伤,益气力,止泄痢,去消渴,都以清酒暖服。平胃气,通十二经脉。治瘦病,用黑牛髓、地黄汁、白蜜各等分,煎服。润肺补肾,光泽肌肤,调理折擦损痛,十分好。

脑

【性味】味甘,性温,微毒。

【主治】治晕眩消渴,脾积痞气。润皲裂,则加入面脂中川。牛死于热病的,不要食用它的脑,不然会使人肠生结块。

心

【主治】治虚忘,可补心。

脾

【主治】补脾。腊月淡煮,每日食一次,治痔瘘。与朴硝做肉于食,消癖块。

肺

【主治】补肺。

肝

【主治】补肝、耳聪明目、轻身,使人肌肤润泽,精力旺盛,不易衰老。治疟疾和痢疾,则用醋煮后食用。妇女阴部疾患,置入后可去虫。

肾

【性味】味甘,性温,无毒。

【主治】治消渴晕眩,补五脏,加醋煮后食用,补中益气,解毒,养脾胃。

胃

【释名】又名百叶。

【主治】牛羊吃百草,与其他兽相异,有眩,有蜂窠,也与其他兽不同。眩就是胃最厚的地方。治热气水气,治痢,解酒毒、药毒、丹石毒,发热,加姜、醋食用。

胆

【性味】味苦,性大寒,无毒。

【主治】可制成丸药。除心腹热渴,止下痢和口干焦躁,益目养精,腊月酿槐子服,耳聪明目、轻身,使人肌肤润泽,精力旺盛,不易衰老,治疳湿治疗效果非常好。酿黑豆,一百日后取出,每夜吞一粒,可镇肝耳聪明目、轻身,使人肌肤润泽,精力旺盛,不易衰老。酿南星末,阴干服,可治惊风而且有神奇的功效。除黄杀虫,治痈肿。

喉

【主治】治小儿喘气。疗反胃吐食,取一具喉去膜和两头,逐节用醋浸后烤干,烧存性,每次服一钱,米汤下,有神效。

胞衣

【主治】臁疮不敛,用牛胞衣一具,烧灰存性,研搽。

靥

【主治】治喉痹单纯性甲状腺肿大,古代的处方中多有利用。

齿

【主治】治小儿牛痫。李时珍说:六畜的牙齿可治六种癫痫,都是比类之义。耳珠先生有固牙法,用牛齿三十枚,取瓶子装后固济,煅红后捣为末,每次用水一盏,末二钱,煎热含入口中,漱冷后吐出,有已经松动的,用末直接揩涂。

牛角鳃

【释名】就是角尖中坚硬的骨头。

【性味】味苦,性温,无毒。

【主治】经血不畅,瘀血疼痛和女人白带下血,可火烤后用酒吞服。烧成灰的,主治赤白痢。黄牛的角鳃经过烧烤,主治妇女血崩,大便下血,血痢;水牛的角鳃烧烤后,可止妇女血崩,赤白带下,冷痢泻血,水泄。治水肿。

角

【性味】味苦,性寒,无毒。

【主治】水牛的角经过烧烤,可治时气寒热头痛。煎汤,可治热毒风和壮热,沙牛的角可治扁桃体炎肿塞欲死,方法是烧成灰后用酒冲服,每次一钱,小儿饮乳不快像喉痹的,取角灰涂搽在乳头上,咽下即愈。又治淋症破淤血。

骨

【性味】味甘,性温,无毒。

【主治】烧灰后可治吐血鼻洪,崩中带下,肠风泻血,火泻,治邪疟。烧成灰与猪脂调和后涂疳疮侵蚀到人的口鼻,有效。

蹄甲

【主治】治妇女经血过多,漏下赤白。烧灰后用水冲服,可治牛痫疯。和油后涂小腿两侧的臁疮,有效。研细成末后贴于脐上,可以治愈小儿夜啼。

阴茎

【主治】治妇女漏下赤白,无子。

牛卵囊

【主治】治疝气,方法是:取一具煮烂,加入小茴香和少许食盐,拌食。

毛

【主治】脐中毛,治小儿久不能行走。耳毛、尾毛、阴毛,都主治通小便淋闭。

口涎

【主治】治反胃呕吐。用水调服二匙,终生都不会噎气。让小儿吮吸,可治小儿突受外界惊吓引起的惊痫。灌服一合,可治小儿霍乱。加盐少许,顿服一盏,治喉闭口噤。

鼻津

【主治】治小儿鼻疮及湿癣。用水调少许灌吞治小儿突受外界惊吓引起的惊痫。

尿

【性味】味苦、辛,性温,无毒。

【主治】治水肿,腹胀脚肿,利小便。

屎

【性味】味苦,性寒,无毒。

【主治】治水肿恶气。烘干烧烤后,可敷颈淋巴结结核瘘管和恶疮。烧灰,可敷烧伤

本草纲目白话精解

不愈,敷小儿烂疮痘和痈肿不合,能灭瘢痕。绞成汁,可治消渴和劳累所致的黄疸病,以及脚气霍乱,小便不通。

黄犊子脐皮

【主治】可治暴怒所致的九窍和四肢指趾间出血,方法是烧为末后,用水冲服,顿服,每天四五次。主治中恶霍乱和鬼击吐血,取一升黄犊子脐皮,和酒三升,煮汤服食。

【附方】治癖积:用黄牛肉一斤,常山三钱,一同煮熟。食肉饮汤,癖必自消,立效。

治肉人怪病:人头顶生疮,五色如樱桃状,破则白头顶分裂,连皮剥脱至足,名曰肉人。常饮黄牛乳即可自消。

治误吞水蛭,肠痛黄瘦:牛血热饮一二升,次早化猪脂一升饮服,即从下面而出。

治小腿两侧的臁疮不敛:牛胞衣一具,烧存性,研末搽涂。

治卒魇不寤:以青牛蹄或马蹄置人头上,少顷即活。

治损目破睛:牛口涎,日点二次,注意避风。黑睛破者也会愈。

治胎死腹中:用湿牛粪涂腹上,即下。

治恶犬咬伤:洗净伤口,以热牛屎封伤口,即可以治愈痛。

驼

【释名】驼的形状像马,它的头像羊,长颈项,垂耳,脚有三节,背上有两个突出的驼峰,有苍、褐、黄、紫等各种颜色。它的性耐寒,所以夏至褪毛避暑。它的粪烧出的烟就像狼烟一样直冲云霄。古时用它的烟报警。它的力量能负重上千斤,每天可行走二三百里,又能感知泉源水脉和风候。它很耐渴善于在沙漠中行走。

肉

【性味】味甘,性温,无毒。

【主治】诸风,下气,壮筋骨,润肌肤,主治恶疮。

脂

【性味】味甘,性温,无毒。

【主治】治疗顽痹疮、恶疮毒肿、肌肉僵死、筋皮挛缩、腕部筋骨损伤。

乳

【性味】味甘,性冷,无毒。

【主治】治疗补中益气,壮筋骨,使人不饥饿。

黄

【性味】味甘,性平,微毒。

【主治】治疗风热惊疾。

毛

【主治】治疗女人白带过多最好。疗痔,则取额上的毛烧灰,用酒冲服,顿服。

屎

【主治】干研后吸入鼻,止鼻出血。烧烟可驱杀蚊虱。

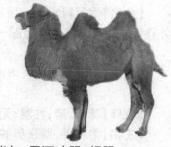

【附方】治阴部疳疮:取骆驼的细绒毛烧成灰,用水过滤后澄清,加等量的黄丹,炒后研末,涂搽即愈。

治中风口眼歪斜,语词不清:把骆驼肉像平常一样做羹吃。

治人肌肤粗涩,身多痱子:将骆驼肉研细,加甘草、豆豉汁煮吃。

治风疮顽癣、烂皮死肌和筋脉短缩:用骆驼脂油和米粉或面做煎饼吃。

治痔疾他方没有效者:将五倍子捣为末,用骆驼脂油调和,涂患部即愈。

治鼻中出血不止,他方没有效者:将骆驼屎晾干,捣成末后吹入鼻孔中,即止。

治家屋壁下所生的鳖虱:用骆驼屎与蟹壳、鳗骨,在一起烧,即绝种。

豕

【释名】凡是猪都骨细、筋少、多油,大约有几百斤,因为它食量单一,所以很适合家庭饲养,现在仍是农家主要饲养的动物之一。一名猪,一名豚,雄性叫豭,雌性叫彘,阉割后的叫豮。

公猪肉

【性味】味酸,性冷,无毒。

【主治】治疗狂病经久不愈,可压丹石,解热毒,适宜肥热人食用。补肾气虚竭,可治疗水银风,和中土坑恶邪气。久食公猪肉,会使血脉闭固,筋骨衰弱,肌肉虚软,所以忌长久食用,金属器物所致的金疮病人尤其要忌食。

江猪肉

【性味】味酸,性平,有小毒。

【主治】多食会使人感到身体沉重。做成肉干后,腥气会很少。豚肉有小毒,久食会使人全身筋肉碎痛而乏气。李时珍说:北方的猪味薄,煮后汤汁清淡;南方的猪味厚,煮后汤汁浓稠,毒性尤其大。凡是白猪、花猪、母猪、公猪、病猪、黄膘猪、米猪,都不可以吃。

公猪头肉

【性味】有毒。

【主治】治疗寒热所致的尿闭症。与五味一同煮吃,可补气虚乏力,可治小儿惊风和五痔,下丹石,但也会使人脏腑功能失调、气血逆乱,有风病的人应忌食。腌腊的猪头烧成灰,治鱼脐疮,效果十分神验。鱼脐疮的形貌肿黑、狭长。

项肉

【主治】俗称糟头肉。主治酒积引起的面黄、腹胀诸症。用项肉一两,切碎如泥,与甘遂末一钱调和,做成丸子,用纸包裹后煨香,用酒服食。

脂膏

【释名】油炼后凝结的叫脂肪,炼出后未凝的叫膏油。

【性味】味甘,性寒,无毒。

【主治】可解地胆、亭长、野葛、硫黄等毒,也可解各种肝的毒性。利于调养胃肠,通调小便,治五疸水肿,生毛发。破冷结,散瘀血,养血脉,散风邪挟热,润肺。可杀虫,治皮肤病,涂在顽恶的疮上,可以治疗痈疽,荣养皮肤。若作手膏涂手,可使皮肤不皲裂。产后胎盘不下,用酒送服,疗效很好。

脑

【性味】味甘,性寒,无毒。

【主治】主要治疗风眩脑鸣,涂在纸上贴冻疮痛肿,待纸干时则已治愈。治疗手足皲裂出血的方法是,用酒化开后洗,并涂抹患处。

髓

【性味】味甘,性寒,无毒。

【主治】可治扑损恶疮,涂小儿,可治头颅疮、脐肿、眉疮。服了,益脑髓,补虚劳。按丹溪先生的治虚补阴丸,即常用猪脊髓和成丸,这是取脊髓通肾和命门,以髓入骨,以髓补髓之效。

血

【性味】味咸,性平,无毒。

【主治】可生血,可以治疗贲豚暴气、海外瘴气、脑血管意外等疾患,以及头痛眩晕和淋沥病症。下身突然出血不止,用清酒合猪血炒食,可以治愈。猪血还可压丹石,解诸毒。用清油炒食,可治嘈杂有虫。服用地黄、何首乌等补药的人应忌,据说能损阳,与黄豆同食,会滞气。

心

【性味】味甘、咸,性平,无毒。

【主治】治疗惊邪忧愤、虚悸气逆,妇女产后中风和血气惊恐。补养血亏、虚劣。经常吃会损耗心气,更不可与吴茱萸同食。

肝

【性味】味苦,性温,无毒。

【主治】可治小儿惊痫,可补肝而聪耳明目、轻身,使人肌肤润泽,精力旺盛,不易衰老,治疗肝虚引起的浮肿。肝制成的饵药,人不可以吃。如果与鱼干和食,则使人生痛疽;如果与鲤鱼肠子和食,则伤人神气;如与鹌鹑合食,会使人面生黑斑。

脾

【性味】味涩,性平,无毒。

【主治】治疗脾胃虚热,方法是同陈橘红、人参、生姜、葱白、陈米煮羹食。

肺

【性味】味甘,性寒,无毒。

【主治】补肺,疗肺虚咳嗽,取猪肺一具,用竹刀切成碎片,再用麻油炒熟,同粥一起吃。又可治肺虚嗽血,煮熟后,蘸薏苡仁末吃,猪肺不可与白花菜同食,食则使人气滞而腹泻呕吐。如在八月时和饴糖食,到十一、十二月就会发疽。

肾

【性味】味咸,性冷,无毒。

【主治】可理肾气,通利膀胱。补膀胱等脏腑,暖腰部膝都,治耳聋。还可补虚壮气,消积滞,治食生冷食物引起的腹泻,止糖尿病和尿崩症引起的消渴,治分娩期虚汗,严重腹泻。肾脏有虚热的人,宜于食猪肾。如果是肾气虚寒的人,不适宜吃。现在的人不了解其中的差异,往往吃猪肾加以补养,因此不可不慎。猪腰虽然补肾,如果经常吃,会令人少子,伤肾,冬月不可吃,吃则损人真气,并会令人发虚胖。

胰

【性味】味甘,性平,微毒。

【主治】能去垢除腻,染练宜用。脾虚的人忌食。猪胰可治慢性肺病引起的咳嗽,方法是同枣肉浸酒后服吃。胰也治痃癖羸,瘦,疗肺气干胀喘急,润养五脏,可去皱疱昆虫、地胆、亭长等毒,还可治冷痢引起的虚弱和肺病咳嗽,脓血不止,用薄竹筒盛装,然后在塘火中煨熟,抹于食物上吃,好。胰还可通畅乳汁。

肚

【性味】味甘,性寒,无毒。

【主治】可补中益气,止渴,断严重腹泻引起的虚弱。还可补虚损,杀寄生虫。酿黄糯米蒸捣成丸,可治劳气和小儿蛔虫引起的营养不良病。主肺痨后血脉不行,还可补羸助气,四季都宜食用。也可消除腹内积块,治疗恶疮。

肠

【性味】味甘,性寒,无毒。

【主治】治虚渴所致的小便频数,补肾、膀胱和肠道功能虚竭,止小便。大、小肠风热的患者宜食它。润肠治燥,调血痢脏毒。洞肠:可治直肠突出,血多。

脬

【性味】味甘、咸,性寒,无毒。

【主治】治疗梦中遗尿,疝气坠痛,阴囊湿痒,阴茎生疮。

胆

【性味】味苦,性寒,无毒。

【主治】治伤寒热渴、肺痨病、消渴、小儿五痔并杀虫,还可用来敷小儿头疮。治便秘,可用芦苇筒从肛门纳入三寸灌汁,立即就会解下。通小便,敷恶疮,治眼红视物不清,可耳聪明目、轻身,使人肌肤润泽,精力旺盛,不易衰老清心,凉肝脾。加在热水中沐发,可去油腻使头发有光泽。

舌

【主治】健脾补不足,使人增加食欲,方法是和五味调料煮汤食。

猪卵

【释名】就是猪的外肾。

【性味】味甘,性温,无毒。

【主治】治小儿惊厥癫疾,除寒热,可祛阴茎中痛。治阴阳易病,小腹急痛,方法是用热酒吞二枚。

蹄

【性味】味甘、咸,性小寒,无毒。

【主治】煮汤服,可下乳汁,解百药的毒性,洗伤挞后的各种败疮。滑肌肤,去寒热。煮羹吃,可通乳脉,托痈疽,压丹石。煮成清汤,用于洗痈疽,清热毒,可消毒气,去烂肉。

尾

【主治】用腊月的烧灰,水调服,治咽喉肿痛、闭塞。和猪脂涂赤秃发落,有效。

【附方】治小儿刮肠痢疾,禁口闭目:精猪肉一两,切薄烤香,用腻粉末半钱,铺在上面吃,或放在鼻头闻香味,便自然有食欲了。

治风狂歌笑,行走不休:用公猪肉一斤,煮熟切块,和酱醋吃,或煮做羹、粥,或炒食。

治禁口痢疾:用腊肉干煨熟食,很好。

治胀满不食:取生猪肉用浆水洗净,压干后切成细块,加蒜、薤啖食,一日二次。下气去风,此乃外国奇方。

解丹石毒,发热沉困:用肥猪肉五斤,葱、薤半斤,同煮食。必然会腹鸣毒下,用水洗淘,砂石尽即愈。

治伤损不食:凡被人打,或从高处跌伤严重,三五日水食不进口。用生猪肉二钱,打烂,以温水洗去血水,再擂烂,用阴阳汤调和,取半钱用鸡毛送入咽内,并以阴阳汤灌下,胸中自然开解。

治小儿重舌:取三家屠宰的肉,切成指头大小,在舌上涂抹,即愈。

治关格闭塞:猪脂油、姜汁各二升,微火煎至一升,下酒五合,再煎,分三次服,有效。

治小儿百日内风噤,口中有物如蜗牛:用猪脂油擦,即消。

治颈下淋巴结核:用猪膏浸泡生地黄,煎沸六、七次,涂抹。

治漏疮不合:用纸粘腊猪脂纳入疮内,每日三次。

治胞衣不下:猪油一两,水一盏,煎沸五至七次,服食后即出。

治漆疮作痒:用猪油不断地涂抹。

治误吞铁钉:猪脂多食到饱,自然从里面裹出来。

治咽喉骨鲠:吞猪膏一团,不愈时,再吞,即可愈。

治杂物入目:猪脂煮,取水面如油的部分,去枕仰卧于床,点鼻中,不过数次,杂物即出。

治发背发乳:把猪脂切成片,冷水浸后贴于患部,每日换四五十片,甚妙。此方是急救方。

治肺痨病:取猪脊髓一条,一枚猪胆的汁,童子尿一盏,柴胡、前胡、黄连、乌梅各一钱,韭白七根,同煎至七分,温服。不过服三次,它的疗效如神。

治交接引起的阴毒而腹痛欲死:公猪血乘热和酒饮。

治蜈蚣入腹:用猪血灌服后不久,饮桐油,当吐出。

治痘疮黑陷:在腊月收取公猪心脏内的血,用瓶装使它干。每次用一钱,加冰片少许,研匀,酒冲服。须臾红活。如没有干血,用生血。它的效如神。

开骨催生丹:用猪心血和乳香末,作桐子大小的丸,并用朱砂做衣。面朝东方,酒吞一丸,未产下则再服。

治突然中风恶死:取猪尾血饮,并缚猪为枕卧,即活。这是长桑君授扁鹊的方法。

治蛇入七孔:割母猪尾血滴入,蛇即出。

治心虚自汗失眠:取公猪心一个,带血剖开,放入人参、当归各一钱,扎定后煮熟,去药后食。不过二、三日即愈。

治心区疼痛:猪心一枚,放入胡椒少许,同盐、酒煮熟后食。

治女人阴中作痒:猪肝火烤后纳入,当有虫出。

治传尸劳:猪腰子一对,童子尿二盏,没有灰酒一盏,用新瓷瓶盛装,并用泥封口,炭火温养,从戌到子时止。待五更初时自开,饮酒食腰子。病重者,一月见效。

治梦中遗尿:取猪尿胞洗净,用火炙熟后食。

治产后遗尿:猪尿胞、猪肚各一个,糯米半升放入胞内,再将胞放入肚内,同五味煮食。

治消渴饮水没有度:干猪尿胞十个,剪破去蒂,烧存性,捣为末。每次服一钱,用温酒下。

治阴茎生疮臭烂:猪尿胞一个,去掉里面的尿一半,留一半,用煅红的新砖焙干,捣为末,再加入黄丹一钱,搽涂,三、五次即愈。涂前应先用葱、椒汤洗患处。

治小便不通:用猪胆连汁罩着阴部,一、二个时辰,汁浸入后则通。

治缠喉风闭:于腊月初一日取猪胆五六个,用黄连、青黛、薄荷、僵蚕、白矾、朴硝各五钱,装入胆内,青纸包好。再将地掘一孔,深宽各一尺,用竹横挂这些胆在里面,再以物盖定,待到立春日取出,让风吹,然后去掉胆皮、青纸,研末密封收藏,每次吹入喉部少许,它的效神验,此乃万金不易之方。

治甲状腺瘤大如升斗:取猪靥七枚(靥就是喉下的一枚肉团,大如枣,微扁而色红),合酒炒,放入瓶中,露一夜后取出。烤熟后食,神效。

治发背痈疽:母猪蹄一只,通草六分,用棉布裹着煮羹食。

治男女阴部溃疡:用母猪粪黄泥包,煅存性,为末。以淘米水洗净搽涂,立效。

治妇女血崩:母猪屎烧成灰,用酒冲服,一次三钱。

治小儿阴囊肿大:猪尿炒热,用袋子盛装后置于肿部,大效。

治竹刺入肉:多年熏肉,切片包裹被刺的部位,即出。

治中诸种肝毒:猪膏,一次性服一升。

治食发而成结块,心腹作痛,咽部如有虫:用猪脂二升,酒三升,煮沸三次后服,每日三次。

治扁桃体炎化脓,疮口痛者:猪脑髓蒸熟,加入姜、醋后吃,即愈。

治牙疳危急:猪肝一具,煮熟,蘸赤芍药粉,随意食用。然后服平胃散二、三贴即起效。

治肾虚,遗精多汗,夜梦鬼交:用猪肾一枚,切开去膜,加入附子末一钱,再用湿纸包裹,煨熟,空腹食,同时饮酒一盏。只需三、五服,即效。

治妇女没有乳汁:用母猪蹄一具,水二斗,煮至五六升饮喝,或加通草六分。

本草纲目白话精解

牛　黄

【释名】牛黄是牛的胆囊结石,少数为胆管结石,天然牛黄。牛黄轻松,自然微香。检验时可揩摩手甲上,自然黄者为真。我国西北、东北、河南、河北、江苏等地均产。由牛胆汁提取加工而成的称人工牛黄。研末冲服或入丸散。又名:西黄、丑宝、犀黄。

【性味】味苦,性凉,有小毒。

【主治】治疗咽喉肿痛,口舌生疮,痈疽疔毒。惊痫寒热,热盛狂痉,疗小儿百病,诸痫热,口不开,大人狂癫,又堕胎。久服,轻身增年,过人不忘,主中风失音口噤,妇人血口禁惊悸,天行时疾,健忘虚乏,益肝胆,定精神,除热,止惊痫,辟恶气,除百病。清心化热,利痰凉惊。

【附方】本品苦凉,它的气芳香,有良好的清热解毒功能,且能凉肝息风定惊,清心豁痰开窍,凡热毒或痰热所致诸疾均可酌情应用。对于咽喉肿痛溃烂、口舌生疮、痈疽疔毒等热毒郁结之证,内服外用均有良效,又善治热病神昏谵语,中风痰迷昏厥、癫痫发狂、惊风抽搐等证。

1. 本品清热解毒作用较强,用于咽喉肿痛、溃烂,口舌生疮,可配以麝香、珍珠、冰片等外用,如八宝吹喉散,或配以草河车、银花、黄芩、雄黄等内服,如牛黄解毒丸,并治一切痈疽疔毒之证;用于乳癌、瘰疬、痈毒等证,以本品为主治药,与麝香、乳香、等药合用,以清热解毒,活血散结,如犀黄丸。

2. 本品有清热凉肝、息风止痉功效,用治温热病热盛所致惊厥、抽搐之证,常与朱砂、蝎尾、钩藤等配伍,如牛黄散;治小儿急惊,壮热神昏,痉挛抽搐之证,可配以麝香、朱砂、天竺黄等,如牛黄抱龙丸。

3. 本品又能清心豁痰,开窍醒神,用于温热病热入心包,神昏谵语,或中风、惊风、癫痫等痰热阻闭包所致神昏口噤、不省人事等症,单用本品为末,淡竹沥化服,即《外台秘要》治婴儿口噤方;若与麝香、朱砂、犀角、黄连等配伍;其效尤著,如安宫牛黄丸。

4. 本品治初生胎热,或身体黄者,以真牛黄一豆大,入蜜调膏,乳汁化开,不时滴入小儿口中,形色不实者,勿多服。

5. 本品治腹痛夜啼,牛黄一小豆许,乳汁化服。

第十七卷 人 部

《神农本草经》中,人物只有脱发一种,所以把人与其他物加以区别。我们古人用人的指甲、牙齿、人尿治病,现在已极少见,现编辑此部,只是为了增进我们对古代医学的了解,不宜实用。

眼 泪

【释名】五脏六腑的津液都向上通过肝液渗出。凡是悲哀或笑,则脏腑会飘摇,脉络与之有了感应,液道就会打开,津就会上溢,这样就会涕泣而出。从眼睛里涌出来。也叫泪水肝液。

【性味】味咸,有毒。

牙 齿

【释名】李时珍说:口两旁的叫牙,当中的称齿。肾主治骨,齿为骨之余。女子出生后七个月开始生牙齿,七岁换牙,到二十一岁肾气便充盈了,真牙也生出了,到四十九岁,肾气便开始衰竭,齿开始枯落。男子出生后八个月生齿,八岁换牙,二十四岁时肾气才充盈,真牙也就长成了。

【性味】味甘、咸,性热,有毒。

【主治】能除劳治疟,解蛊毒气。治乳房痈肿、痘疮。近世用人牙治痘疮陷伏,并说是神品。然而,凡人都一概用之,则贻害不浅。

【附方】乳痈未溃:人牙齿烧灰研末,用油调后敷于患处。

爪 甲

【释名】李时珍说:指甲为筋之余,是胆的外候。《灵枢》经中说:胆与爪甲相应,指甲直而白色没有纹的胆直;指甲形状不正常而黑色多纹者胆结。也称为筋退。

【性味】味甘、咸,性平,无毒。

【主治】主治鼻出血,把指甲刮细吸入鼻内,出血即停止。也催生,下胞衣,利小便。治血尿,及阴阳易病,破伤中风,去翳膜。

孕妇指甲

【主治】刮细点眼以耳聪明目、轻身,使人肌肤润泽,精力旺盛,不易衰老。

【附方】消除脚气:每到寅日剪手脚指甲,同时贴紧肉剪可除脚气。

破伤中风:用手足十指甲,香油炒研,热酒调制,呷服,汗出便好。

阴阳易病:用手足趾甲二十片,中裤裆一片,烧为灰。温酒分三次服下。但男病用女人的指甲,女的则反之。

小儿腹胀:用父母指甲,烧为灰,敷于母亲乳房上,小儿吃母乳而服,则病愈。

小便尿血:人指甲半钱,头发二钱半,烧研为末。每次空腹和温酒服一钱。

乳 汁

【释名】乳是阴血所生,生于脾胃,极富营养,摄于冲任。又名:仙人酒、奶汁。

【性味】味甘、咸,性平,无毒。

【主治】补五脏,令人肥白润泽。治疗眼红肿流泪,用它和豆豉汁服用,有神效。它益气,治瘦弱,润肌肤,生毛发。

【附方】治痰火上升,血衰:也治中风不语、偏瘫、手足疼痛、行动不便、食欲降低等病,用人乳二杯,色白味佳者为好,用一杯梨汁和匀,在银石器内煮沸。每日五更时服一次,能消痰补虚,生血延寿,可治虚损风疾。

治虚损劳疾:用没有病妇女乳汁三酒杯,将瓷碟晒极热,置乳于其中,再加入少许麝香末、木香末二分,调匀服用,然后饮浓茶一杯。第二天服接命丹(用人乳三酒杯,如前晒碟盛人乳,加入胞末一个调制)眼后面红耳赤,如醉思睡,吃少许白稀饭以调养。

治中风不语,舌根强硬:用三年陈酱油五合,人乳汁五合,混匀,用生布绞汁。随时少服用,过一些时间就能说话了。

治月经不通:每天饮人乳三合。

治失音不语:用人乳、竹沥各二合,温服。

治初生不尿:人乳四合,葱白一寸,煎滚,分作四服,即尿出。

治眼热红肿:人乳半合,古铜钱十文,铜器中磨钱使它变色,之后煎滚,用瓶收存,一天点数次。或者用乳汁浸泡黄连,蒸热洗眼。

人 精

【释名】血脉充盛则精长,气聚合则精盈。李时珍说:营气的精粹,通过脏腑的运化而聚于命门,命门是精血所居的府库。男子二十八岁时精满,共有一升六合。通过调养补充可达三升;受损而丧失后,可以不到一升。精由血变化而成,气又荣养它,所以是人身中的精粹。

【性味】味甘,性温。

【主治】与鹰屎合用灭瘢痕。治金疮出血、烫伤。

【附方】治粉刺:用人精一合,盛入青竹筒内,在火中烧,取滴汁,密封于容器内,反复涂患处。

治烫伤止痛:用人精与鹰屎和涂患处,愈后没有瘢痕。

人 血

【释名】人身的血,即生于脾,摄于心,藏于肝,布于肺,而施化于肾。李时珍说:流溢于体内,布散于肌肤。中焦得到的汁液,变化而成红色,行于血营内,以奉养生身。血与气,异名同类。

【性味】味咸,性平,有毒。

【主治】主治皮肉干枯,身起麸片。被犬咬伤欲发寒热的,可刺血热饮。

【附方】治乳汁带血:取醇醋,和产妇血调如枣丸大,服用。

治鼻出血水止:用白纸一张,接流出的鼻血,在灯上烧为灰,用井水冲服。

治吐血不止:就用吐出的血块,炒黑研为末,用麦门冬加水调服,每次三分。

人 气

【释名】天没有此火不能生物,人没有此火不能生存。医家称为元气相火,道家认为是元阳真火。

【主治】治疗下元虚冷,每天用童男女隔衣向脐中嘘气,治疗效果非常好。凡人身体骨节麻木疼痛,可以让人呵气,时间长了经络就畅通了。

【发明】按谢承续《汉书》载:太医史循在某地过夜,寒疝病突发,找不到火。众人交换着用口呵他的背,到早晨病就好了。

人 胞

【释名】人胞是因为包胎儿如人的衣服而得名。胞衣,以生第一胎的最好,次一点的用健康无病妇女的也可。古时用药,不分男婴或女婴胞衣。现在则是男病人用女婴胞衣,女病人用男婴胞衣。取来后用淘米水洗净,盛于竹器内,在溪流中洗去筋膜,再用乳香酒洗过,于筻笼内烘干研末。又名:胞衣、胎衣、紫河车、仙人衣。

【性味】味甘、咸,性温,无毒。

【主治】气血不足,妇女劳损,面干皮黑,腹病瘦弱,则治净,用五味和后,给妇女吃,但不要让她知道。治癫痫失志恍惚,安神养血,益气补精。河车丸:治妇女痨疾咳嗽、发热等症。用初生男孩的胞衣,于溪流中洗净,煮熟切细,烘干研末,加山药二两,人参一两,折茯苓半两,研为末,用酒糊为梧子大小的丸,与麝香同放七日。每次温服三五十丸,用盐汤下。

【附方】河车丸:治妇女瘵疾劳咳,虚损骨蒸等症。用人胞(初生男子者)一具,以流水洗净,熟煮焙干研细为末,取山药二两,人参一两,白茯苓半两,研为末,酒糊丸如梧子大小,麝香养七日。每服三五十丸。温服,盐汤送下。

大造丸:本丸补阴功极重,久服聪耳明目,须发乌黑,延年益寿。制作方法是用胎衣一具(男用女,女用男。淘米水洗净,在新瓦上焙干研末,或用淡酒蒸熟,捣晒研末);年久的童便浸过三日,用酥烤黄的败龟版二两;去皮、盐酒浸后炒过的黄檗一两半,去皮后酥烤过的杜仲一两半;去苗、酒浸后晒过的牛膝一两二钱同研为末,夏月加五味子七钱,研为末(但不接触铁器),用地黄膏入酒,米糊如小豆大的丸。每次空腹服八九十丸,盐汤下。十一、十二月则酒下。女人服用则去龟版,加当归二两,用乳煮糊丸。男子液精,女子带下,都加牡蛎粉一两。

治五劳七伤,吐血虚瘦:用初生胞衣,洗净后以酒煮烂,捣如泥,加白茯苓末,做成梧子大小的丸,每次服百丸。

治久癫失志,气虚血弱:胎衣洗净,煮烂食用。

胞 衣 水

【释名】就是把胞衣埋在地下,七、八年后化为水,澄澈如冰,南方人以甘草、升麻和诸药,用瓶盛装而埋,三、五年后取出。

【性味】味辣,性凉,无毒。

【主治】治疗小儿丹毒,各种热毒,发寒热不止,狂言乱语,饮后立效。初生脐带烧末饮服,止疟。解胎毒,敷脐疮。

小儿初生十三日,以本身的脐带烧灰,用乳汁调服,可免痘患,解胎毒,也可加入少量朱砂。

第十八卷 味 部

李杲说:五味调和饮食,是日用不可无者。五味调和饮食,是日用不可缺少的,如果用得适当,可以开胃,可用过了就会伤人,所以我们用它时要有节制。

(1)芬香类

白檀香

【释名】檀香的树、叶都像荔枝,表皮青而滑泽。

白旃檀

【性味】味辛,性温,无毒。

【主治】治疗消风热肿痛,治中恶鬼气,杀虫。煎服止心腹痛、霍乱、肾气痛;水磨涂外腰肾痛处。散冷气,引胃气上升,进饮食,治噎膈吐食。还有面生黑子,每夜以浆水洗拭至面红,磨汁涂敷,效果甚佳。

【发明】李时珍说:《楞严经》上载,用白旃檀涂在身上,就是取这个意思。杜宝《大业录》上说:隋代有寿禅师擅长医术,用五种香料作成五种饮料来帮助救治病人:沉香饮、檀香饮、厂香饮、泽兰饮、甘松饮,都以香料为主,另外,再加进其他的药物,这些香料做成的饮料既有香味又可以治愈渴,对人体健康又有补益。道教称白旃檀为浴香,不能焚烧供奉上真。

紫檀

【性味】味咸,性寒,无毒。

【主治】磨涂恶毒、风毒,刮末敷金疮,止血、止痛。治尿频、尿急涩痛、淋沥。醋磨敷一切突发肿痛。

玫瑰花

【释名】茎高约二、三尺,可用污秽物灌溉。宿根自生,春时抽条,枝干上多刺,叶子较小像蔷薇叶,叶边多锯齿。四月开花,大的像盘,小的像杯子;颜色像胭脂,香味如同兰麝。

玫瑰花

【性味】味甘、微苦,性温,无毒。

【主治】利肺脾,益肝胆,辟邪恶之气,食之芳香甘美,令人神爽。

桂 花

【释名】桂花叶像橘叶且比橘叶硬。开白花的叫银桂;开红花的叶丹桂;开黄花的叫金桂。有在三、四月开花的,也有在八、九月开花的,也有每月都开花的,有四季都开花

本草纲目白话精解

的。它的花可用于制茶、浸酒、盐渍、及制作香茶、泽发物等。

【性味】味辛,性温,无毒。

【主治】同百药煎,同茶作膏饼食,生津辟臭,化痰,治风虫牙痛。同麻油蒸熟,润发,及作面脂。

树皮

【性味】味辛,性温,无毒。

【主治】治百病,养精神,和颜色,为诸药先聘通使。久服轻身不老,面生光华媚好,常如童子。

(2)调饪类

胡 椒

【释名】李时珍说,胡椒因为它的味道辛辣似椒,故以椒为名,实际上并不是椒类。胡椒原生西戎,今遍有之。它的茎极柔弱,依附在树上攀缘到高处,现架成棚引藤。叶子像扁豆、山药等类植物。叶长半寸,有细条与叶齐,条条结子,两两相对,叶晨开暮合,合后裹其子在叶中,正月开黄白色的花,结出的胡椒子很多,缠绕在藤蔓上,形状像梧桐子,也没有核,生的时候是青色,熟后变为红色,青的更辣。四月熟透,五月开始收,晒干后变小。它是现在最常见的调味品之一。又名:味履支。

【性味】味辛,性温,无毒。

【主治】下气温中,能去痰,除脏腑中的冷气,去胃口的虚冷气,积食不消化,霍乱气逆,心腹疼痛,冷气上冲。可调和五脏,壮肾气,治冷痢,杀死一切鱼、鳖、蕈中的毒。能治冷积阴毒,牙齿肿痛。吃多了,眼花、头昏、生疮。对肺部的损伤大,严重者还会吐血。

【附方】治霍乱吐泻:用胡椒三十粒、用水吞服。或用胡椒四十九粒,绿豆一百四十九粒,一同研为末,木瓜汤服一钱。

治伤寒咳逆,寒气攻胃:胡椒三十粒,打碎,麝香半钱,加酒一钟,煎至半钟,热服。

治心腹冷痛:胡椒二十一颗,用清酒送服。

番 椒

【释名】树木比较矮小,人们喜欢种植在盆中,用来观赏,结的果实像铃,里面的子很小,研碎放在食物中很辛辣。出产于蜀中,现在到处都有。

【性味】味辛,性温,无毒。

【主治】可消积食,解结气,开胃,辟邪,杀腥气,毒气。

蜀 椒

【释名】树的高度有四五尺,形状像茱萸但矮些,长有针棘刺,叶子坚挺而滑,四月结子,颗粒如小豆而圆,肉厚皮皱,呈紫色,其子光黑,如人之瞳仁。又名:巴椒、汉椒、川椒、南椒。

【性味】味辛,性温。

【主治】温中散寒,除湿止痛,杀虫,解鱼腥毒。治积食停饮,心腹冷痛,呕吐,咳嗽气逆,风寒湿痹,泄泻,蛔虫病等。

辣 火

【释名】树不是很高,叶子形状像桑叶,但要小点,结出的果实像花椒。放入食物中,味道很辛香。

【性味】味辛,性温,无毒。

【主治】可调中开胃,消食去痰,能杀鱼肉、蔬菜、菌草一切毒。吃多了,助火伤肺,令人咳嗽,眼红眼花。

白 芷

【释名】根有一尺多长,白色的,粗细不一样,枝干离地五寸以上。三、四月长出嫩叶很柔软,紫色的相对长出,有三指宽。花是乳白色的,进入三伏后结子,立秋过后苗枯死。二月、八月是采根晒干做调料。采到的根,水洗干净,截为一寸长,用石灰拌匀,晒干收藏,以黄色为佳。微焙即可入药。又名:白茝、芳香、泽芬。

【性味】味辛,性温,无毒。

【主治】女人白带多且带血丝,闭经阴肿,受风头痛,流泪。能滋润肌肤,使它变得白嫩,面色细润,可用来做化妆品,治疗风邪,呕吐不止,两胁气满,头昏眼花,红眼病以及眼球结膜增生。还可去面部的疤痕,补胎漏滑落,化瘀血,补新血,治乳疮,颈淋巴结结核,肠风痔瘘,皮肤病。白芷能止痛排脓。止心腹血刺痛,妇女经常流血不止,还有腰痛及子宫大出血等。解除手阳明经的头痛,中风寒热,以及肺经风热,头面皮肤燥痒。治流鼻血,牙齿痛,眉棱骨痛,大肠风秘,小便带血,妇女血风晕晕,反胃呕吐。能解砒霜毒,蛇毒,刀箭等金属伤后的毒。

【附方】治风寒流涕:香白芷一两,荆芥穗一钱,研细为末,蜡茶点服二钱。

治一切伤寒:用白芷一两,生甘草二两,姜三片,葱白三寸,枣一枚,豉五十粒,加水二碗,煎服,令出汗,不出汗者再服。此方叫神白散,又叫圣僧散,可治一切伤寒,而不伤阴阳轻重,老少男女及孕妇等,都可食用。

治肠风下血:香白芷为末,服二钱,米汤服下。很有效。

治口臭:用香白芷七钱,捣成末,分五次服,每天饭后用开水送服一次。

茴 香

【释名】五六月开花,像黄色的蛇床花。结出的子像秕谷,很轻而且细棱。俗名叫大茴香的像麦粒一样大,现在宁夏出产的最好。深冬在宿根上长出许多幼苗,茎肥叶细。其他地方都小,叫做小茴香。

【性味】味辛,性平,无毒。

【主治】治疗身体脓肿、霍乱,以及蛇伤和膀胱炎,祛胃部冷气,顺肠气,调中,治呕吐,消湿止痛,治干湿脚气,肾劳损,腹疝及腹部肿块,阴疼。开胃下气,补命门不足,暖丹田,六、七月可去苍蝇排除臭味,食物中可以用它。

茎叶

【主治】煮来吃,能治突然恶心腹部不适。生的捣成汁一合与热酒一合一起服下,能通小肠气和突然肾气冲胁。

【附方】治口臭:茴香煮在羹中或生吃,效果都很好。

治疝气:用八角茴香,小茴香各三钱,少量的乳香,研成末,用水服能取汗。

山 姜

【释名】茎叶像姜,花像豆蔻花,但稍小点,长在叶间。长出的穗像麦粒,嫩红色。生长于九真交界的地方,现在广东、广西都有。做调料用。

山姜花

【性味】味辛,性温,无毒。

【主治】可调中下气,破冷气疼痛,止霍乱,消食,杀酒毒。

咸 草

【释名】叶子形状像邪蒿,味道是咸的,但能发出香味。

【性味】味咸,性平,无毒。

【主治】可治疗甲状腺肿大。

萝卜子

【释名】人们用萝卜子研末入食物中代替花椒,味道更辛辣。

【性味】味辛、甘,性平,无毒。

【主治】治疗吐风痰,消肿毒,下气定喘,消食除胀,利大小便,止气痛和下痢后重,发疮疹,散风寒,解面毒。

缩砂密

【释名】三、四月开花,开在根下。五、六月结果实,果实很香,是调味品。也叫砂仁,树茎高有三、四尺。叶有八、九寸长,宽半寸。

【性味】味辛,性温,无毒。

【主治】治虚劳冷泻,积食不消化;治各种痢疾,腹中虚痛下气,温暖肝肾;治咳嗽,癫痫抽搐,霍乱转筋,止痛保胎;治脾胃中气结滞不散,补肺醒脾,养胃益肾,理元气,和中焦,驱散寒饮胀痛,呕吐;止阴道出血,除咽喉口齿浮热,化铜、铁、骨鲠,又能发出酒香味。

【附方】治鱼骨鲠:砂仁、甘草等分为末,用布包起来含在口中,随唾沫咽水下去,一会儿鱼骨头就会随痰吐出来。

治妊娠胎动。由于偶然碰到,或者跌跤,动了胎气,孕妇痛不可忍:可把砂仁放在铜构中炒脆为末,每次用温酒送服二钱,一会儿便感觉腹中的胎儿安定下来了。

治误吞诸物,金、银、铜钱等不化的东西:喝浓煎的砂仁汤,东西就会下。

(3)酿 造 类

酒

【释名】大凡酿酒作醴,都需用曲药发酵,只有葡萄、蜜等酒不用曲药。黍、秫、粳、糯、粟、曲、蜜、葡萄等都是酿酒的原料。各种酒味道的浓淡也自然不同。

【性味】味苦、甘、辛,性热,有毒。

【主治】主要药效,杀百邪恶毒气。通血脉,壮肠胃,润皮肤,散湿气,消忧发怒,宣言畅意。并养脾气,扶肝,除风下气。解马肉、桐油毒及丹石发动。

【发明】李时珍说:酒后吃芥菜和辛辣之物可使人筋骨松弛。酒后饮茶,伤肾脏,导致腰脚重坠,膀胱冷痛,并会患喉头肿痰多、口渴、全身疼痛的疾病。一切用酒配制的毒药是难以解治的。但酒遇碱可以解除酒性,这是因为水可制火,酒上升而咸润下的缘由。另外,酒怕枳具、葛花、赤豆花、绿豆粉等东西,是因为寒能制热的缘由。

老酒

【释名】腊月酿造的,可经数十年不坏。

【主治】能和血养气,暖胃辟寒。

春酒

【释名】清明酿造的,也可久放,但不如冬月酿造的好。

【主治】常饮此酒可让人长得又白又胖。医治泌尿生殖系统寄生虫病,只需饮醉此酒,一会儿便会有像米一样的虫排出。

东阳酒

【释名】即金华酒。

【性味】味甘,无毒。

【主治】厚胃益脾,调血脉经络,通利脏腑,强筋健骨,解乏,去瘀血。用来调制各种药更好。

三白酒

【释名】出自苏州,用白糯、白面、白水酿成,颇为珍贵。

【性味】味甘,香烈。

【主治】益脾胃,调气养颜,壮精神,疏经活络。陈酒味醇,新酒味烈。多饮使人燥渴。

金盘露

【释名】金盘露出自处州。先用水和姜汁造曲,再同浮饭酿制而成。味道醇美,但色香比东阳酒差,因为它的水不及东阳酒用的水。

【性味】味甘,性热。

【主治】祛寒辟雾,开胃健脾。

麻姑酒

【释名】出产于江西。以泉得名,曲中有各种药。

【性味】味辛。

【主治】能治各种疾病。

秋露白

【释名】出产于山东。

【性味】颜色纯正味道浓烈。多饮使人发热口渴。

金陵瓶酒

【释名】出产于南京。曲米很好,但水中有碱,而酿制时用灰。

【性味】味甘。多饮此酒会生痰助火,令人咳嗽。

绿豆酒

【释名】绿豆酒出白淮南。曲中有绿豆和灰。

【主治】能解毒,因为酿造时用石灰,所以不是很好。

苏州小瓶酒

【释名】苏州小瓶酒曲中有葱和红豆、川乌之类的药。稍稍多饮,便头痛口渴。

襄陵酒

【释名】襄陵酒出产于山西。

薏苡酒

【释名】薏苡酒出产于蓟州。

咂嘛酒

【释名】出产于陕西和四川。用稻、麦、黍、秫、药曲,封在一种腹大口小的小瓶中酿制而成,饮用时,用筒吸饮。这种酒谷气较杂,酒不清美,不宜多饮。

红血酒

【性味】性大热,有毒。

【主治】能诱发脚气、胃肠出血、痔漏、哮喘、咳嗽、痰饮等各种疾病。但在破血杀毒、祛湿除寒、治疗跌打损伤等方面有奇妙的疗效。

菊露酒

【释名】出产于苏州。从秋末到春初都可酿造,但天气暖和时,味道就不好了。又名生酒、清酒。

【性味】味辛。

【主治】酿制时也用了灰能发燥渴、动火生痰,使人咳嗽,但用来御寒是可以的。因用来酿酒的原料并不多,所以多饮也不会大醉。

白酒

【释名】用蓼和面为曲,再同糯米酿成酒母,用水随兑随饮。多饮会伤脾导致泄泻。

烧　酒

【释名】凡是酸、坏之酒都可蒸烧。用浓酒和糟一起放入瓶中蒸,待蒸气上升时,用器皿盛取滴露。此酒清如水,味道十分浓烈。

【性味】味辛、甘,性热,有大毒。

【主治】消冷积寒气,燥湿痰,开郁结,止水泄。治霍乱疟疾,噎膈心腹冷痛,阴毒欲死,杀虫辟瘴,利小便,坚大便,洗赤目肿痛。如过量饮用就会败胃伤胆,衰心损寿,严重的会烂肠腐肺而死。同姜、蒜一起吃,会生痔疮。盐、冷水、绿豆粉能解它的毒。烧酒味道辛而甘,升阳发散,它的气燥热,胜湿祛寒。所以它能开抑郁而消沉积,通膈噎而散痰饮,治泄疟而止冷痛。辛味先入肺,如果在热天饮会使大便燥结。

暹罗酒

【主治】以烧酒复烧二次,饮后,杀虫治蛊。

【附方】治冷气心痛:加烧酒入飞盐,饮后即止。

治阴毒腹病:烧酒温饮,汗出即止。

治寒湿泄泻,小便清者:饮烧酒后即止。

葡萄酒

【释名】酿造时取葡萄汁和曲。

【性味】味甘、辛,性热,微毒。

【主治】可暖腰肾,驻颜色,耐寒。

葡萄烧酒

【性味】味辛、甘,性热,有大毒。

【主治】可益气调中,耐饥强志,消痰破癖。

附:诸酒加工

屠苏酒

【释名】孙真人说:"屠"就是屠灭鬼气,"苏"就是苏醒人魂。元旦饮屠苏酒,可以驱除一年之中的疫疠之气。

【加工】苍术、桂心七钱五分,防风一两,菝葜五钱,蜀椒、桔梗、大黄各五钱七分,乌头二钱五分,赤小豆十四枚,用三角绛纱做的小口袋装好,除夕悬挂在井底。元旦取出来放在酒中,多次煎沸。全家人面向东方,从年少到年长,依次饮用。饮完后,又将药滓投入井中,一年之中饮用井中的水,就会百邪退避,诸病不生。

逡巡酒

【释名】逡巡,迅速的意思。这种酒一会儿功夫就可做好,因此得名。

【主治】饮用此酒补虚益气,祛一切风痹。长期服用可使人容貌不衰,延年耐老。

【加工】三月三日收桃花三两三钱,五月五日收马兰花五两五钱,六月六日收芝麻花六两六钱,九月九日收黄甘菊花九两九钱,以上这些花均阴干。十二月八日取腊水二斗。等到

本草纲目 白话精解

春分时,取桃仁四十九粒去皮尖,取白面十斤,与前面所说的种种花一起作曲,作好曲用纸包四十九日。服用时,取白水一瓶,入曲一丸,面一块,不久就做成了,若味道淡了就再加一丸。

五加酒

【主治】祛一切风湿痿痹,壮筋骨,填精髓。

【加工】用五加皮洗刮去骨煎汁,和曲、米酿成,或将五加皮锉碎,用袋了装好浸在酒中饮用。

女贞皮酒

【主治】治风虚,补腰膝。

【加工】用女贞皮切片浸泡在酒中饮用,治疗效果非常好。

仙灵酒

【主治】治偏风不遂,强筋健骨。

【加工】仙灵脾一斤,盛入袋中,用二斗无灰酒浸泡、密封三天即可饮用。

薏苡酒

【主治】祛风湿,强筋骨,健脾胃。

【加工】用薏苡仁粉,同曲、米酿酒,或用袋将薏苡粉装好放在酒中煮后饮用。

地黄酒

【主治】补虚弱,壮筋骨,通血脉,使头发由白还黑,治腹痛。

【加工】用生的肥大的地黄绞汁,同曲、米一起封存在密器中,五至七天打开密器,其中有绿汁,这是真正的精华。应先将其喝下,然后过滤,将滤得的汁液贮藏起来,逐日服用。

牛膝酒

【主治】壮筋骨,治痿痹,补虚损,除久疟。

【加工】用牛膝煎汁,和曲、米酿酒,或者将牛膝切碎用袋装好,浸在酒中煮饮。

当归酒

【主治】和血脉,坚筋骨,止诸痛,调经水。

【加工】用石菖蒲,或酿或浸,都如上条。

枸杞酒

【主治】补虚弱,益精气,去冷风,壮阳道,盲目泪,健腰脚。

【加工】用甘州枸杞子煮烂捣汁和曲、米酿成,或袋盛浸酒煮饮。

人参酒

【主治】补中益气,通治诸虚症。

【加工】用人参末同曲、米酿成酒,或用袋盛装浸酒饮用。

薯蓣酒

【主治】治诸风眩晕,益精髓,壮脾胃。

【加工】用薯蓣粉同曲、米酿酒,或浸酒煮饮。

菊花酒

【主治】治头风,明耳目,去痿痹,消百病。

【加工】用甘菊花煎汁,同曲、米酿酒饮用。

黄精酒

【主治】壮筋骨,益精髓,变白发,治百病。

【加工】用黄精、苍术各四斤,枸杞根、柏叶各五斤,天门冬三斤,煮汁一石。同曲十斤、糯米一石,用一般方法酿成酒饮用。

桑葚酒

【主治】补五脏,明耳目。治水肿不下则满,下之则虚,入腹则十无一活。

【加工】用桑葚捣汁煎过,同曲、米用如常法酿或酒饮用。

葱豉酒

【主治】解烦热,补虚劳。治伤寒头痛寒热,及冷痢肠痛,解肌发汗。

【加工】用葱、豉泡酒饮用。

茴香酒

【主治】治突然肾气痛,偏坠牵引及心腹痛。

【加工】用茴香浸酒煮饮,以舶茴最好。

缩砂酒

【主治】消食和中下气,止心腹痛。

【加工】用砂仁炒研,袋盛浸酒煮汁,同曲、米酿酒饮用。

松节酒

【主治】治冷风虚弱,筋骨挛痛,脚气和缓痹。

【加工】用松节煮汁,同曲、米酿酒饮用。

柏叶酒

【主治】治风痹关节作痛。

【加工】用向东的侧柏叶煮汁,同曲、米酿酒饮用,或泡酒饮用。

松液酒

【主治】治一切风痹脚气。

【加工】在松下挖一坑,放置一瓮承取大松树津液一斤,酿糯米五斗,取酒饮用。

南藤酒

【主治】治风虚,逐冷气,除痹痛,强腰脚。

【加工】用石南藤煎汁,同曲、米酿酒饮用。

竹叶酒

【主治】治风虚痹弱,腰膝疼痛。

【加工】用巨胜子二升,也就芝麻二升,炒香薏苡仁二升,生地黄半斤,用袋装好,浸在无灰酒内饮用。

麻仁酒

【主治】治肠胃风毒及燥结不能。

【加工】用大麻子中仁,炒香,袋盛,浸酒饮用。

磁石酒

【主治】治肾虚耳聋。

【加工】取等量的磁石、木通、菖蒲，用袋子装好浸酒，每天饮用。

蚕沙酒

【主治】治风缓顽痹，诸关节不随，腹内结痛。

【加工】用原蚕沙炒黄，用袋装好，每天饮用。

花蛇酒、马蛇酒

【主治】治诸风顽痹、瘫痪、挛急、疼痛、恶疮疥癞。

【加工】白花蛇一条，用袋子装好，然后将蛇与曲一同放在缸底，用糯米饭覆盖在上面。二十一天后，取酒饮用，治疗效果非常好。

蚺蛇酒

【主治】治诸风痛痹，癫风疥癣恶疮，杀虫辟瘴。

【加工】用蚺蛇肉一斤，羌活一两，用袋子装好，然后与曲一起放置于缸底，上面盖上糯米饭，酿成酒饮用。也可将蚺蛇肉和羌活放在酒中浸泡。广西有种蛇酒，坛内放蛇，其酿酒所用的曲却采自山中的草药，不知有无毒。

蝮蛇酒

【主治】治恶疮诸瘘，恶风顽痹癫疾。

【加工】用活蝮蛇一条，加醇酒一斗，封好埋在马排小便的地方，一年后取出，蛇已被酒消化。每次服用数杯，身体就会慢慢好起来。

豆淋酒

【主治】破血去风。治男子中风嘴歪，阴毒腹痛以及小便尿血；妇人产后一切中风疾病。

【加工】将黑豆炒焦，用酒淋，温饮。

霹雳酒

【主治】治疝气偏坠，妇人崩中下血，胎产不下。

【加工】将铁锤、铁斧之类的东西烧红后，浸入酒中饮用。

虎骨酒

【主治】治臂胫疼痛，历节风，肾虚膀胱寒痛。

【加工】用虎胫骨一具，烤黄捶碎。然后同曲、米用常法酿成酒饮用，也可以将虎骨浸泡在酒中饮用。

麋骨酒

【主治】治阴虚肾弱，长期服用可使人长得又白又胖。

【加工】用麋骨煮汁，同曲、米一起酿成酒饮用。

鹿头酒

【主治】治虚劳不足，消渴，夜梦鬼物，补益精气。

【加工】将鹿头煮烂捣成泥，连同汁液一起，加入少量的葱、椒，同曲、米一起酿成酒饮用，治疗效果非常好。

鹿茸酒

【主治】治阳虚痿弱，小便频繁，劳损诸虚。

【加工】取鹿茸、山药各一两切成片，用绢袋包好放在酒坛中，七天后饮用。

龟肉酒

【主治】治用各种方法医治没有效的多年咳嗽。

【加工】用生龟三只，处理方法和食用相同，去掉肠子。用水五升煮沸后取三升，浸曲，酿秫四升，像通常一样饮用，如果能将其全部饮用，咳嗽病将永不再发。

戊戌酒

【主治】大补元阳，阴虚的人不适宜饮用。

【加工】将一整只黄狗的肉煮烂，连同汤汁，和曲、米酿成酒饮用。

羊羔酒

【主治】大补元气，健脾胃，益腰肾，这是宣和化成殿的真方。

【加工】取大米一石，按一般方法浸浆。用嫩肥羊肉七斤，曲十四两，杏仁一斤，一同煮烂，连汁拌末，加入一两木香，一同酿制成酒，不要与水接触，十天便酿好，此酒很甜美。

腽肭脐酒

【主治】助阳气，益精髓，消疝结冷气，大补益人。

【加工】用腽肭脐酒浸捣烂，同曲、米酿成酒饮用。

天门冬酒

【主治】润五脏，和血脉，久服除五劳七伤，癫痫恶疾。常使酒气相接，不能大醉，忌生冷。十日当风疹毒气，三十日停止，五十日内不能吹风。

【加工】在冬月取天门冬去芯，然后煮成汁，与曲、米酿成酒。刚熟时味道微微有些酸，时间长味道就好了。

白石英酒

【主治】治风湿麻木、肢节疼痛及肾虚耳聋。

【加工】用白石英、磁石各五两，煅红后醋浸七次，绢袋盛浸酒中，五至六日，温饮，酒减少就再添酒。

百灵藤酒

【主治】治诸风，百节疼痛。

【加工】用百灵藤十斤，水一石，煎汁三斗，加入糯米三斗、神曲九斤，按照一般方法酿制成酒，三五天后另外煮糯米饭放进去就熟了，然后澄清，每天饮用，汗出便达到了药效。

术酒

【主治】治一切风湿筋骨疾病，驻颜色，耐寒暑。

【加工】用术三十斤，去皮捣烂，用东流水三石，浸渍三十天，取出汁液露放一夜。然后浸泡曲、米，用通常酿酒的办法酿成酒饮用。

蓼酒

【主治】久服耳目聪明，脾胃壮健。

【加工】用蓼煎成汁，和曲、米按照一般的方法酿成酒饮用。

蜜酒

【主治】治风疹风癣。

【加工】用砂蜜一斤，糯米饭一升，面曲五两，熟水五升，一起装入瓶内，密封七天后便成酒。饮用后有很大的功效。

醋

【释名】醋有十几种：米醋、麦醋、曲醋、糠醋、糟醋、饧醋，桃醋、葡萄、大枣、婴奥等各种杂果醋，也很酸烈。

【加工】李时珍说：米醋：三伏天用仓米一斗，蒸成饭，与晒干淋净的饭和匀装入瓮中，用水将其淹没，密封后放置在温暖处，二十一天就做成了。糯米醋：八、九月，用糯米一斗，淘洗后蒸饭，用六月六日造成的小麦曲与之和匀，再用水二斗，放入瓮中封酿，二十一天就可做成。粟米醋：用陈年粟米一斗，淘浸七天，再蒸熟，入瓮密封，早晚搅拌，七天就可酿成。小麦醋：将小麦一斗，水浸蒸饭腌黄，晒干水淋，再用麦饭二斗混匀，放进水中封好，二十一天就酿成了。饧醋：用饧十斤，水四十斤，和匀后放入瓮中，此醋应在立夏后至处暑前这一段时间酿制。每天早晨太阳刚要升起时，用杨枝旋搅四五十转，再用干净的布浸渍水封闭瓮口，数日后加入糯米饭，趁热放进一大盏，四十天后，味道甘酸香烈便酿成醋了。其他糟糠等都可酿醋，不再尽述。

【性味】味酸、苦，性温，无毒。

【主治】消痈肿，散水气，杀邪毒，调诸药。治产后血晕，除脸部色块坚积，消食，杀恶毒，破结气，心中酸水和痰饮。下气除烦，止金疮出血，昏晕，杀一切鱼肉菜毒。磨青木香，止胸痛、血气痛；浸黄柏含服，治口疮；调大黄末，涂治肿毒；煎生大黄服，治胸腹胀痛很好。散淤血，治黄疸黄汗。

【发明】按照孙光宪《北梦琐言》中说，有一个奴婢抱着一个小儿，不慎落在炭火上被烧伤，用醋泥涂在烧伤了的地方，不久就好了，没留什么痕迹。醋有治痈杀邪毒的作用。大抵醋能治各种疮肿积块，心腹疼痛，痰水血病，杀鱼、肉、菜及各种虫的毒气，取醋的酸收敛消瘀的功用，李廷飞说：饮少量的醋，可驱寒，比酒还好。

【附方】治乳痈坚硬：以瓦罐盛醋，烧热石投入二次，待温，以患处溃之。冷则又烧石投入，不过三次即愈。

治砒霜毒：饮酽醋呕吐即愈，不可饮水。

治死胎不下：大豆煮醋，服三升立便分解。

治汤火灼伤：即以酸醋淋洗，并以醋泥涂伤处，很妙，也不留疤痕。

治鬼击卒死：吹醋少许入鼻中，大有效果。

治腋下狐臭：用三年酿醋，和石灰敷腋下。

治转筋疼痛：以旧绵浸醋中，在甑中蒸热后裹患处，冷了就更换，病即愈。

治痛疽不溃：用苦酒和雀屎如小豆大，敷疮上即穿。

治木舌肿强不消:以糖醋时时含漱,或用醋和釜底墨,厚敷舌之上下,脱了又敷,不久即消。

治疗肿初起时:用面围住,以针乱刺疮上,铜器煎沸醋倾入围中,令容一盏。冷即更换,三次后,疗根即出。

饴 糖

【释名】古人的零食大都为饧(饴糖),是用麦曲或谷芽同各种米熬煎而成的。

【性味】味甘,性温,无毒。

【主治】主治补虚,止渴去血,益气力,止肠鸣咽喉痛。治吐血、消痰、润肺止嗽,健脾胃补中。治疗吐血跌打损伤淤血的人,将饴糖熬焦用酒服用,能下恶血。治疗伤寒引起的咳嗽,将饴糖放在蔓菁、荞头汁中煮沸,马上服下去,治疗效果非常好。脾弱食欲不振的人食用少量的饴糖能和胃气。也可以作配药,解附干、乌头之毒。凡是腹胀、呕吐、便秘、龋齿、眼红忌用,小儿消化不良也不要食用,因为饴糖生痰动火最厉害。甘属土,所以患肾病要少吃甜的。甘伤肾,骨痛而齿落,都指的是这一类病。

【发明】《集异记》中说:邢曹进是河朔这个地方的猛将,因为飞箭头却留在了眼中,夹住箭头往外拔却拔不动,痛苦不堪等待着死。忽然梦见一个僧人叫他用米汁灌入眼中,就一定会好。他到处向人询问,没有一个人知晓其中道理。有一天,一个僧人前来化缘,这个僧人像梦中所见的那个,于是邢曹进向僧人打听其中的原因,僧人说:用饧(即饴糖)涂在眼中就行。按照这个办法去治眼睛,又酸又痛,到了晚上,疮痒,用力夹住箭头一拔就拔出来了,眼睛立刻感到清凉,不久就完全好了。

【附方】治鱼骨鲠咽不能出:用饴糖丸加鸡蛋黄用力吞下,不下再吞。误吞竹、木、稻芒及铜、铁等物,俱用饧糖一斤,慢慢服完后便排出。

治服药过剂闷乱:服饴糖后即安。

治蛟龙症病:凡人正、二月食芹菜,误食蛟龙精的,为蛟龙病。病发则似痫,面色青黄。每次服饧五合,每天三次,吐出蛟龙,有两头可验证。吐蛔虫的不要服用。

附:诸酱加工

大豆酱法

用黄豆一斗,煮糜烂,搓揉如泥,用麦面二斗拌匀,在竹笆若芦席上摊开发酵三昼夜,等到其热如火,湿气尽出,色黄如金时,将盐十斤,井水四十斤一同放入缸内,在三伏天的烈日下暴晒,一月的时间味道就好了。

小豆酱法

将豆磨碎,和面庵黄,第二年再将它磨细。每十斤加盐五斤,用腊水淹没,然后晒出味道即可。

豌豆酱法

将豌豆用水浸泡蒸软,晒干去皮。每一斗,加小麦一斗,磨面和匀,蒸过庵黄晒干。每十斤,加盐五斤,水二十斤,晒出味道即可。

麸酱法

用小麦麸蒸热庵黄,晒干磨碎。每十斤,加盐三斤,熟水二十斤,晒出味道即可。

甜面酱

用小麦面和剂切成片,蒸熟庵黄,再装在簸箕中晒干。每十斤,加盐三斤,熟水二十斤,晒出味道即可。

小麦面酱

用生面加水混匀,用布包好踏成饼庵黄,再用大麦面二十斤拌匀,筛出面粉,用煮豆的水汁与筛下的面粉和剂切成片,蒸熟庵黄,晒干捣细,每一斗加盐二斤,井水八斤,晒成黑色,味道甜而水清时即可。

麻滓酱

将麻枯饼捣烂蒸熟,加面和匀庵黄,按照一般方法加盐加水晒制而成,颜色味道都很好。

酱

【释名】李时珍说,按刘熙对名字的解释是:酱,就含有将的含意,能克制食物之毒,犹如将之平暴恶一样。面酱有大麦、小麦、甜酱、麸酱等种类;豆酱有大小豆、豌豆及豆油等种类。它们的功效相同,只是制作方法上略有区别:

豆酱酿造法:用大豆三斗,水煮烂,加面二十四斤拌匀发酵成黄色。每十斤,加盐八斤,井水四十斤,搅晒成油即可。

榆仁酱酿造法:取榆仁同水浸十天左右,用袋装好,揉洗去掉它的涎水,再用蓼汁拌晒,这样反复七次,用发过的面曲一起按照一般的造酱法酿造,再加盐晒制,每一升加曲四斤,盐一斤,水五斤。这就成了榆仁酱。

【性味】味咸,性冷,无毒。

【主治】除热止烦,杀百药及火毒,杀一切鱼肉、菜蔬、蕈毒,并蛇虫等毒。治大便不通,飞虫入耳,涂在狂犬咬伤及烫伤、烧伤等处很有疗效。调水服可解砒中毒。鲤鱼与麦酱同吃易生口疮。孕妇吃酱炒雀肉,会使胎儿面黑。小儿多吃不消化,生痰动气。

【附方】治手指闪痛:酱清和蜜,温热浸泡双手,可止疼痛。

治妊娠下血:豆酱二升,去汁取豆,炒干研为末,用酒服方寸匕,一日三次。

治轻粉毒:服轻粉口破者,用三年陈酱化水,多次漱口。

砂糖

【释名】让蔗糖汁流入樟木槽,取起来煎成糖。清的就是蔗糖,凝结成沙的是砂糖。

【性味】味甘,性寒,无毒。

【主治】心腹热胀,口干渴。润心肺和大小肠热,解酒毒。腊月间用瓶封好,窖在坑中,得了风热毒气的病人,绞汁服用治疗效果非常好。砂糖有和中助脾缓肝气的作用。多吃砂糖,会使人心痛,生寄生虫,肌肉消瘦,易产生龋齿。和鲤鱼一起食用,易生蛔虫;与葵同吃,生流癖;与笋同吃,不易消化,身重不能行。

【附方】治痘不落痂:砂糖,调新汲水一杯服下,一日二服。

治腹中紧胀:白糖加酒三升,煮服。一次不行可再服。

治上气喘嗽,烦热,食后吐逆:用砂糖,姜汁等分,调和,慢煎二十沸。每咽半匙,有效。

治下痢噤口:砂糖半斤,乌梅一个,水二碗,煎至一碗,不定时饮服。

豆 豉

【释名】用大豆蒸熟,每一斗加盐四斤,花椒四两,春季三天时间,夏季两天就可做成。

淡豉

【性味】味苦,性寒,无毒。

【主治】伤寒头痛寒热,瘴气恶毒,烦躁满闷,虚劳气喘,两脚疼冷,没有六畜胎子诸毒和时疾热病发汗。捣末能止盗汗,除烦;生捣为丸服,治寒热风,胸中生疮;煮服治血性腹泻腹痛;研末除阴茎生疮。另治疟疾阴虚发热,解毒除胀和犬咬。下气调和,治伤寒温毒,发斑呕逆。

蒲州豉

【性味】味咸,性寒,无毒。

【主治】解烦热热毒,寒热虚劳,调中发汗,通关节,杀腥气,伤寒鼻塞。陕州豉汁也能除烦热。

【附方】治诸种伤寒:用葱白一握,豉一支,棉布裹好,加水三升,煮至一升,顿服取汗。如不出汗,加葛根三两;再不出汗,加麻黄三两。当初感头痛、身热、脉洪一、二日时,用此葱豉方。

治齁喘痰积,遇雨天便发:用葱豉汤一服即愈,服七八次,可出顽痰数升,药性随消,病可除根。

(4)杂 类

麻 油

【释名】把苣麻炒熟,香而少含水,趁热挤压出油,称为生油,经煎炼,称之为熟油,可以食用了。

【性味】味甘,性寒,无毒。

【主治】利大肠,治产妇胞衣不落。生油擦患处消肿,生发,去头面游风。治天行热闷,肠内结热。每次服一合,到有效为止。治声音嘶哑,杀五黄,下三焦热毒气,通大小肠,治蛔虫钻心痛,治一切恶疮疥癣。

【附方】治砒石毒:麻油一碗灌下就好。

治鼻衄水上:纸条蘸麻油放入鼻中,打喷嚏就好。

治河豚毒:一时仓促没有药,用麻油多灌,吐出毒物就好了。

治卒热心痛:生麻油一合,服后效果良好。

治肿毒初起:麻油煎葱为黑色,趁热涂患处,可自消。

治身面白癜:用酒服生麻油一合,一日三服,服到五斗时瘥。忌生、冷、油腻、蒜等百日。

豆 油

【释名】就是豆类榨的油,吃起来不如菜油好。

【性味】味辛、甘,性热,微毒。

【主治】可涂疮疥,润肠胃。

菜 油

【释名】就是芸薹菜,俗名菜花菜。是收子后榨的油,用处很广。

【主治】敷头可促头发黑亮,行滞血,破冷气,消肿散结,治难产,产后心腹痛等症。消肿热痛。治金疮血痔。

食 盐

【释名】盐的种类很多,海盐是盐的一种,取海卤煎炼而成。井盐取井卤煎炼而成。是人体不可缺少的组成部分,咸香味美,是生活中不可缺少的必备调味品。呈白色。

【性味】味甘、咸,性寒,无毒。

【主治】肠胃结热,喘逆,胸中病,令人吐。治伤寒寒热,吐胸中痰癖,止心腹疼痛,杀鬼蛊毒气,治疮,坚肌骨,除风邪,吐下恶物,杀虫,去皮肤风毒,调和脏腑,消积食,令人壮。助水脏,治霍乱心痛、金疮,聪耳明目、轻身,使人肌肤润泽,精力旺盛,不易衰老,止风泪邪气,疗一切虫伤疮肿、火灼疮、长肉补皮肤,通大小便,疗疝气,滋五味。空腹揩齿,吐水洗目,夜见小字。解毒,凉血润燥,定痛止痒。

【附方】治酒肉过多:胀满不快者,用盐搽牙,温水漱下二、三次。

治脱阳虚证:四肢发冷,不省人事,或者小腹紧痛,发冷汗喘,炒盐熨脐下气海,取暖。

治一切脚气:盐三升,蒸热分裹,近壁,以脚踏之,令脚心热。又和槐白皮蒸之,效果更好。夜夜用之。

治救溺水死:卧在大凳上,后足放高,用盐擦脐中,等水自动流出,切忌倒提出水。

治溃痈作痒:用盐抹四周就会停。

治娠妇逆生:用盐摩擦产妇腹部,涂在小儿的足府,用水搔腹部。

治脱阳虚证:四肢厥冷,不省人事,或小腹紧痛,冷汗气喘,用炒盐熨脐下气海很有效。

治蚯蚓咬毒:形如大风,眉发脱落,只要用浓的盐汤,浸身几遍就好。

治蜂叮虫咬:用盐涂在伤处。

卤 盐

【释名】生产于河东池泽,山西等地的平原,以及大谷、榆次、高亢等处。八、九月都要生卤,远远望去像水,走近看像雪,当地人刮下来熬成盐。有点苍黄色就是卤盐。

【性味】味苦,性寒,无毒。

【主治】治疗大热消渴狂烦,除邪及下蛊毒,柔肌肤。去五脏肠胃留热结气,治腹胀,食后呕吐、气喘。耳聪明目、轻身,使人肌肤润泽,精力旺盛,不易衰老止痛。

杏 仁

【释名】就是杏核中的仁。有苦(山杏)、甜(食杏)两种。

【性味】味甘、苦,性温,有小毒。

【主治】治咳嗽哮喘,喉痹,下气,产乳金疮,寒心贲豚、惊痫,心下烦热,风气往来,时行心痛,解肌,消心下急痛满痛,杀狗毒,解锡毒。治腹胀肠阻发汗,主温病,脚气,咳嗽上气喘促。加天门冬煎,润心肺。和酪一起做汤,润气。除肺热,治上焦风燥,利胸膈气逆,润大肠气秘。杀虫,治诸疮疥,消肿,去头面诸风气和酒糟鼻。有两仁的杏仁伤人。

【发明】李时珍说:杏仁能散能降。所以解肌散风,降气润燥,消积,治伤损的药中可用。治疮杀虫,用它的毒性。李时珍说:杏仁性热降气,也不是能长期服用的果品。只是咀嚼烂咽下能消积秽。古人有服杏丹的方法,说是左慈的方子,唐慎微收入本草书籍中,久服能延寿到千万年。

茶

【释名】早采为茶,晚采为茗,茶有野生和种生两种。种生用子,有指头大小,圆形黑色的,它的仁放在口中,开始甜而后味道苦。

【性味】味苦、甘,性寒,无毒。

【主治】治瘘疮,利小便,去痰热,止渴,令人少睡,有力,悦志。下气消食,作饮料,加入茱萸、葱、姜很好。破热气,除瘴气,利大小肠。清头目,治中风头昏、多睡不醒。治中暑。和醋治泄痢效果非常好。炒煎饮,治热毒痢疾。浓煎,吐风热痰涎。

【附方】治心痛不可忍:患病五年至十年时间,煎湖州茶与醋一起服下,效果非常好。

治噤口痢:用细茶一两炒成末,浓煎一、二盏,服下就好。

治七星虫尿人:初如粟,渐如火烙;用细茶为末,油调后敷在患处,治疗效果非常好。

酥

【释名】酥是酪的浮面做的。用牛羊乳做成。酥由酪做,但性与酪不同。牛酥比羊酥好。野羊酥又比野牛酥好。

【加工】制作方法是把乳放入锅中煎二、三沸,放在盆内冷却,待面上结皮,取皮再煎,去渣,就成为汕酥。

沙牛、白羊酥

【性味】味甘,性寒,无毒。

【主治】三补五脏,利大小肠,治口疮。除胸中热,益心肺,除心热肺痿,止渴止嗽,止吐血,润毛发。益虚劳,润脏腑,滋润皮肤,和血脉,止急痛,治诸疮。温酒化服,效果好。

酪

【释名】牛、羊、水牛、马乳都可做酪。水牛乳做的浓厚,味道比较好,马乳做的酪性冷,驴乳更冷,不能做酪。酪有干、湿之分,干酪冷性更强。

【加工】用牛乳半勺,锅内炒过,放入乳熬沸几十分钟,常常是用勺左右搅拌,用罐盛待冷却,把面上的浮皮去掉作为酥,放入少许旧酪,用纸封口放好就行了。干酪法:掠去浮皮晒到皮完。放入锅中炒一会,盛入器皿中,晒成块即可。

【性味】味甘、酸,性寒,无毒。

【主治】治疗热毒,止渴,解散发利,除胸中虚热、身面上热疮、肌疮、止烦渴热闷、心膈热痛、润燥利肠、消肿、生精血、补虚损,增肤色。

【发明】戴原礼说:乳酪血液之属,血燥者用之为宜。

青盐陈皮

【释名】吴地人把橘皮去白后,用青盐腌制,再压成脯。也可用蜜糖拌,但不如青盐的好。

【性味】味甘、咸,性平,无毒。

【主治】吃后消痰止嗽,润肺生津,利胸膈,化稠黏,去积食,下逆气。